H. Kittler, E. Riedl, K. Böhler, J. Valencak

Dermatologie und Venerologie im Überblick

Harald Kittler, Elisabeth Riedl
Kornelia Böhler, Julia Valencak

Dermatologie und Venerologie im Überblick

5., aktualisierte Auflage

facultas.wuv

Univ.-Prof. Dr. Harald Kittler, Univ.-Prof. Dr. Elisabeth Riedl,
Univ.-Prof. Dr. Kornelia Böhler, Dr. Julia Valencak
Universitätsklinik für Dermatologie, Medizinische Universität Wien,
Währinger Gürtel 18–20, 1090 Wien, Austria

Bibliografische Information der Deutschen Nationalbibliothek

Die Deutsche Nationalbibliothek verzeichnet diese Publikation in der Deutschen Nationalbibliografie; detaillierte bibliografische Daten sind im Internet über http://dnb.d-nb.de abrufbar.

5., aktualisierte Auflage 2013

facultas.wuv Universitätsverlag

Satz und Druck: Facultas Verlags- und Buchhandels AG
ISBN 978-3-7089-0872-4
Auch als E-Book erhältlich:
ISBN 978-3-99030-143-2 (epub)
ISBN 978-3-99030-144-9 (pdf)

Vorwort zur 3. und 4. Auflage

In der nunmehr 4. Auflage unseres Übersichtslehrbuches wurde der Text, wo immer es notwendig war, aktualisiert und der ein oder andere, von aufmerksamen Studentinnen entdeckte, Fehler ausgebessert. Die Zeit, die man während des Medizinstudiums für das Fach Dermatologie und Venerologie aufwenden kann, ist in den letzten Jahren nicht mehr, sondern eher weniger geworden. Unser Rezept dagegen ist diese Lernunterlage, die den Stoff zu einem Konzentrat eindickt, das auch unverdünnt noch genießbar ist, ohne die bittere, unverdauliche Form einer bloßen Stichwörter- oder Halbsatzsammlung anzunehmen.

Die Autoren

Vorwort zur 2. Auflage

Das grundlegende Konzept dieses Lehrbuchs wurde auch in der 2. Auflage beibehalten. Der Text wurde etwas überarbeitet und aktualisiert sowie um das eine oder andere Kapitel erweitert, jedoch ohne auszuufern. Wir möchten uns an dieser Stelle bei allen Studenten und Studentinnen für die eingegangenen Anregungen und Hinweise bedanken. Die vielen positiven Rückmeldungen und der große Erfolg der 1. Auflage fügten den Freuden (und den Mühen) des Schreibens das befriedigende Wissen hinzu, eine brauchbare Lernunterlage geschaffen zu haben.

Die Autoren

Vorwort zur 1. Auflage

Wie soll man dieses Buch verwenden?

Das vorliegende Lehrbuch dient in erster Linie dazu, Studenten einen schnellen Überblick über das Kombinationsfach Dermatologie und Venerologie zu verschaffen. Es umfasst nicht die gesamte Dermatologie, sondern eine schwerpunktmäßige Auswahl.

Gerade in der Dermatologie gibt es viele widerstrebende Konzepte und Ansichten. Die Autoren sehen das als eine Bereicherung des Faches an, denn es fördert die akademische Diskussion. Dieses Lehrbuch will den Leser nicht zu einer Meinung verpflichten, sondern durch die Darstellung unterschiedlicher Konzepte das eigene Interesse wecken, und vor allem, die Lust sich den eigenen Kopf zu zerbrechen. Um überhaupt eine Meinung zu haben, braucht man jedoch ein gewisses Basiswissen und das vorliegende Werk versucht das auf eine verständliche Art und Weise zu vermitteln. Im Gegensatz zur akademischen Diskussion fördert das autoritäre Prinzip der Lehrmeinung das eigene Interesse nicht, es hemmt es. Seien Sie kritisch (auch gegenüber dem Inhalt dieses Lehrbuchs)! Stures Auswendiglernen ist nicht mehr gefragt.

Im letzten Teil des Buches werden klinische Situationen dargestellt, die einen praktischen Bezug herstellen sollen. Es ist in gewisser Weise eine Überprüfung, ob das eben Gelernte verstanden wurde und auch angewendet werden kann.

Wo sind die Bilder?

Die Dermatologie lebt vom visuellen Eindruck. Wir haben dennoch auf farbige Bilder gänzlich verzichtet, da selbst ein reichlich bebildertes (teures) Lehrbuch immer nur eine Auswahl typischer Krankheitsbilder zeigen kann, aber niemals das ganze Spektrum einer Erkrankung. Im Gegensatz dazu bieten digitale Informationsquellen wie das Internet nahezu unbegrenzte visuelle Möglichkeiten. Wir empfehlen daher im Anhang einige Internetadressen, wo Sie eine große Zahl klinischer und pathologischer Bilder betrachten können.

Der Vorteil eines kompakten Lehrbuches wie diesem ist, dass es auf neue Erkenntnisse schnell reagieren kann. Zu diesen Erkenntnissen zählen auch Ihre Beiträge. Wenn Sie Fragen haben, wenn etwas unverständlich oder gar falsch ist oder wenn Sie eine andere Meinung haben, dann würden wir uns freuen, wenn Sie uns das mitteilen würden.

Schreiben Sie einfach ein E-Mail an: harald.kittler@meduniwien.ac.at. Wir werden Ihnen so bald wie möglich antworten.

Harald Kittler Elisabeth Riedl

Danksagung

Wir bedanken uns bei A. Bernard Ackerman für seine Großzügigkeit im Allgemeinen und für die Überlassung von Graphiken für dieses Buch im Besonderen.

Inhaltsverzeichnis

Allgemeiner Teil

Spezieller Teil

Allgemeiner Teil

1 Anatomische und funktionelle Grundlagen

1.1 Anatomischer Aufbau der Haut

Die Haut (Kutis) besteht aus Epidermis und Dermis. Unterhalb der Dermis liegt das subkutane Fettgewebe (Subkutis), das streng genommen (wie der Name schon sagt) nicht mehr zur Haut, sondern zu den Weichteilen gehört. Aufgrund der engen anatomischen und funktionellen Beziehung zur Haut werden die Erkrankungen des subkutanen Fettgewebes jedoch dem Fach Dermatologie zugeordnet.

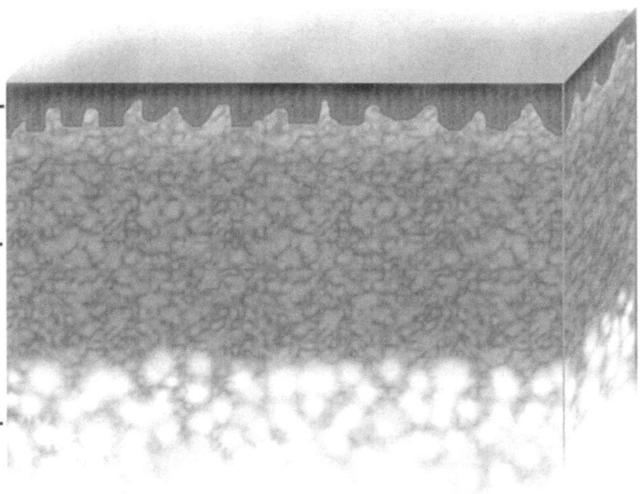

Abb. 1: Schematische Darstellung der Schichten der Haut mit Epidermis und Dermis und dem darunter liegenden subkutanen Fettgewebe (Hautanhangsgebilde sind nicht darstellt).

Die Epidermis, ein verhornendes Plattenepithel, stammt embryonalgeschichtlich vom Ektoderm ab. Je nach Lokalisation variiert die Dicke der Epidermis zwischen 0,05 mm (Augenlider) und 1,5 mm (Fußsohlen). Lokalisationsbedingte Unterschiede gibt es auch in Bezug auf die Verzahnung der Epidermis mit der darunter liegenden, bindegewebigen Dermis. Am Stamm und an den proximalen Extremitäten verzahnen sich die Reteleisten der Epidermis gegensinnig mit den zapfenförmigen Papillen der Dermis. An den Handflächen und Fußsohlen sind diese dermalen Papillen nicht zapfenförmig, sondern leistenartig (Papillarleisten) und bilden an der Hautoberfläche die Papillarlinien. Die Anordnung der Papillarlinien ist für jeden Menschen charakteristisch, sodass sie bekanntermaßen in Form der Fingerabdrücke als individuelles Erkennungsmerkmal dienen. Weitere lokalisationsspezifische Unterschiede bestehen in Hinblick auf die Dichte und Qualität der Hautanhangsgebilde wie Haare, Talgdrüsen, ekkrine Schweißdrüsen sowie apokrine Drüsen. Diese anatomischen Unterschiede sind auch dafür verantwortlich, dass lokal applizierte Arzneimittel an verschiedenen Lokalisationen unterschiedlich stark resorbiert werden. Beispielsweise ist die Resorption von Wirkstoffen im Bereich der Inguinalhaut höher als an anderen Lokalisationen.

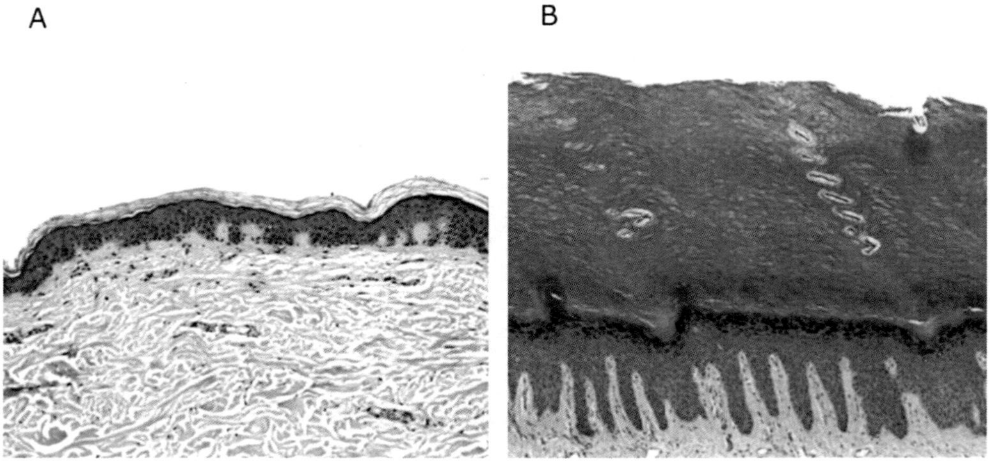

Abb. 2: (A) Relativ dünne Epidermis mit flachen Reteleisten im Bereich des Abdomens. Die oberste Schicht der Epidermis, die Hornschicht (Stratum corneum), erscheint korbgeflechtartig. (B) Epidermis im Bereich der Fußsohle mit mächtiger, kompakter Hornschicht.

1.1.1 Epidermis

Die Epidermis ist ein geschichtetes, verhornendes Plattenepithel, das aus Keratinozyten besteht. Die fortwährend durch Teilung von undifferenzierten Zellen im Bereich der Basalschicht (Stratum basale) entstehenden Keratinozyten wandern anfangs einzeln, relativ bald jedoch in Reihen gestaffelt wie eine geschlossene Phalanx, an die Oberfläche. Sie benötigen für ihren Weg von der Basalschicht bis zur Abschilferung an der Hautoberfläche im Normalfall rund 3–4 Wochen. Die Keratinozyten sind untereinander durch Haftplatten, den sogenannten Desmosomen, verbunden. Die lichtmikroskopisch sichtbaren Schichten der Epidermis, Stratum basale, Stratum spinosum, Stratum granulosum und Stratum corneum (Hornschicht), sind Ausdruck von Differenzierungsschritten, die von den Keratinozyten auf ihrem Weg an die Hautoberfläche vollzogen werden (s. Abb. 3).

Ausgehend von den zylindrischen Keratinozyten der Basalschicht, die mit der darunter liegenden Basalmembran durch Hemidesmosomen verbunden sind, entwickeln sich schließlich die abgeplatteten, toten, kernlosen Keratinozyten der Hornschicht, die letztendlich an der Hautoberfläche abgeschilfert werden. Während ihrer Wanderschaft produzieren die Keratinozyten charakteristische Polypeptide, die Zytokeratine. Diese formen intrazelluläre Filamente, die schließlich durch Quervernetzungen und Aggregation ein starres Zytoskelett bilden, das, wenn die Keratinozyten zu guter Letzt in der Hornschicht angelangt sind, von einer schwer löslichen, stabilen Zellmembran umgeben ist. Im Interzellularraum der Hornschicht befinden sich von den Keratinozyten selbst produzierte wasserunlösliche Lipide, welche die Zellzwischenräume abdichten. So wird die Hornschicht zu einer sowohl von innen als auch von außen schwer durchdringbaren Barriere.

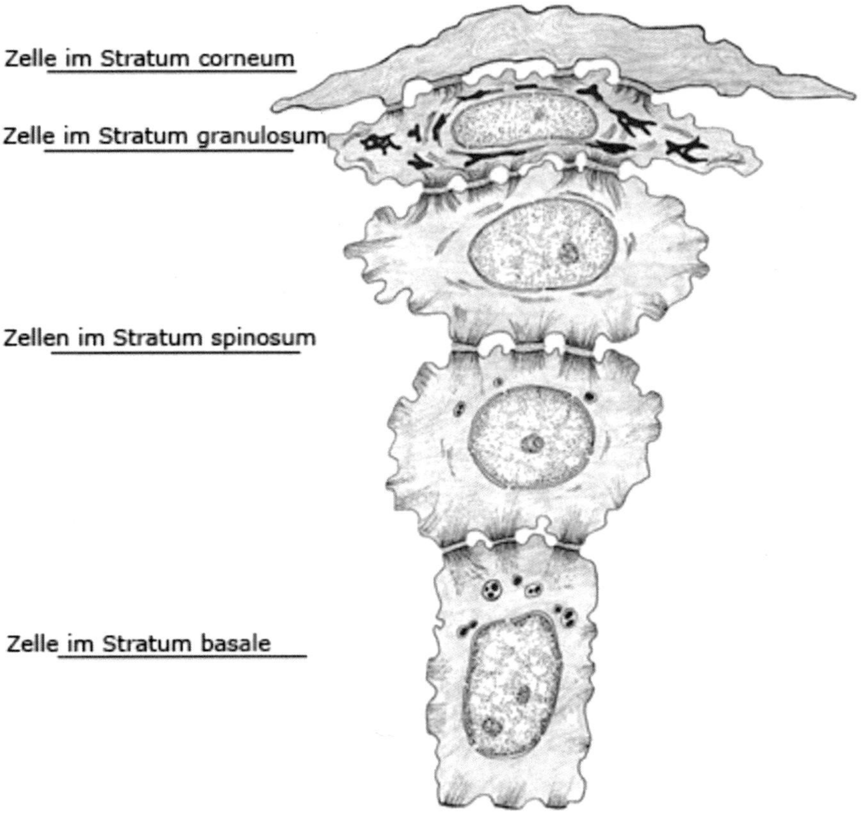

Abb. 3: Differenzierung der Keratinozyten von der Basalschicht bis zur Hornschicht. (Modifiziert nach Ackerman und Boer, Histologic diagnosis of inflammatory skin diseases. An algorithmic method based on pattern analysis, 3rd edition)

Neben den Keratinozyten gibt es noch andere Zellen in der Epidermis: Melanozyten, Langerhans-Zellen und Merkel-Zellen.

Melanozyten

Die Melanozyten, die vom Neuroektoderm abstammen, wandern im Laufe der Embryonalentwicklung in die Epidermis ein. Dort sind sie für die Pigmentierung der Haut verantwortlich. Melanozyten finden sich auch in der Matrix des Haarfollikels. In der Epidermis liegen die Melanozyten einzeln, vorzugsweise in der Basalschicht zwischen den basalen Keratinozyten. Durch Fixationsartefakte erscheint ihr Zellleib im herkömmlichen Hämatoxilin-Eosin-Schnitt hell. Sie bilden längliche Fortsätze (Dendriten) aus, mit denen sie mit den benachbarten Keratinozyten in Verbindung stehen. Über diese Dendriten wird das in den Melanozyten produzierte Pigment

Melanin, das in Form von Melanosomen in den Melanozyten gespeichert wird, an die Keratinozyten abgegeben.

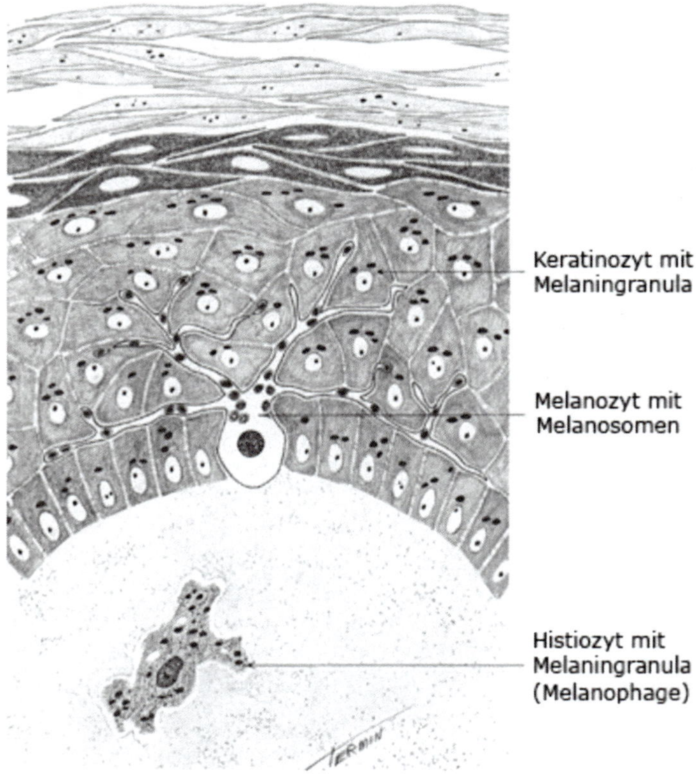

Abb. 4: Die Melanozyten, die einzeln zwischen den basalen Keratinozyten liegen, produzieren das Pigment Melanin, das sie über ihre langen Dendriten an die benachbarten Keratinozyten abgeben. (Modifiziert nach Ackerman und Boer, Histologic diagnosis of inflammatory skin diseases. An algorithmic method based on pattern analysis, 3rd edition).

Die wesentliche Aufgabe des Melanins ist es, die Zellen, vor allem die Keratinozyten, vor der schädlichen Einwirkung der UV-Strahlung zu schützen. Diese Aufgabe wird durch Absorption der UV-Strahlung wahrgenommen. UV-Bestrahlung ist auch ein wesentlicher Stimulus, der die Aktivität der Melanozyten erhöht und die Melaninproduktion ankurbelt. Die menschlichen Melanozyten produzieren 2 Typen von Melanin, das dunkle Eumelanin und das gelblich-rote Phäomelanin, deren Mischung die individuelle Pigmentierung der Haut und der Haare ausmacht. Die ersten beiden Syntheseschritte sind für beide Melanintypen gleich: Die Aminosäure Tyrosin wird zu DOPA umgewandelt, welches durch Oxidation in Dopachinon umgewandelt wird. Beide Reaktionen werden durch das Enzym Tyrosinase katalysiert. Das Fehlen oder eine gestörte Funktion dieses Enzyms führt zum Krankheitsbild des Albinismus.

Langerhans-Zellen

Langerhans-Zellen (LZ) sind aus dem Knochenmark stammende Leukozyten, die zur Familie der dendritischen Zellen gehören. Paul Langerhans, ein Schüler Virchows in Berlin, hielt diese Zellen, die er 1868 zum ersten Mal beschrieb, aufgrund ihrer Morphologie fälschlicherweise für Nervenzellen der Haut. Durch ihre Fähigkeit zur Aufnahme, Verarbeitung und Präsentation von Antigen fungieren LZ als immunologische Wachposten. Nach Antigenaufnahme in der Epidermis kommt es zu einem Reifungsprozess der LZ. Über die afferenten Lymphgefäße wandern sie in die regionalen Lymphknoten, wo sie mit T-Zellen interagieren und eine spezifische Immunantwort einleiten. Langerhans-Zellen sind histologisch im herkömmlichen, mit Hämatoxilin und Eosin gefärbten Hautschnitt nicht eindeutig erkennbar, können aber durch spezielle immunhistochemische Färbungen (CD1a, Langerin, S-100) oder elektronenmikroskopisch (Birbeck Granula) identifiziert werden.

Merkel-Zellen

Merkel-Zellen sind nach dem deutschen Anatomen Friedrich Merkel benannt, der 1875 während seiner Tätigkeit als Direktor des Anatomischen Instituts an der Universität Rostock diese Zellen zum ersten Mal beschrieb. Sehr wahrscheinlich entstehen Merkel-Zellen aus undifferenzierten basalen Keratinozyten und sind somit epithelialen Ursprungs. Für diese Interpretation spricht die Tatsache, dass Merkel-Zellen, wie andere epitheliale Zellen auch, Zytokeratine exprimieren. Einer anderen Sichtweise zufolge stammen Merkel-Zellen von neuronalen Zellen ab. Diese Interpretation stützt sich auf die Präsenz neurosekretorischer Granula im Zytoplasma der Merkel-Zellen. In jedem Fall ist die Frage der Abstammung der Merkel-Zellen noch nicht entschieden, obwohl die jüngsten Forschungsergebnisse eher auf eine epitheliale Abstammung hindeuten. Funktionell gesehen legt ihre enge Beziehung zu Neuriten eine Rolle in der Weiterleitung von Tastempfindungen nahe, was auch experimentell bestätigt werden konnte.

1.1.2 Dermo-epidermale Junktionszone

Unterhalb der Epidermis, und von dieser durch die Basalmembran getrennt, findet sich die Dermis. Die schmale Grenzzone zwischen Epidermis und Dermis nennt man auch dermo-epidermale Junktionszone.

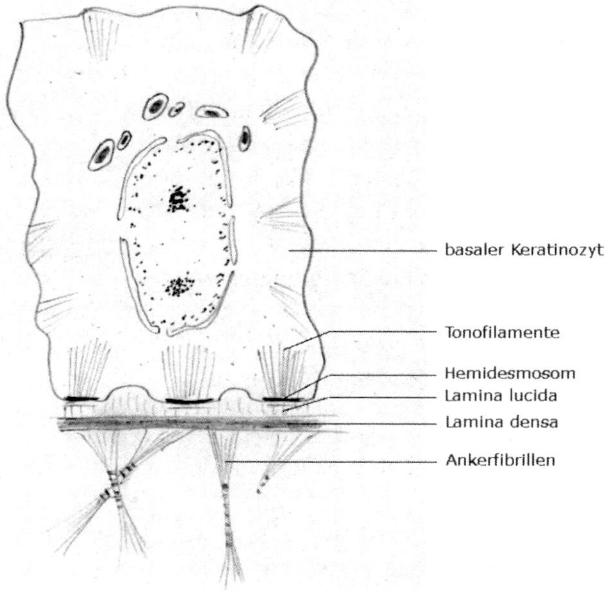

Abb. 5: Ultrastruktur der dermo-epidermalen Junktionszone.

Die Ultrastruktur dieser Zone umfasst die Tonofilamente der basalen Keratinozyten, die im Bereich der Hemidesmosomen an der Zellmembran inserieren, die Lamina lucida, die von feinen Ankerfilamenten durchzogen wird und die Plasmamembran von der darunter liegenden Zone trennt, und schließlich die elektronendichte Lamina densa, welche über Ankerfibrillen mit der papillären Dermis verbunden ist.

1.1.3 Dermis

Die Dermis teilt sich in eine schmale, an die Epidermis angrenzende Zone, die aus feingewobenen kollagenen Fasern besteht (papilläre Dermis), und in eine breitere, von dicken kollagenen Faserbündeln durchzogene Zone (retikuläre Dermis). Die Dermis ist eher zellarm und besteht hauptsächlich aus extrazellulären Matrixproteinen wie Kollagen und Elastin sowie der Grundsubstanz, die aus Makromolekülen wie Proteoglykanen und Hyaluronsäure zusammengesetzt ist. An zellulären Elementen finden sich in erster Linie Fibroblasten, Makrophagen, Mastzellen sowie vereinzelt Lymphozyten und dermale dendritische Zellen. In die Dermis eingebettet sind Blut- und Lymphgefäße, Nerven sowie epitheliale Strukturen wie die ekkrinen Schweißdrüsen und deren Ausführungsgänge sowie die Haarfollikel. In die Haarfollikel münden Talgdrüsen und gelegentlich (an speziellen Lokalisationen) auch apokrine Drüsen.

1.1.4 Subkutis

Die Subkutis besteht aus Fettgewebsläppchen und dazwischen liegenden bindegewebigen Septen, in denen Gefäße und Nerven verlaufen.

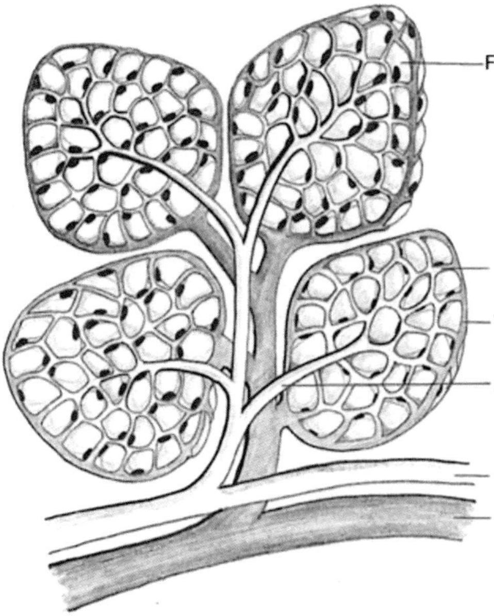

Abb. 6: Struktur und Gefäßversorgung des subkutanen Fettgewebes. (Modifiziert nach Ackerman und Boer, Histologic diagnosis of inflammatory skin diseases. An algorithmic method based on pattern analysis, 3rd edition)

1.1.5 Das Gefäßsystem der Haut

Die Kenntnis der Anatomie des Gefäßsystems der Haut ist für das Verständnis entzündlicher Hauterkrankungen unumgänglich.

Äste größerer Muskelarterien perforieren die Faszie und durchlaufen, von Sammelvenen und Nerven begleitet, die bindegewebigen Septen des subkutanen Fettgewebes. So gelangen sie in den horizontal verlaufenden, tiefen Gefäßplexus der retikulären Dermis. Von diesem Plexus ausgehend zweigen vertikale Verbindungsgefäße nach oben ab, die an der Grenze zwischen papillärer und retikulärer Dermis in den ebenfalls horizontal verlaufenden oberflächlichen Gefäßplexus münden. Vom oberflächlichen Gefäßplexus ausgehend zweigen wiederum vertikal verlaufende arterielle Kapillaren in die Papillenspitzen ab. Die arteriellen Kapillaren münden schließlich in venöse Kapillaren und postkapilläre Venolen, die ihrerseits wieder in größere venöse Gefäße münden, welche das Blut über den gleichen Weg zurücktransportieren.

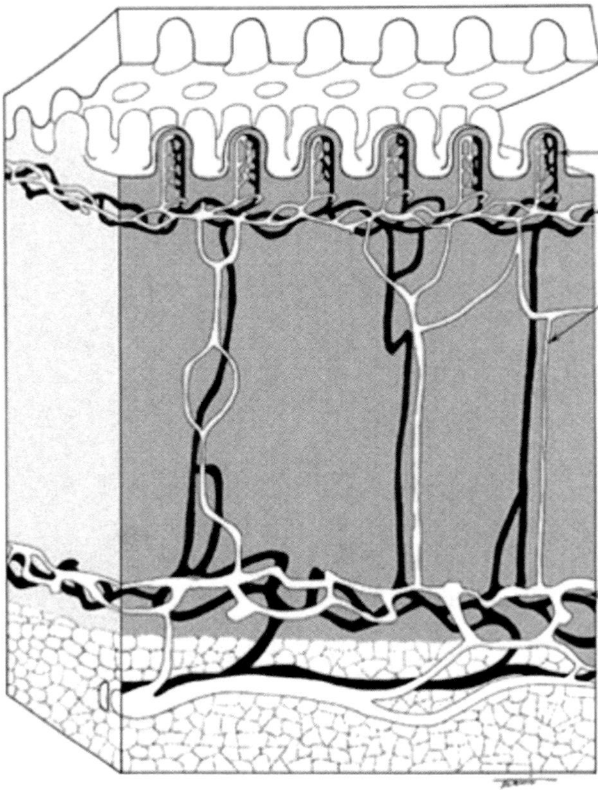

Abb. 7: Das Gefäßsystem der Haut und der Subkutis. (Modifiziert nach Ackerman und Boer, Histologic diagnosis of inflammatory skin diseases. An algorithmic method based on pattern analysis, 3rd edition)

Ähnlich dem Blutgefäßsystem bilden Lymphkapillaren im Bereich der oberen retikulären Dermis einen oberflächlichen Plexus. Das Lymphgefäßsystem der Haut sorgt zum einen für den Abtransport von Flüssigkeiten und Makromolekülen, zum anderen dient es Zellen des Immunsystems (z.B. Langerhans-Zellen, T-Zellen) als Einstiegstelle in das lymphatische System. Nachgeschaltete Lymphknoten dienen als Sammelstationen und Zentren immunologischer Reaktionen. Bekanntermaßen benützen nicht nur Zellen des Immunsystems die Lymphgefäße, auch neoplastische Zellen (z.B. eines Melanoms oder eines Plattenepithelkarzinoms) können in die Lymphgefäße eindringen und über diesen Weg zu einer lymphogenen Metastasierung führen. Ein gestörter Lymphabfluss führt zum Lymphödem und zur Fibrosierung und hat eine gestörte Immunabwehr in dem betroffenen Areal zur Folge, was wiederum zu rezidivierenden Infektionen prädisponiert (z.B. ist der bedeutendste Risikofaktor für ein Erysipel ein bestehendes Lymphödem).

1.1.6 Hautanhangsgebilde

1.1.6.1 Haare, Haarfollikel, Talgdrüsen, apokrine Drüsen

Das Haar, der Haarfollikel, Talgdrüsen und je nach Lokalisation auch apokrine Drüsen bilden eine anatomische und funktionelle Einheit und werden deshalb hier gemeinsam besprochen.

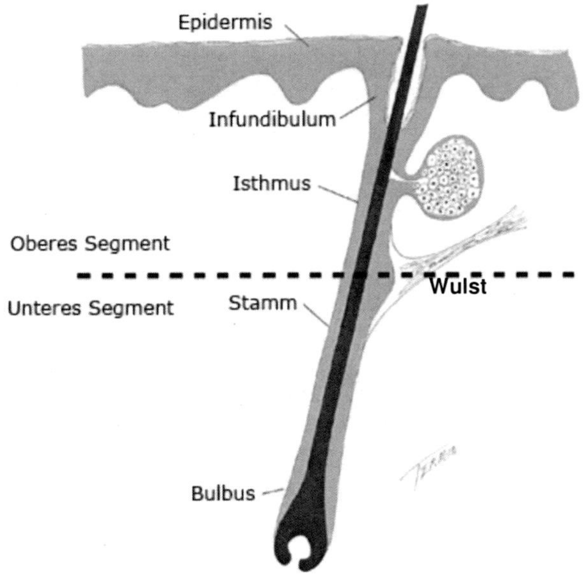

Abb. 8: Anatomie des Haarfollikels. (Modifiziert nach Ackerman und Boer, Histologic diagnosis of inflammatory skin diseases. An algorithmic method based on pattern analysis, 3rd edition)

Das Haar selbst ist das Endprodukt von Keratinozyten der Haarmatrix und besteht hauptsächlich aus Keratin. Das Haar steckt in einer Ausstülpung der Epidermis, dem Haarfollikel. Der Haarfollikel geht im Bereich des Infundibulums in die Epidermis über. Zur Tiefe hin besteht der Haarfollikel aus dem Isthmus und dem Wulst (Ansatzstelle für die Musculi arrectores pili), welche die obere Follikelportion bilden, sowie der unteren Follikelportion mit dem Bulbus, der die Matrixzellen und Melanozyten beherbergt und sich zwiebelartig um die follikuläre Papille stülpt (s. Abb. 8).

Man unterscheidet im Wesentlichen 2 Arten von Haaren: Vellushaare und Terminalhaare. Terminalhaare, die sich vor allem am Kopf und in der Bartregion von Männern finden, haben im Unterschied zu den Vellushaaren, die den übrigen Körper bedecken (nur Hand und Fußsohlen, Schamlippen, Glans penis und Lippen sind unbehaart), einen zentralen Hohlraum, die Medulla. Die Haarfollikel der Vellushaare enden in der retikulären Dermis, während die terminalen Haarfollikel bis tief in das subkutane Fettgewebe reichen. Terminalhaare können sich in Vellushaare umwandeln (z.B. beim androgenen Effluvium) und umgekehrt.

Die Farbe der Haare wird bestimmt durch die Melaninproduktion der mit den Keratinozyten der Haarmatrix assoziierten Melanozyten. Im Alter lässt mitunter die

Melaninproduktion nach und die Haare ergrauen oder werden ganz weiß. Ob Haare glatt, wellig oder gelockt sind, hängt davon ab, ob die Haarfollikel gerade oder gewunden sind, ob sie steil oder flach in die Epidermis münden und ob die inneren und äußeren Matrixzellen mit unterschiedlicher Geschwindigkeit proliferieren.

Das Wachstum des Haars erfolgt zyklisch. Man unterscheidet eine Anagenphase (Wachstumsphase), Katagenphase (Rückbildungsphase) und eine Telogenphase (Ruhephase). In der Telogenphase fällt das Haar aus. Die Länge der Haare ist abhängig von der Dauer der Wachstumsphase.

Eng mit dem Haarfollikel verbunden sind die Talgdrüsen, die über einen kurzen Ausführungsgang im Bereich des Infundibulums in den Haarfollikel münden.

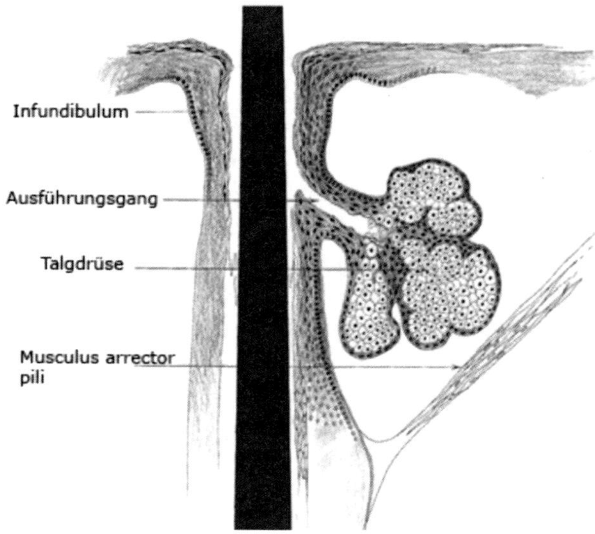

Abb. 9: Haarfollikel mit Talgdrüse. (Modifiziert nach Ackerman und Boer, Histologic diagnosis of inflammatory skin diseases. An algorithmic method based on pattern analysis, 3rd edition)

Mit Ausnahme der Handflächen und Fußsohlen sind Talgdrüsen über die ganze Haut verteilt. Am dichtesten und produktivsten sind sie im Bereich der sogenannten seborrhoischen Areale (Kopfhaut, Gesicht, Nacken, Brust), am größten sind sie im Gesicht insbesondere im Bereich der Nase. Im Bereich der Wangenschleimhaut, der Lippen, der Areolae mammae, der Glans penis und im Bereich der Labia minora gibt es auch freie Talgdrüsen, die nicht mit einem Haarfollikel assoziiert sind und frei an die Hautoberfläche münden. Der von den Talgdrüsen produzierte Talg ist reich an Lipiden wie Triglyzeriden, Wachsen, Squalen und Cholesterolester. Die Talgdrüsen stehen unter dem Einfluss von Androgenen, welche die Talgproduktion und das Wachstum der Talgdrüsen fördern.

Apokrine Drüsen sind auf ausgewählte Lokalisationen wie Achseln, Mammae und Genitalregion beschränkt. Sie bestehen aus einem sekretorischen Endstück, dessen Lumen im Querschnitt um ein Vielfaches größer ist als das Lumen ekkriner

Schweißdrüsen, und einem Ausführungsgang, der oberhalb der Einmündungsstelle der Talgdrüse im Infundibulum des Haarfollikels endet.

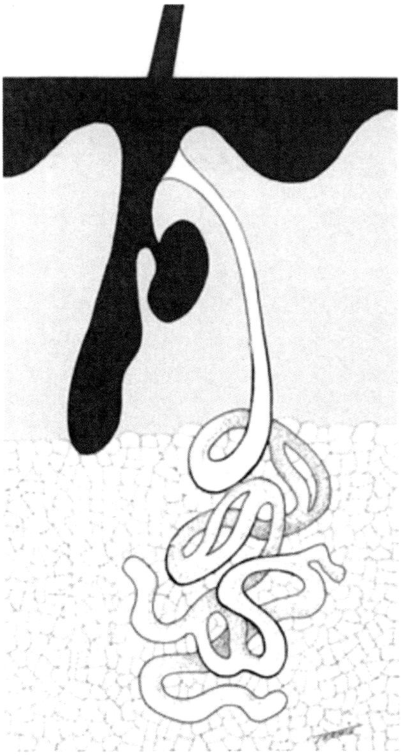

Abb. 10: Haarfollikel und apokrine Drüse. (Modifiziert nach Ackerman und Boer, Histologic diagnosis of inflammatory skin diseases. An algorithmic method based on pattern analysis, 3rd edition)

Von den sekretorischen Zellen der apokrinen Drüsen schnüren sich lumenwärts kleine Vesikel ab, die auch lichtmikroskopisch sichtbar sind. Diese Abschnürung von Vesikeln wird als Dekapitationssekretion bezeichnet und ist typisch für apokrine Differenzierung. Die apokrinen Drüsen produzieren eine visköse, mitunter intensiv riechende Flüssigkeit, deren Funktion unklar ist. Entgegen einer weit verbreiteten Meinung sind apokrine Drüsen keine Schweißdrüsen. Nur ekkrine Drüsen produzieren „Schweiß“.

1.1.6.2 Nägel

Der Nagel ist eine aus Keratin bestehende konvexe, 0,5 mm dicke Platte und Endprodukt der Keratinozyten der Nagelmatrix. Die Nagelplatte liegt dem Nagelbett auf und wird an den seitlichen Rändern vom lateralen Nagelfalz und am proximalen Ende vom proximalen Nagelfalz umfasst. Diese Ränder nennt man auch Nagelwall oder Paronychium. Der schmale verhornte Teil des proximalen Nagelfalz, der 1–2 mm über die Nagelplatte gleitet, ist die Cuticula. Die Nagelmatrix selbst liegt unterhalb der Lunula, einer halbmondförmigen weißlichen Zone im Bereich des proximalen Endes der Nagelplatte.

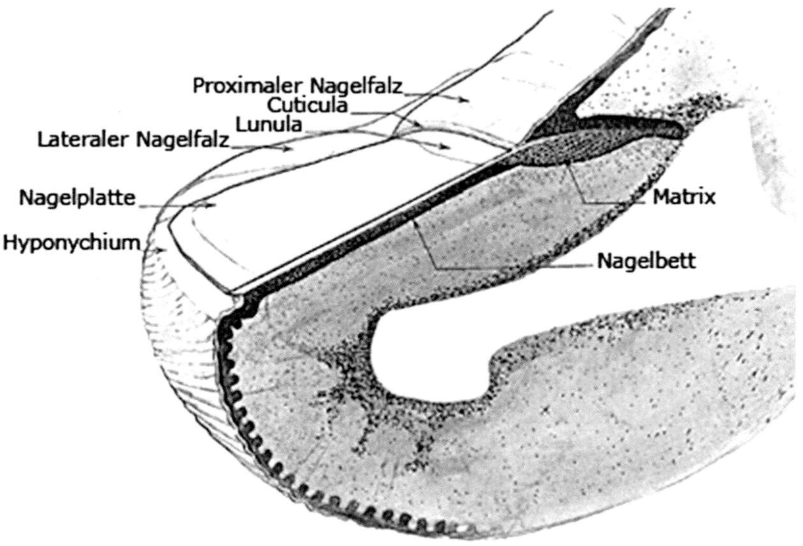

Abb. 11: Anatomie der Nagelregion. (Modifiziert nach Ackerman und Boer, Histologic diagnosis of inflammatory skin diseases. An algorithmic method based on pattern analysis, 3rd edition)

1.1.6.3 Ekkrine Schweißdrüsen

Die ekkrinen Schweißdrüsen sind über die gesamte Haut verteilt. Am dichtesten sind sie an den Handflächen, Fußsohlen, Achseln und der Stirn. Sie bestehen aus einem gewundenen sekretorischen Endstück, einem dermalen geraden Ausführungsgang und einem intraepidermalen gewundenen Ausführungsgang (Acrosyringium), der schließlich an die Hautoberfläche mündet.

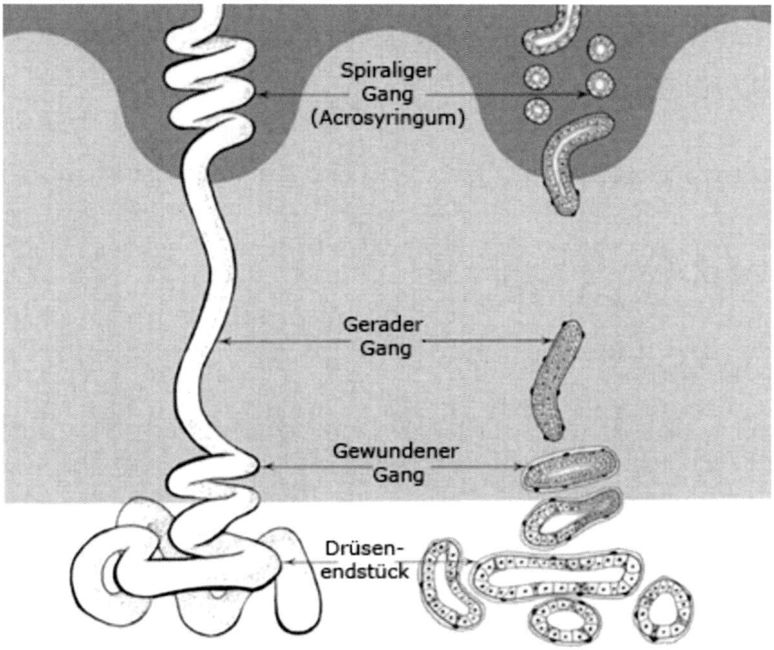

Abb. 12: Anatomie der ekkrinen Schweißdrüse. (Modifiziert nach Ackerman und Boer, Histologic diagnosis of inflammatory skin diseases. An algorithmic method based on pattern analysis, 3rd edition)

Die ekkrinen Schweißdrüsen produzieren den hypotonen Schweiß, den sie an die Hautoberfläche abgeben, wo er verdunstet und der Haut Verdunstungswärme entzieht und somit zur Kühlung beiträgt. Gesteuert wird die Schweißproduktion über sympathische Nervenfasern. Als Neurotransmitter dient Acetylcholin. Anticholinerge Medikamente hemmen daher die Schweißproduktion.

2 Grundlegende pathologische Prozesse und ihre Bedeutung für die Haut

Entzündung oder Neoplasie? Die Mehrzahl der erworbenen Hauterkrankungen kann man auf einen dieser beiden fundamentalen pathologischen Prozesse zurückführen. Beide Prozesse werden im Folgenden kurz umrissen und definiert sowie ihre spezifische Bedeutung für die Haut erörtert.

2.1 Entzündung

Entzündung ist eine Reaktion auf infektiöse, mechanische, chemische oder physikalische Stimuli oder Folge einer überschießenden Immunantwort. Klinisch äußert sich die Entzündung als Rubor, Calor, Dolor, Tumor und Functio laesa (Rötung, Überwärmung, Schmerz, Schwellung, beeinträchtigte Funktion). Histopathologisch ist die Entzündungsreaktion gekennzeichnet durch Weitstellung der Gefäße und Infiltration von Entzündungszellen. Die klinisch und histopathologisch sichtbaren morphologischen Veränderungen der Entzündungsreaktion sind eine Folge von komplexen Vorgängen. Für die bei der Entzündung ablaufenden Reaktionskaskaden spielen Rezeptoren an der Oberfläche der an der Entzündung beteiligten Zellen und von den Zellen selbst produzierte Mediatoren eine entscheidende Rolle.

Entzündliche Erkrankungen sind einerseits gekennzeichnet durch Art, Ort und Dauer der einwirkenden Noxe, andererseits durch die Folgewirkungen der Entzündungsreaktion auf das betroffene Gewebe. Jede entzündliche Erkrankung ist somit charakterisiert durch die Noxe selbst, den spezifischen Ablauf der Entzündungsreaktion und durch organspezifische Reaktionsmuster (in unserem Fall der Haut). Zusammengenommen führt das zu einem charakteristischen Bild, das wir klinisch und histopathologisch als eigenständige Erkrankung wahrnehmen. Manchmal können verschiedene Noxen zu gleichen Reaktionsmustern führen. Nicht so selten steht ein Krankheitsbegriff für ein polyätiologisches, unspezifisches Reaktionsmuster, das durch unterschiedliche Noxen ausgelöst werden kann. Typische Beispiele in der Dermatologie wären Begriffe wie Ekzem, Urtikaria oder leukozytoklastische Vaskulitis, aber auch vermeintlich spezifische Begriffe wie Erythema nodosum oder Morphea.

2.1.1 Die Rolle der Endothelzellen

Die Endothelzellen nehmen sowohl in der Einleitung als auch in der Unterhaltung der Entzündungsreaktion eine zentrale Stellung ein. Für die meisten Entzündungsreaktionen der Haut spielen dabei die postkapillären Venolen des oberflächlichen Gefäßplexus die bedeutendste Rolle. Sie reagieren nach Stimulation durch Mediatoren wie z.B. Histamin, Leukotrienen oder Komplementfaktoren mit Weitstellung (klinisch als Rubor wahrnehmbar) und Steigerung der Permeabilität mit Austritt von Serum ins Gewebe (Ödem, klinisch als Tumor = Schwellung wahrnehmbar). In weiterer Folge kann es, vermittelt über spezifische Adhäsionsmoleküle an der Oberfläche der Endothelzellen, zur Diapedese von Entzündungszellen (z.B. neutrophile Granulozyten und Lymphozyten) kommen. Unter besonderen Umständen akkumulieren neutrophile Granulozyten im Bereich der Gefäßwand und setzen gespeicherte Enzyme frei, was wiederum zur Zerstörung des Gefäßes führt, die durch Fibrinablagerungen in der Gefäßwand gekennzeichnet ist (fibrinoide Wandnekrose). Dieses Reaktionsmuster wird histopathologisch als leukozytoklastische Vaskulitis bezeichnet und tritt infolge von Immunkomplexablagerungen an der Gefäßwand der postkapillären Venolen auf.

2.1.2 Entzündungszellen

Entzündungszellen sind jene Zellen, die im Rahmen einer Entzündungsreaktion im betroffenen Gewebe angetroffen werden können. Dazu zählen vor allem neutrophile und eosinophile Granulozyten, Lymphozyten, Plasmazellen und Histiozyten (Monozyten, Makrophagen). Die Zusammensetzung des entzündlichen Infiltrats ist ein wichtiges histopathologisches Kriterium für die spezifische Diagnose von entzündlichen Hauterkrankungen.

2.1.3 Entzündungsmediatoren

Zu den wichtigsten Entzündungsmediatoren zählen Histamin, Stoffe des Arachidonsäurezyklus (z.B. Prostaglandine), Faktoren des Komplementsystems, die Zytokine wie z.B. Interleukine, Interferone oder TNF-α und Chemokine. Die Rolle der Entzündungsmediatoren umfasst unter anderem Vasodilatation und Steigerung der Gefäßpermeabilität (z.B. Histamin, Prostaglandine), Vasokonstriktion (z.B. manche Komplementfaktoren), Beeinflussung des Gerinnungssystems (z.B. Prostaglandine) und Stimulation und Anlockung von Entzündungszellen (Zytokine, Chemokine). Die genaue Kenntnis der Funktion der Entzündungsmediatoren ist vor allem für das Verständnis der Pathogenese entzündlicher Hauterkrankungen und in weiterer Folge für das Verständnis von Therapieansätzen wichtig, die diese Mediatoren bzw. deren Zielstrukturen (meist Adhäsionsmoleküle an der Zelloberfläche) beeinflussen. Klassische, seit langem bekannte antientzündliche Therapeutika sind die Kortikosteroide oder die nichtsteroidalen Antiphlogistika, die in den Arachidonsäurezyklus eingreifen. Die ebenfalls seit langem im Einsatz stehenden Antihistaminika hemmen die Histaminwirkungen. Moderne Therapeutika, die heute bei einer Vielzahl entzündlicher Hauterkrankungen, vor allem aber in der Therapie der Psoriasis zum Einsatz kommen, zielen z.B. auf TNF-α oder andere in der Pathogenese von entzündlichen Hauterkrankungen bedeutende Mediatoren bzw. Rezeptoren ab. Diese Therapeutika werden im speziellen Teil an passender Stelle genauer besprochen.

2.1.4 Ätiologische Faktoren

Wie bereits erwähnt wird die Entzündungsreaktion durch infektiöse, mechanische, chemische oder physikalische Stimuli ausgelöst oder ist Folge einer überschießenden Immunantwort. Sind infektiöse, mechanische, chemische oder physikalische Faktoren die auslösenden Ursachen einer Entzündungsreaktion, so ist die Ätiologie im Allgemeinen leicht nachvollziehbar und entspricht am ehesten dem mechanistischen Prinzip von Ursache und Wirkung. Dementsprechend einfach ist in diesen Fällen die Therapie, nämlich die Beseitigung der Ursache.

Nicht ganz so einfach verhält es sich mitunter mit der überschießenden oder inadäquaten Immunantwort. Diese nimmt gerade in der Dermatologie eine besondere Stellung ein, da viele wichtige und häufige Hauterkrankungen auf eine überschießende Immunreaktion gegen harmlose Fremdantigene (Allergie) oder auf eine inadäquate Immunreaktion gegen körpereigene Antigene (Autoimmunerkrankungen) zurückzuführen sind. Aufgrund der speziellen Bedeutung für das Fach Dermatologie werden die Grundlagen der Immunologie und Allergologie, die möglicherweise an anderer Stelle des Studiums bereits ausführlicher und genauer behandelt wurden, hier nochmals kurz umrissen.

2.1.5 Immunologie, Allergologie und Autoimmunität

2.1.5.1 Immunologie

Aufgabe des Immunsystems ist es, Antigene (Bakterien, Viren, Parasiten, Toxine, Krebszellen sowie körperfremdes Blut und Gewebe) zu erkennen und den Körper vor potentiell schädlichen Übergriffen zu schützen. Dringen Antigene in den Körper ein, werden sie durch die nachfolgende Immunantwort zerstört. Man unterscheidet hierbei die unspezifische Immunantwort und die spezifische oder erworbene Immunantwort. Die unspezifische (natürliche) Immunität beruht auf der Erkennung von „Nicht-Selbst" durch bestimmte Oberflächenmoleküle und der Freisetzung von Zytokinen, Chemokinen und Aktivierung des Komplementsystems.

Reaktionen der spezifischen Immunität umfassen einerseits die Produktion von Antikörpern (Immunglobuline, die an das Antigen binden und es daher für eine Zerstörung durch körpereigene Immunzellen „zugänglich" machen) und andererseits antigen-spezifische T-Lymphozyten (spezialisierte Leukozyten, die Antigene im Kontext mit körpereigenen MHC-Molekülen an der Oberfläche von Antigen-präsentierenden Zellen (APC) wie z.B. Makrophagen und dendritische Zellen erkennen und zerstören). Ein weiteres Merkmal der spezifischen Immunität ist eine Gedächtniskomponente, welche die Reaktionszeit bei einem erneuten Antigenkontakt verkürzt. Ein Antigen wird von einer Antigen-präsentierenden Zelle zunächst aufgenommen, prozessiert, und anschließend im Zusammenhang mit MHC-Molekülen auf der Zelloberfläche an T-Lymphozyten präsentiert. Die Art der Immunantwort ist abhängig von der Menge und Art des Antigens, der Art der Antigenpräsentation, dem Ort der Antigenaufnahme und der Art der Antigen-präsentierenden Zelle selbst sowie von genetischen Komponenten. Die vorwiegend durch Antikörper vermittelte Immunantwort nennt man humoral, die vorwiegend durch zytotoxische T-Zellen und natürliche Killerzellen (NK-Zellen) vermittelte Immunantwort zellulär.

► *Zellen der spezifischen Immunantwort*

Antigen-präsentierende Zellen sind Makrophagen, dendritische Zellen (z.B. Langerhans-Zellen der Haut) und B-Lymphozyten. Sie können über bestimmte Rezeptoren an der Zelloberfläche, sogenannte ko-stimulatorische Moleküle, und MHC-II-Moleküle naive T-Zellen aktivieren und werden deshalb auch professionelle Antigen-präsentierende Zellen genannt. T-Lymphozyten werden in verschiedene Subpopulationen eingeteilt: T-Helferzellen (T_H), zytotoxische T-Zellen (CTL) und regulatorische T-Zellen (T_{reg}). T-Helferzellen tragen das Molekül CD4 an ihrer Oberfläche, erkennen präsentierte Antigene, stimulieren die Reifung von B-Lymphozyten und CTL und aktivieren Makrophagen. Zytotoxische T-Zellen tragen CD8-Moleküle auf ihrer Zelloberfläche, erkennen Antigene, die gemeinsam mit MHC-Klasse-I-Molekülen präsentiert werden, und töten Zellen, die diese Antigene tragen. Regulatorische T-Zellen (T-Suppressorzellen) regulieren die Aktivität anderer Immunzellen. B-Lymphozyten reifen nach entsprechender Aktivierung zu Plasmazellen und produzieren Antikörper, die im Blut und der Lymphe zirkulieren und an Antigene binden. Immunglobuline finden sich auch auf der Oberfläche von B-Zellen, wodurch diese Zellen direkt Antigene erkennen können. B-Zellen tragen an ihrer Oberfläche den IG-Fc-Rezeptor und MHC-Klasse-II-Moleküle und können so als Antigen-präsentierende Zellen fungieren.

► *Major Histocompatibility Complex*

Der Begriff Major Histocompatibility Complex (MHC) bezeichnet einen Genlokus auf dem kurzen Arm von Chromosom 6, der für die Annahme oder Abstoßung von transplantiertem Gewebe zwischen Spender und Empfänger entscheidend ist. In diesem Genlokus werden zwei Arten von Oberflächenmolekülen kodiert, MHC-Klasse-I- und MHC-Klasse-II-Moleküle, die dafür verantwortlich sind, dass körpereigene Zellen als „Selbst“ von T-Zellen erkannt werden. Generell werden MHC-I-Moleküle von zytotoxischen (CD8-) T-Zellen erkannt und MHC-II-Moleküle von T-Helfer-(CD4-)-Zellen. Eigentlich werden nicht die MHC-Moleküle selbst erkannt, sondern kurze Peptide (8–20 Aminosäuren), die eine Art Spiegelbild des Zellinneren präsentieren. MHC-I präsentiert ein Abbild dessen, was in der Zelle synthetisiert wird. Ist eine Zelle z.B. von einem Virus befallen, werden neben normalen, zellulären Peptiden auch Viruspeptide in Zusammenhang mit MHC-I-Molekülen präsentiert. CD8-T-Zellen erkennen diese Abweichungen und töten die verdächtigen Zellen. Dieser Überwachungsmechanismus ist für alle Zellen sinnvoll und MHC-I-Moleküle werden daher auf allen kernhaltigen Zellen exprimiert. MHC-II präsentiert exogene Antigene, die von Antigen-präsentierenden Zellen aufgenommen und verarbeitet wurden. Der Sinn dieser Tätigkeit ist, jene T-Helfer-(CD4-)Zellklone zu selektieren und zur Proliferation zu bringen, die einen (zufallsgenerierten) T-Zellrezeptor besitzen, der dieses Antigen erkennt. MHC-II-Expression findet man daher gewöhnlich nur auf spezialisierten Antigen-präsentierenden Zellen: Makrophagen, dendritischen Zellen und B-Zellen (sowie einigen Zellen, die unter bestimmten Bedingungen „aberrant“ MHC-II exprimieren).

► *Th1- und Th2-Immunregulation*

Ein wesentlicher Faktor für die Regulierung der spezifischen Immunantwort ist die Stimulation unterschiedlicher T-Zell-Subpopulationen. Innerhalb der CD4-Subpopulation können weitere Unterscheidungen je nach Zytokinproduktion getroffen werden. So produzieren sogenannte Th1-Zellen vor allem die Zytokine Interferon-gamma (IFN-γ) und IL-2. Als Effektorzellen werden Makrophagen, NK-Zellen, zytotoxische T-Zellen und neutrophile Granulozyten aktiviert. Die wichtigste Funktion der Th1-

Zellen ist die Abwehr von intrazellulär lebenden Bakterien (z.B. Mykobakterien), aber auch von Tumorzellen. Th1-Antworten sind auch mit Autoimmunkrankheiten assoziiert (SLE, Rheumatoide Arthritis, Multiple Sklerose, Morbus Crohn) und spielen bei der allergischen Kontaktdermatitis eine Rolle.

Th2-Zellen sind durch die Produktion von IL-4 und IL-5 (und IL-13) charakterisiert, wesentliche Faktoren der humoralen Immunantwort. Diese Interleukine lösen in B-Zellen Immunglobulin-Klassenwechsel aus (z.B. IgE). Th2-Zellen sind auch mit dem Sofort-Typ der Allergie assoziiert. Da oft keine strikte Trennung möglich ist, spricht man von Th1- oder Th2-ähnlichen Zytokinmustern. Das Konzept der Th1- und Th2-Antwort ist Grundlage für die Einteilung in humorale und zelluläre Immunantwort.

► *Die humorale Immunantwort*

Bei der humoralen Immunantwort kommt es zur Aktivierung von B-Lymphozyten mit anschließender Produktion Antigen-spezifischer Antikörper (Th2-Immunantwort).

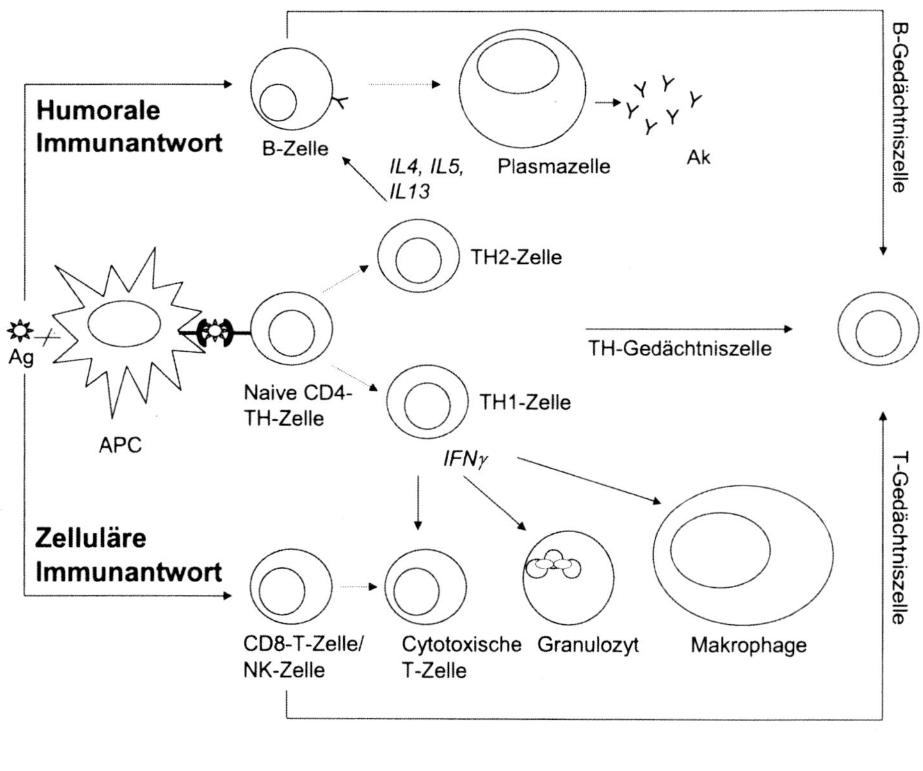

In der Aktivierungsphase trifft eine Antigen-präsentierende Zelle auf ein exogenes Antigen (z.B. Antigene auf Würmern) und phagozytiert es. Teile des Antigens werden anschließend an der Zelloberfläche in Assoziation mit MHC-Klasse-II-Molekülen an eine naive CD4-T-Zelle präsentiert. Die so aktivierte Zelle wird zur T-Helferzelle (Th2-Zelle) und produziert große Mengen IL-4 und IL-5. Durch Interaktion der aktivierten Th2-Zelle mit einer B-Zelle, die über MHC-II-Moleküle Antigen präsentiert, wird die B-Zelle zur Plasmazelle und bildet rasch spezifische Antikörper gegen das Antigen (Differenzierungsphase). Neben Plasmazellen, die nur einige Tage leben, werden aus stimulierten B-Lymphozyten B-Gedächtniszellen, die lebenslang im Organismus verbleiben. Plasmazellen können auch entstehen, wenn eine B-Zelle mit dem Antigen Kontakt aufgenommen hat und es einer T-Helferzelle über MHC-II präsentiert (B-Zelle als Antigen-präsentierende Zelle). In der Effektorphase binden die Antikörper an mehrere Antigene (Agglutination), es entstehen Immunkomplexe, die ausfallen können. Das führt zur Aktivierung des Komplementsystems und Phagozytose der Immunkomplexe durch Makrophagen.

► *Die zelluläre Immunantwort*

Zytotoxische CD8-T-Zellen und natürliche Killerzellen (NK-Zellen) sind die Effektorzellen der zellulären Immunantwort. Antigene sind hier Viren oder Tumorzellen, die von den Antigen-präsentierenden Zellen in Zusammenhang mit MHC-Klasse-I-Molekülen an naive CD8-T-Zellen präsentiert werden. Diese beginnen zu proliferieren und entwickeln sich zu zytotoxischen T-Zellen. Dabei entstehen auch T-Gedächtniszellen, die teilweise lebenslang im Blut zirkulieren und für Immunität verantwortlich sind. Zytotoxische T-Zellen können einerseits durch die Freisetzung bestimmter Moleküle, die an spezifische Zielzellrezeptoren andocken, den Zelltod der Zielzelle induzieren. Ein weiterer Mechanismus der Zellzerstörung wird über das Protein Perforin vermittelt, das polymerisiert und eine Art Tunnel in der Membran der Zielzelle bildet. Das führt zur Lyse mit anschließender Schädigung der Zielzelle durch freigesetzte Enzyme. NK-Zellen erkennen die Zielzellen (z.B. Tumorzellen) über spezifische Rezeptoren und führen zur Lyse. Ziel der zytotoxischen Immunantwort ist es, durch Zerstören der befallenen Zellen die Vermehrung des Antigens zu stoppen.

In jedem Fall soll die eingeleitete spezifische Immunantwort das erkannte Antigen eliminieren.

2.1.5.2 Allergologie

Richtet sich die Immunreaktion nicht gegen potentiell gefährliche Fremdantigene wie z.B. Bakterienantigene oder Wurmantigene, sondern gegen harmlose Fremdantigene, so spricht man von einer allergischen Reaktion. Z.B. geht man davon aus, dass der allergischen Kontaktdermatitis eine Th1-Antwort zugrunde liegt, welche in eine Überempfindlichkeitsreaktion vom verzögerten Typ (Typ-IV-Reaktion, siehe unten) mündet. Demgegenüber beruhen die anaphylaktische Reaktion oder manche Formen der Urtikaria auf einer Th2-Antwort, die in eine IgE-vermittelte allergische Reaktion vom Soforttyp mündet. Die Klassifikation der allergischen Reaktionen anhand des vorliegenden Effektormechanismus erfolgte bereits in den 60er-Jahren des vorigen Jahrhunderts durch Coombs und Gell und hat einen sehr vereinfachenden, modellhaften Charakter. Man unterscheidet vier Grundreaktionen, wobei die ersten drei durch Antikörper und die vierte durch Zellen, nämlich Makrophagen und T-Zellen, vermittelt werden. Diese vier Typen überlappen sich häufig, es gibt selten die reine Ausprägung eines Reaktionsmusters.

► *Typ-I-Reaktion: Überempfindlichkeitsreaktion vom Soforttyp*

Diese Reaktion wir durch IgE-Antikörper vermittelt. IgE-Antikörper haben eine kurze Halbwertszeit (2–3 Tage), welche sich aber durch Bindung der Antikörper an Granulozyten, die hochaffine Rezeptoren für IgE besitzen, auf bis zu 12 Wochen verlängert. Die physiologische Aufgabe von IgE-Antikörpern und eosinophilen und basophilen Granulozyten ist die Abwehr von Parasiten im Sinne einer Th2-mediierten, humoralen Immunantwort. Es kommt zur Proliferation von Th2-Helferzellen, Produktion von IL-4 und IL-5 und Bildung von IgE-Antikörpern durch aktivierte B-Zellen und Plasmazellen. Aufgrund der Größe und zellulären Komplexität der Parasiten ist eine Immunkomplex-Bildung mit anschließender Phagozytose nicht möglich. Vielmehr binden die IgE-Antikörper an die Antigene des Parasiten. Mit ihrem unbesetzten Molekülteil erfolgt die Bindung an Granulozyten. Das führt zur Aktivierung und Degranulation des Granulozyten. Die freigesetzten Stoffe greifen die Parasiten an und lysieren sie. Allergien sind, sofern sie IgE-vermittelt sind, möglicherweise Fehlauslösungen dieses Abwehrsystems. An Mastzellen oder basophile Granulozyten gebundenes IgE wird bei Kontakt mit dem entsprechenden Antigen mit benachbarten IgE-Antikörpern quervernetzt (bridging). Dies führt in weiterer Folge zu einer Degranulation der Mastzellen bzw. der basophilen Granulozyten, mit Freisetzung der in ihnen gespeicherten Mediatoren, insbesondere Histamin. Diese Reaktion tritt rasch ein (Minuten bis 6 Stunden). Typische Erscheinungsformen sind allergische Rhinokonjunktivitis (Heuschnupfen), allergisches Asthma bronchiale, der anaphylaktische Schock und manche Formen der Urtikaria.

► *Typ-II-Reaktion: Zytotoxische Reaktion*

Die Aktivierung erfolgt über an körpereigene Antigene gebundene Antikörper vom IgG- oder IgM-Typ. Es entstehen Immunkomplexe, die eine Aktivierung des Komplementsystems und zytotoxischer T-Zellen bewirken. Ein Beispiel für diesen Mechanismus in der Dermatologie sind bestimmte Arzneimittelallergien (Penicillin).

► *Typ-III-Reaktion: Immunkomplexreaktion*

Zirkulieren Antigen-Antikörperkomplexe (IgG, IgM, seltener IgA) im Blut, können sich diese an Gefäßwänden ablagern und über die Aktivierung des Komplementsystems mit an-schließender Phagozytose der Immunkomplexe durch Granulozyten zur Freisetzung gewebeschädigender Enzyme führen. Der Zeitfaktor beträgt 6 bis 12 Stunden. Ein typisches Beispiel für dieses Reaktionsmuster in der Dermatologie ist die leukozytoklastische Vaskulitis der postkapillären Venolen des oberflächlichen Gefäßplexus der Haut.

Dieses Reaktionsmuster wird in der regel durch IgM- oder IgG-Antikörper ausgelöst. Eine Sonderform der Immunkomplexvaskulitis ist die Purpura Schönlein-Henoch, bei der man IgA-Ablagerungen an den Gefäßwänden findet.

► *Typ-IV-Reaktion: Überempfindlichkeitsreaktion vom verzögerten Typ*

Dieser Typ wird auch Spät-Typ genannt, da es unter Umständen erst nach 72 Stunden zu einer Reaktion kommen kann (24 bis 72 Stunden). Dieses Reaktionsmuster wird durch sensibilisierte T-Lymphozyten vermittelt, die bei einem Zweitkontakt mit dem Allergen über die Freisetzung von Lymphokinen und Aktivierung von Makrophagen eine Entzündungsreaktion auslösen. Dieses nicht durch Antikörper, sondern durch T-Zellen vermittelte Reaktionsmuster kennzeichnet die allergische Kontaktdermatitis.

Der Reaktionstyp ist nicht unbedingt spezifisch für ein Allergen. Ein typisches Beispiel ist Latex (Naturkautschuk), das sowohl eine Typ-I- als auch eine Typ-IV-Reaktion auslösen kann. Zum anderen gibt es auch Kreuzreaktionen (in erster Linie Typ-I-Reaktionen), die dadurch zustande kommen, dass verschiedene Allergene mit ähnlichen Epitopen vom selben IgE-Antikörper erkannt werden. Typische Beispiele sind Kreuzreaktionen auf Nahrungsmittelallergene bei primärer Birkenpollenallergie und eine Bananenallergie bei primärer Latexallergie.

2.1.5.3 Autoimmunität

Autoimmunerkrankungen entstehen, wenn das Immunsystem körpereigenes Gewebe zerstört. Ursache dafür ist eine Art überschießende Immunantwort ähnlich wie bei allergischen Reaktionen, wobei das Immunsystem auf Proteine oder Gewebe reagiert, die es normalerweise ignorieren würde. Während bei der Allergie das Immunsystem auf eine exogene, an sich harmlose Substanz reagiert, richtet es sich bei Autoimmunerkrankungen gegen körpereigene Gewebe („Selbst").

Unter normalen Bedingungen ist das Immunsystem fähig, „Selbst" und „Nicht-Selbst" zu unterscheiden. Wenn diese Fähigkeit verloren geht, werden Lymphozyten durch eine Art Fehlprogrammierung gegen körpereigenes Gewebe sensibilisiert. Dieser Vorgang findet auch bei gesunden Individuen statt, allerdings werden hier diese sogenannten autoreaktiven Lymphozyten durch andere Lymphozyten (regulatorische T-Zellen) kontrolliert. Geht dieser – hier vereinfacht beschriebene – Kontrollmechanismus verloren, entstehen Autoimmunerkrankungen. Diese können auch entstehen, wenn normales Körpergewebe so alteriert wird, dass es von patrouillierenden Immunzellen nicht länger als „Selbst" erkannt werden kann. Welche Vorgänge genau zu solchen Veränderungen des eigenen Gewebes führen, ist nicht vollends erforscht. Eine Theorie lautet, dass bei Individuen mit entsprechender genetischer Prädisposition verschiedene Mikroorganismen oder Medikamente derartige strukturelle Veränderungen auslösen können.

Autoimmunerkrankungen resultieren in der Zerstörung eines oder mehrerer Arten von Gewebe, in gestörtem Organwachstum oder veränderten Organfunktionen. Es können nur eine Art von Gewebe/Organ oder mehrere Arten betroffen sein. Zu den häufig betroffenen Geweben zählen: Blutzellen, Blutgefäße, Bindegewebe, endokrine Drüsen wie Schilddrüse und Pankreas, weiters Gelenke, Muskeln und die Haut.

2.1.6 Gewebsspezifische Reaktionsmuster der Haut auf Entzündung

Für das Verständnis von entzündlichen Hauterkrankungen ist es notwendig sich mit den unterschiedlichen Reaktionsmustern der verschiedenen Bezirke der Haut auseinanderzusetzen. Diese Reaktionsmuster sowie die für ihre Darstellung notwendigen Begriffe werden im Folgenden erörtert.

2.1.6.1 Reaktionsmuster der Epidermis und der dermo-epidermalen Junktionszone

Die Epidermis selbst kann nicht primärer Ort einer Entzündungsreaktion sein, da ihr die Gefäßversorgung fehlt. Es können aber Entzündungszellen (z.B. neutrophile Granulozyten oder T-Lymphozyten) in die Epidermis einwandern sowie Antikörper oder Mediatoren der Entzündung in die Epidermis gelangen und dort ihre Wirkung entfalten. Natürlich kann auch die der Entzündung zugrunde liegende Noxe selbst (z.B. Infektion mit Mikroorganismen, physikalische Kräfte oder chemische Substanzen) direkt zu Schäden in der Epidermis führen (die Epidermis, als Grenzorgan zur Umwelt, ist ja in besonderem Maße exogenen Noxen ausgesetzt).

Neben Entzündungszellen kann im Zuge der Entzündungsreaktion Serum in die Epidermis eindringen und zu einem interzellulären Ödem führen, das man als **Spongiose** bezeichnet. Ist die Spongiose heftig genug, kommt es zum Auseinanderdrängen benachbarter Keratinozyten, und **spongiotische Bläschen** entstehen. Dieses Reaktionsmuster ist typisch für die allergische Kontaktdermatitis bzw. für die sogenannte Ekzemreaktion im Allgemeinen.

Wenn die mit seröser Flüssigkeit gefüllten spongiotischen Bläschen platzen, entsteht an der Hautoberfläche eine **Erosion** mit Serokrusten (= getrocknete seröse Flüssigkeit). Besteht der Bläscheninhalt nicht aus Serum, sondern aus neutrophilen Granulozyten und Zelldetritus (Pus), bezeichnet man das als eine **Pustel.** Eine Ansammlung von Pus im Infundibulum eines Haarfollikels nennt man follikuläre Pustel.

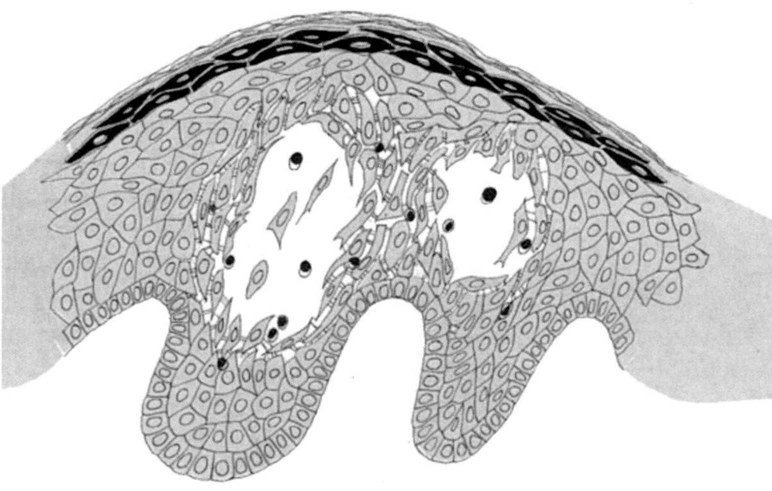

Abb. 13: Interzelluläres Ödem der Epidermis (Spongiose). (Aus: Ackerman und Boer, Histologic diagnosis of inflammatory skin diseases. An algorithmic method based on pattern analysis, 3rd edition)

Bei der Entstehung spongiotischer Bläschen werden die Keratinozyten passiv durch die eindringende Flüssigkeit auseinandergedrängt. Der Zusammenhalt der Keratinozyten kann aber auch dann verloren gehen, wenn die Funktion der Desmosomen, die ja den Zell-Zell-Kontakt zwischen den Keratinozyten herstellen, durch Autoantikörper (beim Pemphigus vulgaris oder beim Pemphigus foliaceus) oder durch Bakterientoxine (bei der staphylogenen Impetigo) beeinträchtigt wird. Die so entstandenen abgerundeten Keratinozyten, die den Kontakt zu den Nachbarzellen verloren haben, nennt man **akantholytische Zellen**, den Vorgang selbst **Akantholyse**.

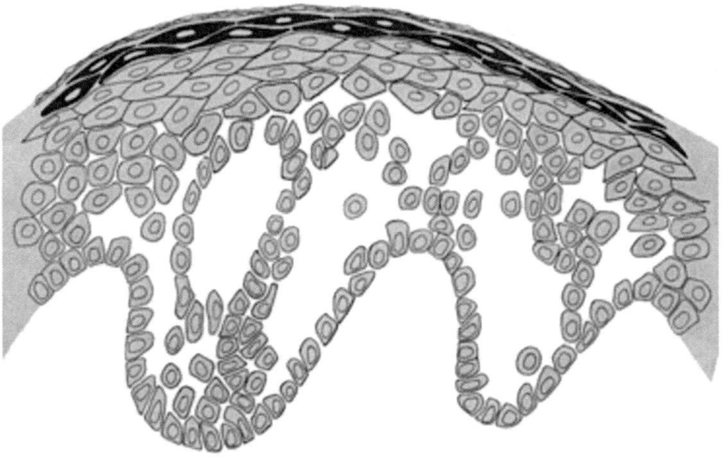

Abb. 14: Akantholyse und akantholytische Keratinozyten. (Aus: Ackerman und Boer, Histologic diagnosis of inflammatory skin diseases. An algorithmic method based on pattern analysis, 3rd edition)

Tritt ein intrazelluläres Ödem der Keratinozyten auf, so kommt es zur Schwellung der Zelle und zur sogenannten **Ballonierung**.

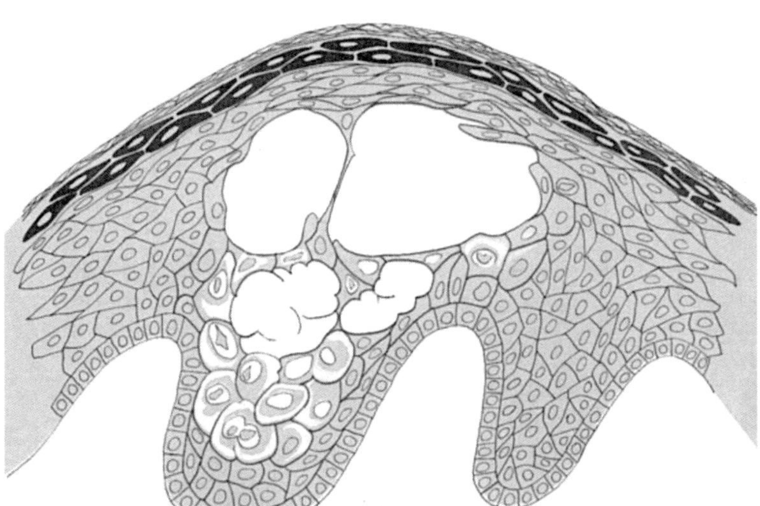

Abb. 15: Ballonierung (intrazelluläres Ödem). (Aus: Ackerman und Boer, Histologic diagnosis of inflammatory skin diseases. An algorithmic method based on pattern analysis, 3rd edition)

Dieses Phänomen der Ballonierung tritt unter anderem bei Infektionen mit Herpesviren auf. Als Folge der Herpesvirusinfektion sind die akantholytischen, ballonierten Zellen mitunter zu mehrkernigen Riesenzellen verschmolzen. Der Nachweis dieser mehrkernigen Zellen durch die Exfoliativzytologie (Tzanck[1]-Test) ist ein einfacher und eleganter Weg eine vermutete Herpesvirusinfektion zu bestätigen.

Werden die Keratinozyten akut und massiv geschädigt (durch welche Mechanismen auch immer), so kann es natürlich zu einer Nekrose von Teilen der Epidermis oder sogar der gesamten Epidermis kommen, die sich in weiterer Folge von der darunter liegenden Dermis ablöst. Ist die einwirkende Noxe weniger massiv, führt das zu einem langsamen Zelltod einzelner Keratinozyten, die in der Hämatoxilin-Eosin-Färbung einen pyknotischen Kern und ein stark eosinophiles Zytoplasma zeigen und als **dyskeratotische Zellen** bezeichnet werden. Nicht selten sind dyskeratotische Zellen in der Epidermis mit einem entzündlichen, lymphozytären Infiltrat im Bereich der dermo-epidermalen Junktionszone vergesellschaftet **(Interphasendermatitis)**. Dieses Infiltrat führt oft zu einer **vakuoligen Degeneration** der basalen Keratinozyten, wobei möglicherweise zytotoxische T-Zellen eine bedeutende Rolle spielen. Im Gegensatz zur Nekrose bezeichnet man mit dem Begriff Apoptose einen programmierten Zelltod. Viele immunologisch ausgelöste entzündliche Hauterkrankungen wie der Lichen ruber, das Erythema exsudativum multiforme und die Graft-versus-host-Erkrankung, die eine vakuolige Degeneration der basalen Keratinozyten und dyskeratotische Zellen aufweisen können, gehen mit einer Apoptose der Keratinozyten einher. Ist jedoch der Zelltod einmal eingetreten, kann man im Lichtmikroskop nicht mehr zwischen Nekrose und Apoptose unterscheiden.

Ein weiteres wichtiges Reaktionsmuster der Epidermis ist die Steigerung der Proliferationsrate. Das führt zur Verbreiterung der Epidermis **(Akanthose)**. Damit einher geht oft eine Verbreiterung des Stratum corneum **(Hyperkeratose)**. Wenn die Hyperkeratose mit einer Störung der Differenzierung einhergeht, die dazu führt, dass kernhaltige Keratinozyten im Stratum corneum angetroffen werden, so nennt man das **Parakeratose**. Parakeratose wird klinisch als Schuppung wahrgenommen (z.B. bei der Plaque-Psoriasis). Eine Hyperkeratose ohne Differenzierungsstörung nennt man **Orthokeratose**.

---

[1] Arnauld Tzanck (1886–1954), französischer Dermatologe

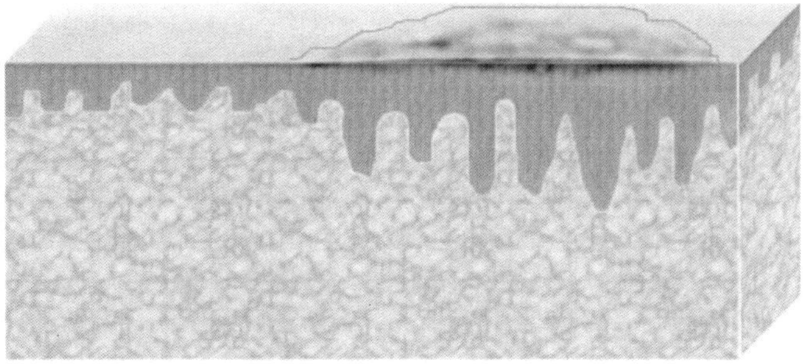

Abb. 16: Verlängerte Reteleisten einer akanthotisch verbreiterten Epidermis (rechte Seite) mit Hyperkeratose und Parakeratose.

Im Gegensatz zur Akanthose, die einer Verbreiterung der Epidermis entspricht, gibt es auch die **Atrophie**, die einer Verdünnung der Epidermis entspricht.

2.1.6.2 Reaktionsmuster der Dermis

Die Dermis ist der Sitz der Gefäße. **Weitstellung der Gefäße** und Steigerung der Gefäßpermeabilität ist eine wesentliche Wirkung des Histamins, das u.a. durch Degranulation der in der Dermis ansässigen Mastzellen freigesetzt wird. Die Folge davon ist ein **Ödem**, das, wenn es in der papillären Dermis auftritt, histologisch sichtbar ist. Im Gegensatz zum Ödem der papillären Dermis ist das Ödem der retikulären Dermis im histologischen Schnitt nicht nachweisbar (z.B. Angioödem).

Je nach Art der Entzündung finden sich die aus den Gefäßen ausgewanderten Entzündungszellen entweder vorwiegend perivaskulär oder diffus im interstitiellen Gewebe verteilt oder mit präferentieller Anordnung um Adnexstrukturen, z.B. um die Haarfollikel **(Follikulitis und Perifollikulitis)**. Das dermale entzündliche Infiltrat ist je nach Erkrankung unterschiedlich zusammengesetzt und kann neutrophile oder eosinophile Granulozyten, Lymphozyten, Plasmazellen oder Histiozyten (Makrophagen) beinhalten.

Wenn neutrophile Granulozyten die Gefäßwände der postkapillären Venolen durchwandern, dabei leukozytoklastisch zerfallen und durch die so frei werdenden Enzyme die Gefäße zerstören, so nennt man das **leukozytoklastische Vaskulitis** (ein Reaktionsmuster der postkapillären Venolen, das auf Immunkomplexablagerungen an der Gefäßwand zurückzuführen ist). Als Folge der Gefäßzerstörung treten Erythrozyten aus **(Erythrozytenextravasation)**, was klinisch als **Purpura** wahrgenommen wird. Erythrozytenextravasate in der papillären Dermis können aber auch aus anderen Gründen auftreten und müssen nicht unbedingt Folge einer Vaskulitis sein.

Kann ein Fremdkörper, z.B. ein eingedrungenes Bakterium (typisches Beispiel: Mykobakterien), nicht oder nur unvollständig entfernt werden, so kommt es zur Ausbildung von **Granulomen**. Man spricht von einer **granulomatösen Entzündung**. Bei der granulomatösen Entzündung überwiegen histozytäre Zellen, die aufgrund ihrer morphologischen Ähnlichkeit mit epithelialen Zellen und ihrer gestaffelten Anordnung auch Epitheloidzellen genannt werden. Typische Beispiele für granulomatöse Reaktionsmuster sind neben der Hauttuberkulose auch nicht-infektiöse Erkrankungen wie die Sarkoidose, das Granuloma anulare, die Fremdkörperreaktion sowie manche Formen der Rosazea und der perioralen Dermatitis.

Ein weiteres wichtiges Reaktionsmuster der Dermis ist die Vermehrung von Fibroblasten und die vermehrte Bildung von kollagenen Fasern. Dieses Reaktionsmuster wird als **Fibrosierung** bezeichnet. Im weiteren Verlauf eines fibrosierenden Prozesses kommt es wieder zur Abnahme der Fibroblasten und zu einer Homogenisierung und Verdickung der kollagenen Fasern **(Sklerosierung)**.

2.1.6.3 Reaktionsmuster der Subkutis

Das Spektrum der Reaktionsmuster der Subkutis ist begrenzt. Bei einer Pannikulitis (Entzündung des Fettgewebes) findet sich das entzündliche Infiltrat entweder in den bindegewebigen Septen (septale Pannikulitis) oder in den Fettgewebsläppchen (lobuläre Pannikulitis) oder in beiden. Bei heftiger Reaktion kann es zur Nekrose der Adipozyten (Fettzellen) kommen. Vaskulitiden der großen Gefäße manifestieren sich mitunter an den Arterien des Fettgewebes.

2.2 Neoplasien und Hamartome

2.2.1 Neoplasie

Neben der Entzündung ist die Neoplasie ein weiterer fundamentaler Pathomechanismus. Unter Neoplasie (Geschwulst) versteht man eine autonome Neubildung von Gewebe mit Verlust der Wachstumsregulation, wobei man zwischen gutartigen (benignen) und bösartigen (malignen) Neoplasien unterscheidet. Der immer wieder synonym gebrauchte Begriff Tumor ist unscharf, denn er beschreibt im Prinzip jede lokalisierte, umschriebene Zunahme des Gewebsvolumens und kann auch für eine entzündliche Schwellung verwendet werden. Im Gegensatz zu gutartigen Neoplasien wachsen bösartige Neoplasien infiltrativ und destruierend und können in Blut- oder Lymphgefäße eindringen und in weiterer Folge Metastasen entwickeln.

Die Systematik der Neoplasien erfolgt nach dem vermuteten Ursprungsgewebe, wobei anzumerken ist, dass eigentlich nur die Differenzierungsrichtung des Neoplasmas bestimmt werden kann. Die Haut als heterogenes Organ mit epithelialen und mesenchymalen Bestandteilen ist Ursprungsort einer Vielzahl verschiedener Neoplasmen. Neben epithelialen, mesenchymalen und melanozytären Neoplasien gibt es auch Lymphome, die primär die Haut befallen können, dazu zählen vor allem T-Zell-Lymphome.

Epitheliale Neoplasien der Haut, wie das in Richtung Plattenepithel differenzierende Plattenepithelkarzinom oder das in Richtung Follikelepithel differenzierende Basalzellkarzinom (Basaliom) sind die häufigsten bösartigen humanen Neubildungen überhaupt. Die Entstehung von bösartigen Neoplasien ist komplex und Gegenstand intensiver Forschung. Für die Haut relevante Modelle umfassen vor allem karzinogene Wirkungen ultravioletter Strahlung und onkogener Viren (in erster Linie von HPV = Humane Papilloma -Viren).

In der Pathologie hat das Modell der schrittweisen Karzinogenese ausgehend von einer gutartigen Neubildung über die Dysplasie bis zur bösartigen Neubildung den Stellenwert eines Paradigmas. Die Übertragung dieses Modells auf melanozytäre Neoplasien hat in der Dermatologie zu einer jahrzehntelang dauernden Verwirrung geführt. Das Modell der Melanomentstehung aus einem gewöhnlichen Nävus über einen sogenannten „dysplastischen Nävus" bis zum Melanom trifft jedoch in dieser einfachen Form sicher nicht zu. Auf diese Problematik wird an geeigneter Stelle nochmals genauer eingegangen.

Präkanzerosen?

Ein weiteres schwieriges Kapitel der Dermatoonkologie sind die sogenannten Präkanzerosen. Unter einer obligaten Präkanzerose oder Präkanzerose im engeren Sinn versteht man eine Veränderung, die mit einer relativ hohen Wahrscheinlichkeit in ein malignes Neoplasma übergeht, aber selbst noch keines darstellt, sondern eine Vorstufe davon. Dieses Konzept ist fragwürdig und Ausgangspunkt für Missverständnisse. Es gibt Hauterkrankungen, die je nach Lehrmeinung scheinbar willkürlich entweder als Präkanzerose oder bereits als frühes malignes Neoplasma bezeichnet werden. Beispiele dafür sind die aktinische Keratose, der Morbus Bowen, die bowenoide Papulose, die aktinische Cheilitis und die Erythroplasie, die einmal als Präkanzerosen, ein anderes Mal bereits als oberflächliche Plattenepithelkarzinome der Haut bezeichnet werden. Andere Beispiele sind gewisse Erkrankungen aus dem Formenkreis der Parapsoriasis, die je nach Auffassung als Vorstufe einer Mycosis fungoides (ein kutanes T-Zell-Lymphom) oder bereits als ein Frühstadium dieses Lymphoms angesehen werden. Die Auffassung, die in diesem Buch vertreten wird, ist jene, dass die meisten sogenannten obligaten Präkanzerosen bereits Frühformen des Neoplasmas entsprechen, dessen Vorstufe sie darstellen sollen. Die Problematik der Präkanzerosen liegt vor allem in der Tatsache, dass maligne Neoplasien in der Frühphase ihrer Entstehung klinisch und histopathologisch schwierig oder unmöglich zu diagnostizieren sind. Das Konzept der Präkanzerosen versucht genau das zu verschleiern. Möglicherweise werden in Zukunft molekularbiologische Untersuchungstechniken zu Verfügung stehen, die dieses diagnostische Dilemma lösen. Viel wahrscheinlicher aber ist, dass durch molekularbiologische Verfahren das Problem nicht gelöst, sondern nur noch weiter an den Anfang der Entstehung des Neoplasmas geschoben wird.

Neben den obligaten Präkanzerosen gibt es die sogenannten Präkanzerosen im weiteren Sinne oder fakultativen Präkanzerosen, zu denen Erkrankungen gezählt werden, die zu einer malignen Neoplasie disponieren, aber nicht notwendigerweise in eine solche übergehen. In der Dermatologie zählt man dazu z.B. Verbrennungsnarben, den Lupus vulgaris (eine kutane Form der Tuberkulose) oder strahlentherapierte Hautareale.

2.2.2 Hamartom

Im Gegensatz zum Begriff Neoplasie ist ein Hamartom eine geschwulstartige, anlagebedingte Fehlbildung mit lokalem Gewebsüberschuss, die meist (aber nicht immer) bereits bei Geburt sichtbar ist. Mitunter manifestiert sich die fehlerhafte Anlage jedoch erst später, manchmal erst im Erwachsenenalter. An der Haut werden solche Fehlbildungen auch Nävi genannt, wobei die fehlerhafte Anlage z.B. aus Blutgefäßen (Nävus flammeus), Melanozyten (congenitale melanozytäre Nävi), Keratinozyten (epidermale Nävi) oder Bindegewebe (Bindegewebsnävi) bestehen kann. Bei manchen Hamartomen sind mehrere Gewebe gleichzeitig betroffen (z.B. organoider Nävus).

3 Klinische und histopathologische Morphologie

3.1 Effloreszenzenlehre

Alle Hautveränderungen (Effloreszenzen) kann man anhand einfacher, grundlegender Begriffe beschreiben. Diese morphologischen Grundbegriffe sind für eine systematische klinische Dermatologie unumgänglich. Deshalb wird auf die Definition dieser Begriffe großer Wert gelegt. Allgemein unterscheidet man zwischen Primäreffloreszenzen und Sekundäreffloreszenzen, wobei Letztere aus Ersteren hervorgehen. Zu den Primäreffloreszenzen gehören der Fleck (Macula), das Knötchen (Papula), die Plaque, der Knoten (Tuber, Nodus), die Quaddel (Urtica), das Bläschen (Vesicula), die Blase (Bulla) und die Pustel (Pustula); zu den Sekundäreffloreszenzen zählt man die Schuppe (Squama), die Kruste (Crusta), die Erosion, das Geschwür (Ulcus) und die Atrophie. Die Narbe, die auch manchmal zu den Sekundäreffloreszenzen gezählt wird, ist kein morphologischer Grundbegriff wie die anderen, sondern eine Diagnose. Die Trennung in Primär- und Sekundäreffloreszenzen ist zwar als Modell wertvoll, besitzt aber durchaus einige Inkonsistenzen und sollte deshalb nicht zu streng gesehen werden. So können Bläschen auf einer anderen Primäreffloreszenz, z.B. einer Papel, entstehen, trotzdem bezeichnet man auch in diesem Fall das Bläschen nicht als Sekundäreffloreszenz (z.B. Herpes zoster). Die aus dem Bläschen nach dem Platzen entstandene Erosion bezeichnet man aber sehr wohl als Sekundäreffloreszenz. Zum anderen gibt es Sekundäreffloreszenzen ganz ohne vorangegangene Primäreffloreszenz, wie z.B. die Schuppung bei der Ichthyosis vulgaris.

3.1.1 Primäreffloreszenzen

Fleck (Macula): umschriebene, nicht erhabene (und damit nicht tastbare) Farbveränderung.

Flecken sind zwar nicht tastbar, weisen aber eine von der Hautfarbe abweichende Pigmentierung auf, da sie ja sonst nicht als Effloreszenz wahrgenommen werden könnten. Besteht ein Ausschlag (Exanthem) nur aus Maculae, so spricht man von einem makulösen Exanthem.

Klinisch-pathologische Korrelation

Die Ursache der Farbveränderung kann sowohl in der Epidermis als auch in der Dermis zu finden sein. Erythematöse (rote) Maculae sind durch eine Weitstellung der Gefäße der Dermis bedingt oder durch die Extravasation von Erythrozyten. Schwarze oder braune Maculae sind Folge einer vermehrten Pigmentierung durch Melanin, wobei sich das Melanin in den Melanozyten, aber auch in den Keratinozyten befinden kann. Findet sich eine Ansammlung von pigmentbeladenen Melanozyten in der tieferen Dermis, so erscheinen sie an der Hautoberfläche blau und nicht braun. Weiße Maculae sind Folge eines Verlusts von Melanin an umschriebener Stelle. Exogenes Pigment (Tätowierung) kann die Ursache von pigmentierten Maculae unterschiedlicher Farbe sein.

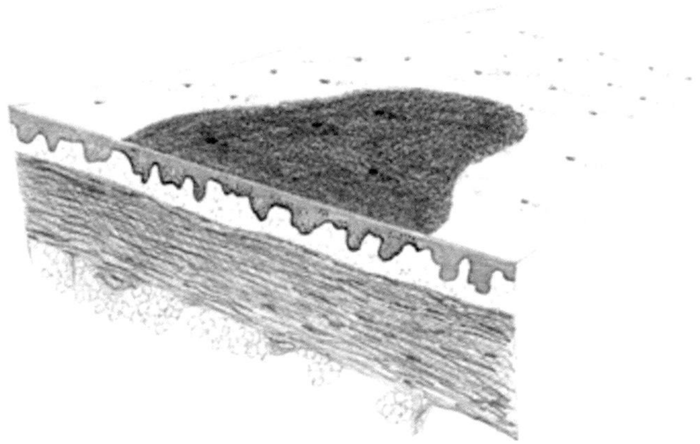

Abb. 17: Macula: eine umschriebene, nicht tastbare Farbveränderung. (Aus: Ackerman und Boer, Histologic diagnosis of inflammatory skin diseases. An algorithmic method based on pattern analysis, 3rd edition)

Knötchen (Papula): solide Erhabenheit der Haut, tastbar, bis linsengroß.

Papeln können hautfarben, erythematös, fliederfarben (livid), gelblich oder bräunlich sein. Die Farbe wird beeinflusst durch die Weite der Gefäße, davon, ob eine Extravasation von Erythrozyten vorliegt, und durch die Art des entzündlichen Infiltrats sowie die Beimengung von Pigment wie Melanin oder Hämosiderin. Besteht ein Exanthem aus Papeln, spricht man von einem papulösen Exanthem.

Klinisch-pathologische Korrelation

Papeln können durch epidermale oder dermale Veränderungen hervorgerufen werden, wie z.B. eine umschriebene akanthotische Verbreiterung der Epidermis auf der einen Seite oder eine Vermehrung von Zellen, Gewebe oder Ablagerung von Substanzen in der Dermis auf der anderen Seite.

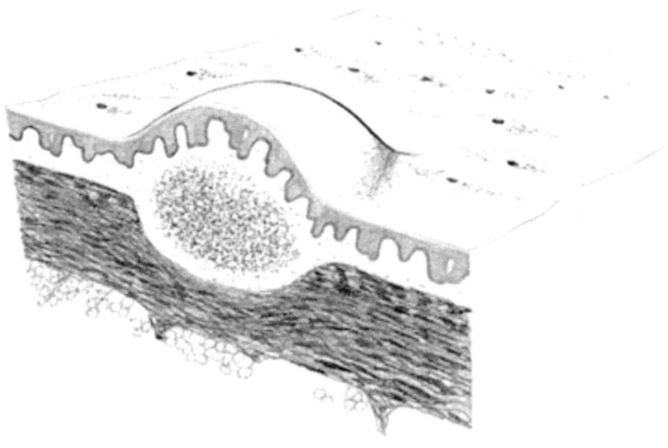

Abb. 18: Papel: solide, tastbare, bis linsengroße Erhabenheit der Haut. (Aus: Ackerman und Boer, Histologic diagnosis of inflammatory skin diseases. An algorithmic method based on pattern analysis, 3rd edition)

Knoten (Tuber, Nodus): tastbare, solide Erhabenheit der Haut, größer als eine Linse, im Gegensatz zur Plaque nicht flach, sondern kuppelartig vorgewölbt. Vom Aspekt her beschreibt der lateinische Begriff Nodus einen tief sitzenden Knoten, während mit dem Ausdruck Tuber eher ein oberflächlich aufsitzender Knoten gemeint ist. Das deutsche Wort Knoten kann für beides verwendet werden.

Klinisch-pathologische Korrelation

Wie bei Papel

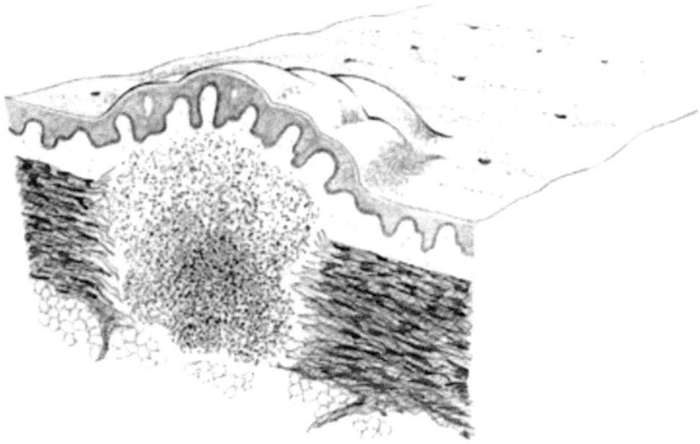

Abb. 19: Knoten: tastbare, solide Erhabenheit der Haut, größer als eine Linse. (Aus: Ackerman und Boer, Histologic diagnosis of inflammatory skin diseases. An algorithmic method based on pattern analysis, 3rd edition)

Plaque: flache, umschriebene Erhabenheit der Haut, tastbar, horizontale Ausdehnung weit größer als vertikale Ausdehnung. Eine Plaque kann durch zentrifugale Ausbreitung einer einzelnen Papel oder durch Konfluenz mehrerer Papeln entstehen.

Klinisch-pathologische Korrelation

Wie bei Papel

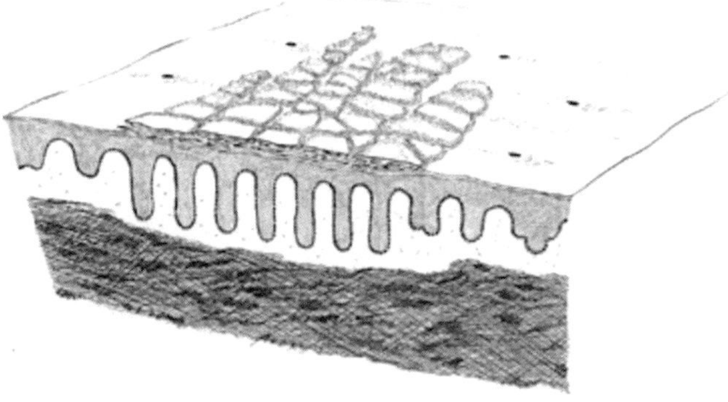

Abb. 20: Plaque: flache, umschriebene Erhabenheit der Haut. (Aus: Ackerman und Boer, Histologic diagnosis of inflammatory skin diseases. An algorithmic method based on pattern analysis, 3rd edition)

Quaddel (Urtica): beetartige, flüchtige Erhabenheit der Haut. Flüchtig bedeutet, dass die Effloreszenz nur von kurzem Bestand ist (einige Stunden).

Klinisch-pathologische Korrelation

Ödem der papillären oder retikulären Dermis durch Steigerung der Gefäßpermeabilität. Ein Ödem der retikulären Dermis ist histologisch nicht sichtbar.

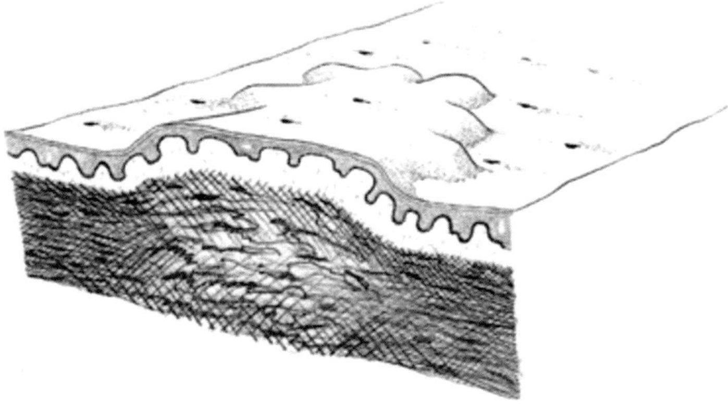

Abb. 21: Quaddel: beetartige, flüchtige Erhabenheit der Haut. (Aus: Ackerman und Boer, Histologic diagnosis of inflammatory skin diseases. An algorithmic method based on pattern analysis, 3rd edition)

Bläschen (Vesicula), Blase (Bulla): umschriebener, mit Flüssigkeit gefüllter Hohlraum, je nach Größe als Bläschen oder Blase bezeichnet.

Klinisch-pathologische Korrelation

Blasen können epidermal oder subepidermal lokalisiert sein. Subepidermale Blasen können junktional (im Bereich der Lamina lucida) oder dermal lokalisiert sein.

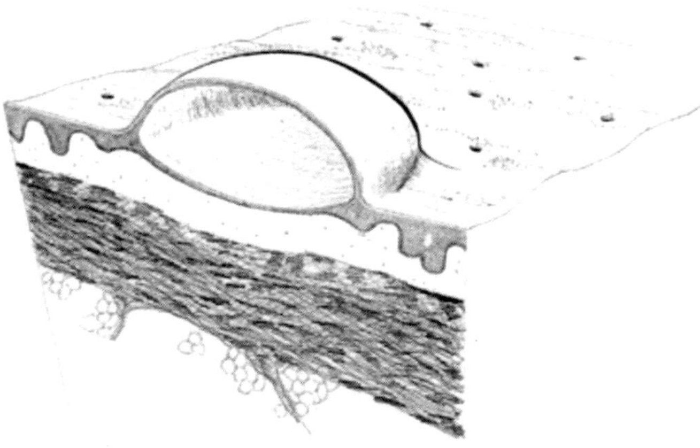

Abb. 22: Blase: umschriebener, mit Flüssigkeit gefüllter Hohlraum. (Aus: Ackerman und Boer, Histologic diagnosis of inflammatory skin diseases. An algorithmic method based on pattern analysis, 3rd edition)

Pustel: ein mit Eiter (Pus) gefüllter Hohlraum. Eiter besteht aus neutrophilen Granulozyten und Zelldetritus.

Klinisch-pathologische Korrelation

Pusteln entsprechen mit Pus gefüllten Hohlräumen in der Epidermis. Follikuläre und perifollikuläre Ansammlungen von Leukozyten führen zu follikulären Pusteln.

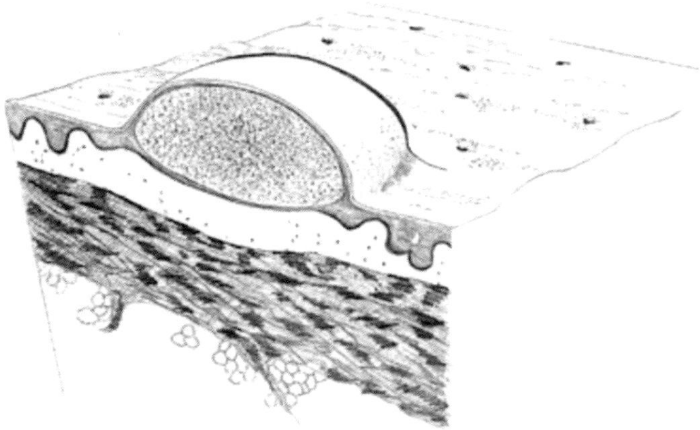

Abb. 23: Pustel: umschriebener, mit Pus gefüllter Hohlraum in der Epidermis. (Aus: Ackerman und Boer, Histologic diagnosis of inflammatory skin diseases. An algorithmic method based on pattern analysis, 3rd edition)

3.1.2 Sekundäreffloreszenzen

Schuppe (Squama): für das freie Auge sichtbare, weiße, dünne Hornplättchen. Sie entsprechen einem sich an der Hautoberfläche ablösenden Konglomerat aus toten Keratinozyten der Hornschicht. Die Ablösung in Konglomeraten ist meist Ausdruck einer gestörten Differenzierung. Histologisch findet sich in der Regel Parakeratose. Unter physiologischen Bedingungen lösen sich die Keratinozyten der Hornschicht einzeln, für das freie Auge unsichtbar und nicht als Konglomerat ab.

Kruste (Crusta): einen Substanzdefekt der Haut (Erosion oder Ulcus) bedeckende Schicht aus eingetrocknetem Serum, Eiter (Leukozyten und Zelldetritus) und/oder Blut.

Erosion: oberflächlicher Substanzdefekt der Haut (bis papilläre Dermis), narbenlose Abheilung.

Geschwür (Ulcus): tiefer Substanzdefekt der Haut (über papilläre Dermis hinausreichend), Narbenheilung.

Atrophie: Gewebsverlust, der mit Einsinken der Haut unterhalb des umliegenden Hautniveaus einhergeht.

3.1.3 Konfiguration, Anordnung und Verteilung von Effloreszenzen

Neben der Art der Effloreszenzen kann man noch ihre Zahl, Verteilung, Anordnung zueinander, Farbe, Konfiguration, Begrenzung und Konsistenz beschreiben. Effloreszenzen können **einzeln (singulär, solitär)** oder **multipel** auftreten. Wenn sie multipel auftreten, können sie **lokalisiert** (auf eine Region beschränkt) oder **generalisiert** (nahezu die ganze Haut betreffend) sein. Wenn multiple Effloreszenzen auftreten, nennt man das ein **Exanthem (Ausschlag)**, wobei der Begriff Exanthem eher (aber nicht ausschließlich) für entzündliche Hautveränderungen verwendet wird. Analog zum Begriff Exanthem benutzt man den Ausdruck **Enanthem** für Veränderungen an den Schleimhäuten. Der Begriff **Hautläsion** kann ganz allgemein für jede Effloreszenz gebraucht werden. Effloreszenzen können **gruppiert** angeordnet sein oder **disseminiert** (regellos verstreut).

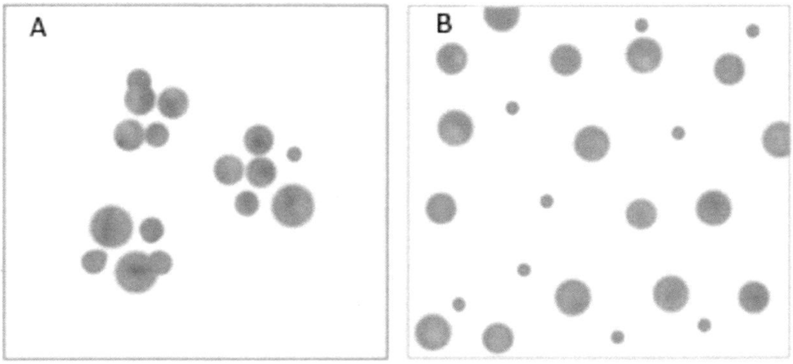

Abb. 24: Gruppiert angeordnete Effloreszenzen (A) oder regellos verstreute Effloreszenzen = disseminiert (B)

Gruppiert angeordnete Einzeleffloreszenzen bezeichnet man als **lichenoid**, wenn es sich um Papeln handelt (wie bei Lichen ruber planus), oder als **herpetiform**, wenn es sich um Bläschen handelt (wie bei Herpes simplex). Sind die Effloreszenzen mit den Haarfollikeln assoziiert, so spricht man von einer **follikulären Verteilung**. Weitere gebräuchliche Begriffe sind **circinär** (kreisförmige Anordnung), **serpinginös** (schlangenlinienartige Anordnung) oder **linear** (geradlinige Anordnung). Effloreszenzen können entweder einzeln stehen oder **konfluieren**. Weiters verwendet man für die Beschreibung der Konfiguration von Einzeleffloreszenzen Begriffe wie **randbetont, annulär, polyzyklisch** oder **targetoid** (schießscheibenartig).

Die Wahrnehmung der Farbe von Effloreszenzen spielt bei der klinischen Diagnosestellung eine bedeutende Rolle. Neben den allgemein bekannten Farbbegriffen verwendet man relativ häufig den Ausdruck **erythematös**, der ein helles Rot beschreibt, und den Begriff **livid** für fliederfarben.

Auch die Palpation (Abtastung) von Effloreszenzen gehört zum dermatologischen Untersuchungsgang. Der Palpationseindruck oder die Konsistenz einer Läsion kann **hart, teigig weich** oder **prall elastisch** sein.

4 Diagnose und Untersuchungstechniken

Bei der Diagnose von Hauterkrankungen stehen die Begutachtung der gesamten Haut inklusive der Schleimhäute und die strukturierte Beschreibung der beobachteten Hautveränderungen im Vordergrund. In vielen Fällen kann allein durch die Begutachtung mit dem freien Auge eine eindeutige Diagnose gestellt werden und weitere Untersuchungen sind nicht notwendig. Neben der Inspektion des Integuments können sowohl einfache nicht-invasive Untersuchungen als auch invasive Untersuchungen und Labortests zur Anwendung kommen.

4.1 Pilzbefund (KOH)

Der native Pilzbefund ist eine einfache, nicht-invasive Untersuchung. Er sollte bei jedem Verdacht auf eine Pilzerkrankung der Haut eingesetzt werden, da damit schnell und einfach die Verdachtsdiagnose bestätigt werden kann. Hautschuppen werden mittels eines geeigneten Instruments von der Oberfläche des befallenen Hautareals abgeschabt und auf einen Objektträger aufgebracht. Die Schuppen sind nichts anderes als Konglomerate aus toten Keratinozyten der Hornschicht. Den Pilzen, genauer gesagt den Dermatophyten (keratinophile Fadenpilze), dient das Keratin der Hornschicht als Nahrung. Das Material auf dem Objektträger wird mit einem Tropfen Kalilauge (KOH) bedeckt und mit einem Deckglas versehen. Die Kalilauge macht die Schuppen transparenter und erleichtert das Auffinden der Pilzelemente. Diese Reaktion kann durch Erwärmung des Objektträgers über einer Flamme beschleunigt werden. Im Falle eines Befalls mit Dermatophyten sieht man im Mikroskop septierte Hyphen. Pilze können auch die keratinhältigen Haare und Nägel befallen, wobei auch hier der soeben beschriebene Pilznachweis zur Anwendung kommt.

4.2 Milbennachweis

Auf ähnliche Weise kann man durch Abschaben von Teilen der Hornschicht mit einem geeigneten Instrument den Erreger der Skabies, die Krätzmilbe (Sarcoptes hominis), mikroskopisch nachweisen. Eleganter und weniger unangenehm für den Patienten ist jedoch der Nachweis der Krätzmilbe mittels Dermatoskopie (siehe unten).

4.3 Exfoliativzytologie (Tzanck-Test)

Der Tzanck-Test dient hauptsächlich der Diagnose von Herpesvirusinfektionen der Haut. Ähnlich dem Pilzbefund ist der Tzanck-Test einfach durchführbar und schnell auswertbar. Man eröffnet ein Bläschen und streicht vom Wundgrund entnommenes Material auf einem Objektträger aus. Anschließend wird das Material hitzefixiert und gefärbt (am einfachsten mit Methylenblau). Im Mikroskop sucht man nach mehrkernigen Riesenzellen (durch den Virusbefall ballonierte, zu mehrkernigen Zellen verschmolzene, akantholytische Keratinozyten), welche eine Infektion mit Herpesviren bestätigen.

4.4 Dermatoskopie

Die Dermatoskopie oder Auflichtmikroskopie ist ebenfalls eine einfache, nichtinvasive Untersuchung, die in erster Linie für die Diagnose von pigmentierten Hautveränderungen, insbesondere zur Früherkennung des Melanoms, verwendet wird. Bei Betrachtung mit dem freien Auge wird ein Großteil des einfallenden Lichtes an der Hautoberfläche gestreut und reflektiert. Das ermöglicht nur eine oberflächliche Betrachtung von pigmentierten Läsionen. Durch das Auftragen einer Kontaktflüssigkeit kann man die mikroskopisch kleinen Unebenheiten der Hautoberfläche ausgleichen, wodurch die Reflexion vermindert wird. Die Epidermis wird durchsichtig. Das ermöglicht die Betrachtung tiefer liegender Strukturen pigmentierter Läsionen (vergleiche dazu: Ist die Oberfläche eines klaren Gewässers glatt, kann man bis auf den Grund blicken, bei gekräuselter Oberfläche ist das nicht möglich, da der Großteil des Lichtes reflektiert wird). Die Anwendung der Dermatoskopie ist allerdings nicht nur auf die Beurteilung pigmentierter Läsionen beschränkt. Z.B. gelingt der Nachweis der im Stratum corneum sitzenden Krätzmilbe (Sarcoptes hominis) mitunter einfacher mittels Dermatoskopie als mit anderen Untersuchungsverfahren.

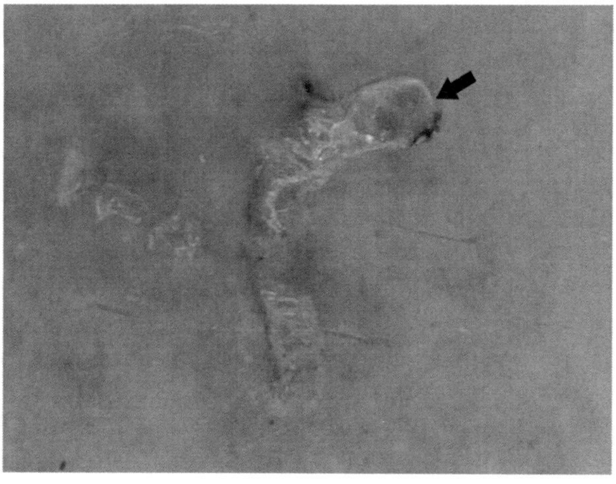

Abb. 25: Dermatoskopischer Nachweis eines Milbengangs mit Milbe (Pfeil).
(Mit freundlicher Genehmigung von G. Argenziano und I. Zalaudek)

4.5 Genitale Untersuchungstechniken

Siehe spezieller Teil (Sexuell übertragbare Erkrankungen)

4.6 Allergologische Untersuchungstechniken

Zum Nachweis einer Sensibilisierung gegen ein bestimmtes Allergen stehen folgende diagnostische Verfahren zur Verfügung:

4.6.1 Expositionstests

Prick-Test

Der Prick-Test weist eine Typ-I-Allergie nach. Es werden verschiedene Testlösungen, von denen jede ein potentielles Allergen enthält, auf die Haut aufgetragen. Durch den Tropfen wird die Haut mittels einer Nadel oder Lanzette oberflächlich gestochen oder geritzt und so das Allergen in die Haut eingebracht. Die Ablesung erfolgt nach 20–30 Minuten. Der Test ist positiv, wenn eine Quaddel mit Durchmesser > 3 mm auftritt. Zum Vergleich wird mit einer Histaminlösung (Positivkontrolle) und mit physiologischer Kochsalzlösung (Negativkontrolle) getestet. Ein positives Testergebnis ist kein definitiver Beweis für eine Allergie und muss durch weitere allergologisch-diagnostische Verfahren bestätigt werden.

Intradermaltest

Beim Intradermaltest wird die Testlösung mit einer speziellen Nadel direkt intradermal injiziert. Kontrollen und Reaktionszeit sind analog dem Prick-Test. Eine Quaddelbildung mit Durchmesser > 5 mm gilt als positives Ergebnis. Da der Test aufgrund der Applikationsart schmerzhafter, aber vor allem auch gefährlicher ist, wird er nur noch bei negativem Prick-Testergebnis eingesetzt, wenn eine Insektengift- oder Arzneimittelallergie vermutet wird.

Epikutantest

Der Epikutantest wird zur Abklärung einer Typ-IV-Allergie durchgeführt. Es werden spezielle, mit dem entsprechenden Allergen beschichtete Pflaster auf die Haut aufgeklebt. Die Reaktion wird nach 24, 48 und 72 Stunden abgelesen. Treten Rötung, Juckreiz und Schwellung bis hin zur Bläschenbildung (akute Kontaktdermatitis) auf, gilt der Test als positiv.

Provokationstest

Der Provokationstest dient zur Abklärung spezieller Fragestellungen (z.B. Arzneimittel- oder Nahrungsmittelunverträglichkeit) oder wird bei unklaren Hauttestergebnissen eingesetzt. Der Patient wird in einer „lebensechten" Situation mit dem Allergen konfrontiert, d.h. das entsprechende Zielorgan wird dem Allergen direkt ausgesetzt. Der Test ist positiv, wenn es zu einer entsprechenden organspezifischen Reaktion kommt (z.B. Niesen bei Einsprühen des Allergens in die Nase). Da es bei diesem Test unter Umständen zu sehr starken Reaktionen bis hin zum anaphylaktischen Schock kommen kann, sollte dieser Test nur bei entsprechender Möglichkeit der Notfallversorgung durchgeführt werden.

Sowohl ein positives als auch ein negatives Ergebnis erlauben eine eindeutige Aussage.

4.6.2 Serologische Tests

Zum Nachweis von spezifischen löslichen IgE werden an eine feste Phase gebundene Allergene mit Patientenserum inkubiert. Die Bindung allergenspezifischer IgE wird mit Enzym- oder Fluorochrom markierter Anti-IgE-Antikörper nachgewiesen. Früher waren diese Antikörper radioaktiv markiert, daher der veraltete, aber noch immer gebräuchliche Name RAST (Radio-Allergen-Sorbent-Test). Nachteil dieser Untersuchung ist das relativ häufige Vorkommen falsch positiver und falsch negativer Ergebnisse. Der Vorteil liegt in der einfachen Durchführbarkeit. Die Interpretation der Befunde sollte jedoch nur in Zusammenschau mit der klinischen Symptomatik und den Hauttestergebnissen und nicht isoliert erfolgen.

4.7 Hautbiopsie

Die Hautbiopsie stellt die wichtigste invasive Untersuchung in der Dermatologie dar. Hautbiopsien können recht einfach mit vorgefertigten, einige Millimeter im Durchmesser haltenden Hautstanzen entnommen werden. Manchmal ist es notwendig, tiefere und weitere Biopsien mit dem Skalpell zu entnehmen. Das entnommene Hautpräparat wird nach Fixierung mit Formaldehyd, Entwässerung in einer aufsteigenden Alkoholreihe und Einbettung in Paraffin in dünne, 4 µm dicke Schichten geschnitten, die auf einem Objektträger aufgebracht und mit Hämatoxilin und Eosin gefärbt werden. Die anschließende dermatohistopathologische Befunderstellung wird traditionellerweise von einem Dermatologen durchgeführt.

4.8 Direkte und indirekte Immunfluoreszenz

Die direkte und die indirekte Immunfluoreszenz werden in erster Linie zur Diagnose von autoimmun-blasenbildenden Hauterkrankungen verwendet. In der Pathogenese dieser Erkrankungen spielen gegen Zielstrukturen in der Haut gerichtete Autoantikörper eine wesentliche Rolle. Bei der direkten Immunfluoreszenz erfolgt der Nachweis dieser Autoantikörper an befallener Haut. Aus diesem Grund muss dem betroffenen Patienten eine Hautprobe entnommen werden. Nach Anfertigung von Dünnschnitten wird das unfixierte Gewebe mit Antikörpern, die mit einem Fluoreszenzfarbstoff markiert sind und die gegen humane Immunglobuline gerichtet sind, inkubiert. Falls gewebsgebundene Autoantikörper in der Hautprobe vorhanden sind, können diese nun im Fluoreszenzmikroskop nachgewiesen werden. Bei der indirekten Immunfluoreszenz werden zirkulierende Autoantikörper nachgewiesen. Zu diesem Zweck wird dem Patienten Blut abgenommen. Im nächsten Schritt wird gesunde humane Haut (manchmal auch andere Epithelien wie Affenösophagus oder Rattenharnblase) mit dem Patientenserum inkubiert. Befinden sich Autoantikörper im Serum, binden diese an ihre Zielstruktur in der humanen Testhaut und können nun auf dieselbe Art und Weise wie in der direkten Immunfluoreszenz nachgewiesen werden. Die Zielstrukturen der Autoantikörper können intraepidermal, junktional oder subepidermal lokalisiert sein und sind für die jeweiligen blasenbildenden Erkrankungen charakteristisch (siehe spezieller Teil). Dieser etwas umständliche

Nachweis von zirkulierenden Autoantikörpern wird heutzutage immer mehr durch den ELISA (**e**nzyme-**l**inked **i**mmuno**s**orbent **a**ssay) ersetzt, wobei die Zielstrukturen der Autoantikörper rekombinant hergestellt werden.

4.9 Laboruntersuchungen

Laboruntersuchungen spielen wie in anderen Fächern auch in der Dermatologie eine immer größere Rolle. Neben Routineuntersuchungen kommen bei bestimmten Erkrankungen auch spezielle serologische Untersuchungen sowie molekularbiologische Untersuchungen zur Anwendung. Klinisch relevante Laboruntersuchungen werden im Rahmen der Besprechung der jeweiligen Erkrankung im speziellen Teil genauer erklärt.

4.10 Untersuchungen der Gefäße

Siehe spezieller Teil (Phlebologie und Ulkuserkrankungen)

5 Glossar

In diesem Teil werden die wichtigsten im klinischen Alltag gebräuchlichen dermatologischen Begriffe vorgestellt. Gerade die Dermatologie ist ein Fach, in dem Begriffe wiederholt mehrdeutig, inkonsistent und missverständlich gebraucht werden. Teilweise ist diese Praxis bedingt durch unscharfe oder schlecht definierte Begriffe sowie durch den Ballast historischer Bedeutungen.

Abszess: eine umschriebene Ansammlung von Eiter (Pus). Durch die Freisetzung von Proteasen und anderen Enzymen der neutrophilen Granulozyten kommt es zur Gewebezerstörung. Klinisches Korrelat hierfür ist der Pus, bestehend aus neutrophilen Granulozyten, Zelldebris und verflüssigten Gewebebestandteilen. Ursachen können infektiöser und nicht-infektiöser Natur sein.

Akanthom: benigner, epidermaler Tumor/Hyperplasie, aufgebaut aus Keratinozyten.

Allergen: Antigen, das eine allergische Immunantwort hervorruft.
Allergene sind meist Polypeptide oder Proteine, deren Sensibilisierungspotenz durch ihren chemischen Aufbau und ihre allergenen Determinanten (Epitop) bestimmt wird.

Allergie: angeborene oder erworbene veränderte Reaktion des Immunsystems gegenüber körperfremden, an sich unschädlichen und zuvor tolerierten Substanzen, die als Allergen erkannt werden; Einteilung der möglichen Reaktionsmuster nach Coombs und Gell (1963). In der Dermatologie häufige missbräuchliche Verwendung des Begriffs allergisch oder Allergie für nicht immunologisch meditierte Intoleranzreaktion (z.B. manche Formen der Arzneimittelunverträglichkeitsreaktionen).

Alopezie: Haarlosigkeit durch vermehrten Haarausfall (Effluvium).

Aphthe: Ulkus, das ausschließlich auf Schleimhäute beschränkt ist. Der Begriff Aphthe definiert bereits die Lokalisation der Läsion; spricht man von Ulkus, kann es sich um einen Gewebedefekt von Haut oder von Schleimhaut handeln.

Aplasie: fehlende Entwicklung eines Gewebes oder eines Organs, entweder angeboren oder – bei sich kontinuierlich erneuernden Organen – erworben.

Artefakt: (lat.: Kunstprodukt); Trauma durch Selbstbeschädigung.

Asteatose: fehlende Absonderung von Talg (Stear) bei Atrophie oder Fehlen der Talgdrüsen, Vorkommen z.B. bei der Altershaut als sogenanntes asteatotisches Ekzem.

Atherom: Zyste der Epidermis im Bereich der Haarfollikel; Synonyme sind: epidermale Zyste, Epidermoidzyste.

Atopie: individuelle oder familiäre Prädisposition, Antikörper vom IgE-Typ als Antwort auf niedrige Dosen von Allergenen zu produzieren. Häufig entwickeln sich als Konsequenz daraus typische Symptome wie Asthma, Rhinokonjunktivitis und das Atopische Dermatitis/Ekzem-Syndrom (AEDS). Der Begriff der Atopie sollte nur bei Patienten mit dokumentierter IgE-Sensibilisierung verwendet werden. Allergische Symptome in diesen Individuen können dann mit dem Adjektiv atopisch (z.B. Atopisches Asthma) bezeichnet werden.

Blaschko-Linien: (Alfred Blaschko, Dermatologe, Berlin, 1858–1922) Blaschko-Linien entsprechen embryonalen Wachstumslinien der Haut (Auswanderung des Ektoderms). Manche kongenitale Dermatosen folgen diesen Linien (z.B. epidermaler Nävus).

Cutis (Kutis): Haut, oberflächengrößtes Organ (1,5–2 m^2); aufgebaut aus Epidermis und Dermis.

Dermatitis: entzündliche Reaktion der Haut auf chemische, physikalische, mikrobielle oder parasitäre Noxen sowie im Rahmen von immunologisch mediierten, entzündlichen Hauterkrankungen. Wird oft als Synonym für Ekzem benutzt, wobei durch den Ausdruck Ekzem die Chronizität der Veränderung betont wird, während der Begriff Dermatitis eher für ein akutes Geschehen verwendet wird. Beide Begriffe sind unscharf (siehe Ekzem) und schlecht definiert.

Dermatom: Hautareale, die den sensiblen Versorgungsbereichen jeweils eines Rückenmarksnerven entsprechen.

Dermatose: allgemeine Bezeichnung für Hautkrankheit.

Dermographismus: Hautschrift; sichtbare Hautreaktion nach mechanischer Reizung der Haut (z.B. durch Bestreichen mit einem Spatel); man unterscheidet 1. Roter Dermographismus als physiologische Reaktion (Rötung infolge von Vasodilatation), 2. Weißer Dermographismus, bei dem es infolge von Vasokonstriktion nach kräftigem Streichen über die Haut zu persistierender Weißfärbung kommt; kommt nicht-krankheitsspezifisch z.B. bei atopischer Dermatitis und nach Sonnenbrand vor, 3. Urtikarieller Dermographismus mit Quaddelbildung wenige Minuten nach mechanischer Reizung der Haut; je nach Stärke des scherenden Drucks bei bis zu 50% der Bevölkerung ohne Krankheitswert.

Dysplasie: Fehlbildung oder Fehlentwicklung eines Gewebes oder Organs mit unzureichender Differenzierung. Der Gebrauch des Ausdrucks Dysplasie impliziert den beginnenden Übergang einer Hyperplasie oder einer gutartigen Neoplasie in eine bösartige Neoplasie. Missbräuchliche Verwendung in der Dermatologie/Dermatopathologie: „dysplastischer Nävus". Missbräuchlich deshalb, weil ein sogenannter „dysplastischer Nävus" keine biologische Zwischenstufe zwischen Nävus und Melanom darstellt.

Dystrophie: mit schweren Funktionsstörungen einhergehende, pathologische Veränderungen von Zellen, Geweben und Organen unterschiedlicher Ätiologie.

Effluvium: Haarausfall.

Ekzem: (gr. Wortteil mit der Bedeutung aufschwellen, aufkochen). Unspezifische Bezeichnung für eine Entzündungsreaktion der Haut, die histologisch durch eine Spongiose der Epidermis gekennzeichnet ist, mit stadienhaftem Verlauf und Juckreiz. Verwirrender Gebrauch vor allem deshalb, weil der Begriff einerseits für Veränderungen gebraucht wird, die ätiologisch nichts miteinander zu tun haben, andererseits auch für Hauterkrankungen, die nicht mit einer Spongiose einhergehen. Im angloamerikanischen Sprachgebrauch wird der Ausdruck Ekzem oft durch den nicht weniger unscharfen Begriff Dermatitis ersetzt.

Erythem: umschriebene Rötung der Haut durch Hyperämie.

Erythrodermie: generalisierte Rötung der gesamten Haut.

Exanthem: (gr. aufblühen). Ein entzündliches Geschehen, das durch eine ausgedehnte Eruption bestehend aus multiplen Maculae und Papeln, manchmal auch Vesikeln oder Pusteln, charakterisiert ist.

Exkoriation: durch Kratzen induzierter Substanzdefekt der Epidermis.

Exsikkose: dermatologisch: Trockenheit der Haut, oft assoziiert mit Pruritus, im Alter gehäuft: Exsikkationsekzem (wieder eine missverständliche Verwendung des Begriffs Ekzem).

Fasziitis: Entzündung der Muskelfaszie.

Fissur: (lat. Spalt), ein strichförmiger Defekt der Haut, der bis in die Dermis reicht.

Fistel: ein von Epithel ausgekleideter Kanal, der sich zur Hautoberfläche hin öffnet und in der Haut oder benachbarten Geweben wie Lymphknoten, Knochen oder Darm entspringen kann.

Fluor: meist unblutiger Ausfluss aus den äußeren Geschlechtsteilen (vaginaler Fluor, urethraler Fluor) unterschiedlicher, meist infektiöser Ätiologie.

Flushing: plötzliches Erröten im Gesicht und Halsbereich, konstitutionell oder als Ausdruck einer organischen Ursache bzw. zugrunde liegenden Erkrankung.

Gangrän: (gr. fressendes Geschwür), eine Form der Nekrose mit Autolyse des Gewebes und Verfärbung durch Hämoglobinabbau.

Granulom: Ansammlung von mononukleären Entzündungszellen und Epitheloid- bzw. Riesenzellen als Gewebereaktion auf allergisch-infektiöse oder chronisch-entzündliche (resorptive) Prozesse, die einen für bestimmte Erkrankungen relativ charakteristischen histologischen Aufbau haben können (sarkoidale Granulome, tuberkuloide Granulome, Fremdkörpergranulome).

Hämorrhagie: Blutung; Austritt von Blut aus den Gefäßen in das umgebende Gewebe oder an die Körperoberfläche.

Hapten: kleines Molekül, das, um als Allergen eine Immunantwort auslösen zu können, an ein höhermolekulares Trägerprotein binden muss, z.B. Nickel und Chromat bei der Kontaktallergie.

Hyperplasie: sog. numerische Hypertrophie; Vergrößerung eines Gewebes oder Organs durch Zunahme der Zellzahl bei unveränderter Zellgröße (nicht-neoplastisch); ausgelöst durch einen Stimulus, reversibel nach Wegfall desselben. Dieser Begriff ist vor allem deswegen problematisch, da für die meisten „Hyperplasien" kein Stimulus identifiziert werden konnte und die dynamische Definition eine histopathologische Abgrenzung von einer Neoplasie erschwert.

Hypoplasie: Abnahme der Zellzahl

Immundefizienz: angeborene oder erworbene Störung in der Funktion des körpereigenen Immunsystems

In situ: (lat. in natürlicher Lage, Stellung) bedeutet „an Ort und Stelle" bzw. im übertragenen Sinn „an der gegebenen anatomischen Position" oder „in der richtigen anatomischen Lage". Im Zusammenhang mit Tumoren bedeutet „in situ", dass der Tumor sich lediglich in seinem Ursprungsgewebe ausgebreitet hat und noch nicht invasiv in benachbarte Gewebe gewachsen ist (z.B. Melanoma in situ).

Intertrigo: Unscharfer Begriff, der für alle infektiös bedingten Rötungen und Mazerationen intertriginöser Areale (Achselfalte, Inguinalfalte, submammär, Fettfalten) verwendet wird. Es handelt sich dabei in der Regel um eine durch lokale Faktoren wie Okklusion oder systemische Faktoren wie z.B. Diabetes mellitus begünstigte, unspezifische Mischbesiedlung mit Keimen der residenten Flora. Wenn die Veränderungen in den intertriginösen Arealen mit einem spezifischen Keim wie Candida albicans oder Corynebacterium minutissimum in Verbindung gebracht werden können, dann sollten an Stelle des unscharfen Begriffs Intertrigo, der eigentlich nur auf die Lokalisation hinweist, spezifische Begriffe wie Candida-Intertrigo oder Erythrasma (siehe spezieller Teil) verwendet werden.

Intoleranzreaktion: (lat. Ungeduld, Unwille), nicht-immunologische Haut- und Schleimhautveränderungen, die klinisch allergischen Reaktionen ähneln (Pseudoallergie). Hervorgerufen durch Komplementaktivierung, Störungen im Stoffwechsel der Arachidonsäure bzw. gesteigerte Reaktivität der Mastzellen und basophilen Granulozyten.

Kollagenosen: systemische entzündliche Autoimmunkrankheiten des Bindegewebes bzw. interstitieller Fasern.

Komedo: mit Keratin gefülltes, aufgetriebenes Infundibulum eines Haarfollikels (siehe auch Akne vulgaris).

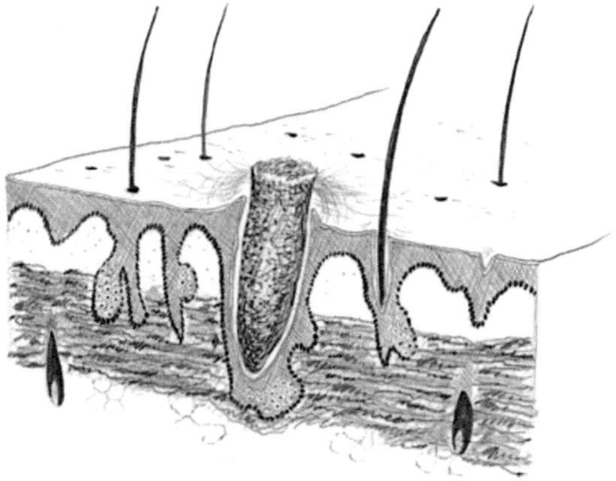

Abb. 26: Komedo. (Aus: Ackerman und Boer, Histologic diagnosis of inflammatory skin diseases. An algorithmic method based on pattern analysis, 3rd edition)

Kondylom: Hyperplasien des Plattenepithels im Anogenitalbereich durch Infektion mit Papillomaviren (Condylomata acuminata, Condylomata plana) oder Treponema pallidum (Condylomata lata).

Langer'sche Spaltlinien: Linien der Haut, die auf der Anordnung elastischer Fasern beruhen und bei der chirurgischen Schnittführung zu berücksichtigen sind. Damit die Wunde nicht stark klafft, sollte ein Schnitt parallel zu diesen Linien verlaufen. Manche Dermatosen sind entlang dieser Spaltlinien angeordnet.

Lentigo: Linsen- oder Leberfleck; rundlicher oder ovaler brauner Fleck an Haut oder Schleimhaut. Leider ist der Sammelbegriff Lentigo vollkommen unspezifisch und führt deshalb zu Verwirrung. So heterogene Veränderungen wie Lentigo simplex (ein incipienter, erworbener melanozytärer Nävus), Lentigo solaris (eine flache seborrhoische Keratose), Lentigo maligna (ein Melanom in situ) tragen den gemeinsamen Begriff Lentigo, ohne etwas gemeinsam zu haben, bis auf die Tatsache, dass sie sich klinisch als braune Flecken äußern. Auch der in vielen Lehrbüchern zu lesende Satz, dass einer Lentigo histopathologisch eine Vermehrung von Melanozyten zugrunde liegt, trifft nicht immer zu.

Leukoplakie: weißer, nicht abstreifbarer Belag der Schleimhaut. Unspezifischer morphologischer Begriff, dem benigne oder maligne Veränderungen (Carcinoma in situ) zugrunde liegen können.

Lichenifikation: Verdickung, Hyperpigmentierung und Verhärtung der Haut, hervorgerufen durch chronisches, großflächiges Kratzen und Reiben.

Livedo: (lat. blassblau), bläuliche Gefäßzeichnung an der Haut durch 1. spastische Dysregulation der Endstrombahn bei Abkühlung der Haut, bes. an den Extremitäten = Livedo reticularis oder 2. durch inkomplette oder komplette Verschlüsse der kleinen dermalen Gefäße = Livedo racemosa (lat. verzweigt) oder 3. Krankheit der kleinen, venösen Gefäße, klinisch gekennzeichnet durch weiße, atrophe Läsionen und scharf begrenzte, wie ausgestanzte, sternförmige Ulzera, typischerweise an den Knöcheln lokalisiert = Livedo vasculitis.

Mazeration: (lat. re-/einweichen), Aufweichen der Haut, die bei längerem Kontakt bzw. bei der Durchtränkung mit einer Flüssigkeit (z.B. Speichel oder Schweiß) entsteht, vor allem an Körperstellen mit ungünstigem Mikroklima (Zehenzwischenräume, große Hautfalten) oder bei Okklusion

Nävus: (lat. Mal, Muttermal), angeborene Fehlbildung der Haut im Sinne eines Hamartoms. Wird leider auch für erworbene melanozytäre Neubildungen verwendet.

Ödem: Schwellung infolge einer Ansammlung von seröser Flüssigkeit im Zwischenzellgewebe (Interstitium).

Prurigo: durch chronisches, punktuelles Reiben und Kratzen hervorgerufene Papeln oder Knoten.

Pruritus: Juckreiz.

Purpura: eine Rotfärbung verursacht durch eine intrakutane Blutung. Nach der Größe unterscheidet man: Petechien, das sind stecknadelkopfgroße hämorrhagische Maculae, und Ecchymosen, die großflächige hämorrhagische Flecken sind. Ein Hämatom entsteht durch eine stärkere Blutung in der retikulären Dermis und/oder Subkutis.

Stase: (gr. Stillstand, Stauung), pathologischer Stillstand oder Verminderung des Blutflusses, in der Dermatologie vor allem Anwendung des Begriffes „venöse Stase“ in der Phlebologie.

Tachyphylaxie: (gr. Bewachen, Beobachtung), rasch einsetzende Wirkungsminderung eines Arzneimittels bei mehrfacher Applikation in kurzen Zeitabständen.

Teleangiektasie: sichtbare, irreversible Erweiterung kleiner, oberflächlicher Hautgefäße.

Ulcus: Substanzdefekt der Haut, der bis in die Dermis, zum Teil auch bis in die Subkutis reicht, Abheilung mit Narbenbildung.

Urtikaria: (lat. Brennnessel), Nesselsucht, Quaddelsucht; durch Freisetzung von Histamin eruptives Auftreten flüchtiger, stark juckender Quaddeln.

Venerea: durch Geschlechtsverkehr übertragene Krankheiten; klassische Venerea sind Syphilis, Gonorrhö, Ulcus molle, Lymphogranuloma venereum und Granuloma inguinale.

Verruca: Warze; Akanthose, Hyperkeratose und Papillomatose der Epidermis, verursacht durch Infektion mit humanen Papillomaviren.

Xerosis cutis: Trockenheit der Haut, siehe auch Exsikkose.

Zyste: ein mit Epithel ausgekleideter Hohlraum, der Flüssigkeit, Zellen oder beides enthalten kann.

Spezieller Teil

1 Entzündliche Hauterkrankungen

1.1 Infektionen

1.1.1 Bakterielle Infektionen

1.1.1.1 Mit Hautanhangsgebilden assoziierte bakterielle Infektionen

Die mit Hautanhangsgebilden assoziierten, lokalen bakteriellen Infektionen sind in der Regel durch Staphylokokkus aureus bedingt. Dieser Keim findet sich nicht selten als Bestandteil der residenten Keimflora der Haut, ohne eine Erkrankung hervorzurufen. Bei günstigen Wirtsfaktoren kann es jedoch zu einer lokal begrenzten Infektion kommen.

► *Bakterielle Follikulitis*

Was als Follikulitis bezeichnet wird, ist eine Entzündung des Infundibulums des Haarfollikels und wird in aller Regel durch Staphylokokkus aureus hervorgerufen. Die staphylogene Follikulitis ist außerordentlich häufig. Klinisch sieht man um die Haarfollikelöffnung eine gerötete Papel und in weiterer Folge eine Pustel. In der Regel treten die Herde multipel auf, wobei die Ausdehnung meist auf ein Hautareal beschränkt ist. Begünstigend wirken lokale Faktoren wie z.B. Okklusion oder übermäßiges Schwitzen. Therapeutisch sind lokale Maßnahmen wie antiseptische Lösungen oder Seifen oft ausreichend. In ausgedehnten Fällen können systemische Staphylokokkenantibiotika wie penicillinasefeste Penicilline, Cephalosporine, Fucidinsäure oder Clindamycin eingesetzt werden.

Differentialdiagnostisch sollten neben der staphylogenen Follikulitis auch eine durch Pilze hervorgerufene Follikulitis, eine aseptische Follikulitis (z.B. Friktionsfollikulitis) und im Bereich der Bartregion von Männern auch eine sogenannte Pseudofollikulitis barbae in Betracht gezogen werden, bei der es sich um eine entzündliche Fremdkörperreaktion auf eingewachsene Haare handelt.

► *Furunkel*

Ein Furunkel ist eine tiefe, abszedierende Entzündung des gesamten Haarfollikels und des umgebenden Gewebes, ausgelöst durch eine Infektion mit Staphylokokkus aureus. Furunkel treten meist solitär auf, in seltenen Fällen auch multipel (Furunkulose). Sind mehrere benachbarte Haarfollikel betroffen, so spricht man von einem Karbunkel. Klinisch findet sich ein schmerzhafter, zu Beginn derber, nach Einschmelzung weicher und fluktuierender, entzündlicher Knoten. Nach Einschmelzung kommt es in der Regel zu einer spontanen Perforation und zur Entleerung von Pus. Zugsalben fördern die Einschmelzung. Um der Spontanperforation zuvorzukommen, werden reife Furunkel mit einem Skalpell inzidiert und anschließend mit einer antiseptischen Lösung gespült. Da es sich um eine lokal begrenzte Infektion handelt, ist eine systemische antibiotische Therapie nicht unbedingt angezeigt. Notwendig wird diese bei schweren und ausgedehnten Infektionen (Karbunkel) mit Systemzeichen und bei Lokalisation im Gesicht. Aufgrund der hohen Wahrscheinlichkeit einer Infektion mit Staphylokokkus aureus kann mit einer gezielten antibiotischen Therapie sofort begonnen werden, ohne die Keim- und Resistenzbestimmung abzuwarten.

► *Inflammierte epidermale Zysten*

Epidermale Zysten (Synonyme: Epidermiszysten, infundibuläre Zysten, Atherome) sind häufige, durch Okklusion der Follikelöffnung entstandene Zysten, die von einer regelrecht geschichteten Epidermis (infundibuläre Epidermis) ausgekleidet werden. Der Zysteninhalt besteht im Wesentlichen aus Keratin und Talg. Klinisch imponiert ein hautfarbener, halbkugelig vorgewölbter, prall elastischer Knoten. Bei nicht vollständiger Okklusion des Infundibulums weisen epidermale Zysten eine Öffnung an der Hautoberfläche auf, über die sich mitunter Teile des Inhalts exprimieren lassen. Diese Öffnung begünstigt jedoch das Einwandern von Bakterien, vor allem von Staphylokokkus aureus. Bei einer Infektion kommt es zu einer schmerzhaften Rötung und zur Einschmelzung des Zysteninhalts. Bei Infektion erfolgt die Behandlung wie bei einem Furunkel mit Inzision und Spülung. Nach Stichinzision entleert sich ein übel riechendes, bröckeliges Material. Im nicht infizierten Zustand kann man Epidermiszysten nach Inzision der darüber liegenden Haut vorsichtig mit dem Zysteninhalt herausschälen.

► *Paronychie, Panaritium*

Unter Paronychie versteht man eine eitrige Entzündung des Paronychiums (Nagelwall). Klinisch findet sich eine schmerzhafte Rötung des lateralen und/oder des proximalen Nagelwalls. Kommt es zur Einschmelzung mit Beteiligung der Ventralseite des Fingers, spricht man von einem Panaritium. Die Behandlung umfasst eine systemische antibiotische Therapie mit einem Staphylokokkenantibiotikum sowie im Falle eines Panaritiums eine chirurgische Inzision.

1.1.1.2 Nicht mit Hautanhangsgebilden assoziierte bakterielle Infektionen

Nicht mit Hautanhangsgebilden assoziierte bakterielle Infektionen sind hauptsächlich, aber nicht ausschließlich durch Streptokokken bedingt

► *Impetigo contagiosa, kleinblasige Impetigo (Streptokokkenimpetigo)*

Die kleinblasige Impetigo ist eine insbesondere bei Kleinkindern außerordentlich häufige, oberflächliche Streptokokkeninfektion. Die häufigste Lokalisation bei Kindern ist das Gesicht. Am Infektionsort entstehen kurzlebige, mit seröser Flüssigkeit gefüllte, intraepidermale Bläschen auf gerötetem Grund. Der Bläscheninhalt erscheint durch die beigemengten neutrophilen Granulozyten trüb. Wenn die Bläschen platzen, entsteht eine Erosion und durch Eintrocknung des Bläscheninhalts die für die Erkrankung charakteristischen goldgelben Krusten. Wenn sich eine oberflächliche Streptokokkeninfektion auf eine bestehende Dermatose (z.B. auf eine Kontaktdermatitis) aufpfropft, spricht man auch von Impetiginisierung. Die Ansteckung erfolgt durch Schmierinfektion, wobei Reiben und Kratzen die Infektion begünstigen. Die Therapie ist die systemische Gabe von Penicillin. Alternativ kann man Erythromycin oder Cephalosporine anwenden. Differentialdiagnostisch sollte eine Infektion mit Herpes-simplex-Virus ausgeschlossen werden.

► *Großblasige Impetigo (Staphylokokkenimpetigo)*

Die großblasige Impetigo wird durch Staphylokokkus aureus hervorgerufen. Die Blasenbildung erfolgt durch staphylogene Toxine (Exfoliatine), die wie die Autoantikörper beim Pemphigus foliaceus (eine autoimmun bullöse Dermatose) durch ihren Angriffsort im Bereich der Desmosomen (Zielstruktur = Desmoglein 1) den Zusammenhalt der Zellen stören und zur Akantholyse führen. Klinisch finden sich mit klarer Flüssigkeit gefüllte Blasen auf gerötetem Grund, die nach dem Platzen eine mit Krusten bedeckte Erosion hinterlassen. Therapie: Staphylokokkenantibiotikum systemisch.

► *Ekthyma*

Von einer Impetigo ausgehend, bildet sich ein Ulkus mit nekrotischem Wundgrund und geröteten Rändern. Die Läsionen finden sich häufig an den Extremitäten von Patienten mit multiplen, meist lange bestehenden bakteriellen Infektionen der Haut, wobei Kratzen und Reiben von juckenden Effloreszenzen (z.B. Insektenstiche) bei schlechten hygienischen Verhältnissen zu dieser Form der Streptokokkeninfektion prädisponieren könnte.

► *Lymphangitis*

Bei der Lymphangitis handelt es sich um eine Entzündung eines oder mehrerer größerer Lymphgefäße, meist hervorgerufen durch eine infizierte Wunde (z.B. infizierter Insektenstich). Klinisch sieht man ausgehend von der Eintrittspforte eine strichförmige Rötung, die sich langsam in Richtung der nächstgelegenen Lymphknotenstation ausdehnt, wo meist ein schmerzhafter, vergrößerter Lymphknoten tastbar ist. Die Therapie ist die systemische Gabe eines Streptokokkenantibiotikums.

► *Erysipel*

Das Erysipel ist eine Streptokokkeninfektion der Lymphspalten und Lymphgefäße vor allem der oberen Dermis. Klinisch sieht man eine meist scharf begrenzte, schmerzhafte Rötung und Schwellung. Die immer wieder erwähnten flammenförmigen Ausläufer sind nur selten anzutreffen. Die gerötete Haut ist überwärmt. Ist die Entzündung sehr heftig, kann es zur Blasenbildung kommen. In der Regel ist das Erysipel eine akute Erkrankung, die eingeleitet durch kurze Prodromi wie Fieber und Schüttelfrost, relativ rasch auftritt. Vor allem bei bestehenden Risikofaktoren (der wichtigste Risikofaktor ist ein chronisches Lymphödem) kann es zu rezidivierenden Erysipelen kommen, bei denen im Unterschied zur Erstmanifestation die Prodromi meist fehlen, und die Entwicklung der klinischen Symptome wie Rötung und Schwellung langsamer und weniger eindrucksvoll verläuft. Nach rezidivierenden Erysipelen kann es zur Verödung der Lymphspalten und Lymphgefäße kommen, was zum Lymphstau und zum Lymphödem führt und damit wieder zur Entwicklung weiterer Erysipele prädisponiert. Die häufigste Lokalisation ist die untere Extremität, wobei eine bestehende, erosive Interdigitalmykose oft als Eintrittspforte für die Streptokokken dient. Tritt das Erysipel im Gesicht auf, kommen als Eintrittspforten am ehesten Rhagaden im Naseneingang oder im äußeren Gehörgang in Frage.

Die Diagnose des Erysipels wird klinisch gestellt, ein Erregernachweis gelingt meist nicht und wird auch nicht versucht. In der überwiegenden Mehrzahl der Fälle kann jedoch davon ausgegangen werden, dass es sich um eine Streptokokkeninfektion handelt, sodass eine systemische antibiotische Therapie mit Penicillin eingeleitet werden kann.

► *Phlegmone*

Unter Phlegmone versteht man eine einschmelzende und zur Gewebszerstörung führende Weichteilinfektion, die vor allem die tiefe retikuläre Dermis und das subkutane Fettgewebe betrifft. Der Eintritt der Bakterien erfolgt über tiefe Verletzungen (nicht selten durch Selbstinjektionen bei i.v. Drogenabusus oder iatrogen nach Operationen) oder durch Ausbreitung einer oberflächlichen Infektion in die Tiefe. Klinisch findet sich eine schmerzhafte, teigige, düsterrote, meist schlecht abgrenzbare diffuse Schwellung. Neben einer systemischen antibiotischen Therapie, die nicht nur Streptokokken, sondern auch Staphylokokken und gramnegative Keime umfassen sollte, ist meist eine chirurgische Intervention (breite Inzision und Drainage) notwendig.

► *Nekrotisierende Fasciitis*

Die nekrotisierende Fasciitis ist eine schwere, sämtliche Schichten der Haut und die angrenzenden Weichteile inklusive der Muskelfaszie betreffende Infektion, die durch besonders invasive Erreger (meist, aber nicht ausschließlich Streptokokken) hervorgerufen wird und zu einer ausgedehnten Gewebsnekrose (Gangrän) der betroffenen Areale führt. Die heftige, perakute Infektion führt meist zu schweren, potentiell lebensbedrohlichen Systemerscheinungen. Die Therapie umfasst eine möglichst rasche (frühe Diagnosestellung durch MRT!), großzügige chirurgische Intervention, eine breite systemische antibiotische Therapie sowie supportive Begleitmaßnahmen.

1.1.1.3 Exanthematische bakterielle Erkrankungen

► *Scharlach*

Scharlach ist eine exanthematische Erkrankung, hervorgerufen durch die hämatogene Ausschwemmung eines durch Streptokokken (meist β-hämolisierende Streptokokken der Gruppe A) produzierten Toxins. Ausgangspunkt ist in der Regel eine lokale Streptokokkeninfektion des Rachenraums (Tonsillitis, Pharyngitis), seltener eine Infektion einer Hautwunde (Wundscharlach). Betroffen sind vor allem Kinder. Nach durchgemachter Infektion besteht in der Regel Immunität gegen das Toxin.

Die Erkrankung verläuft ihrer Ätiologie entsprechend in mehreren Phasen. Mit Auftreten der Tonsillitis oder Pharyngitis kommt es zu Allgemeinsymptomen wie Fieber und Schüttelfrost. Ungefähr 48 Stunden danach tritt ein im Gesicht beginnendes, sich rasch über das gesamte Integument ausdehnendes, kleinpapulöses Exanthem auf. Die Papeln haben eine raue Oberfläche, sodass beim Darüberstreichen mit dem Finger ein reibpapierartiger Tasteindruck besteht. Charakteristischerweise bleibt die Perioralregion ausgespart. Die Zunge ist gerötet und die weißlichen Papillen treten verstärkt hervor. Nach einigen Tagen kommt es zur Desquamation (Abschuppung) mit Betonung der Handflächen und Fußsohlen.

Die Diagnose erfolgt durch das charakteristische klinische Bild einer eitrigen Tonsillitis bzw. Pharyngitis und dem begleitenden Exanthem. Die Bestätigung erfolgt durch Rachenabstriche und den Nachweis von β-hämolysierenden Streptokokken der Gruppe A. Eine wichtige Differentialdiagnose ist ein Ampicillinexanthem nach einer EBV-Infektion (siehe Kapitel virale Infektionen). Therapie ist die Gabe von Penicillin.

► *„Staphylococcal Scalded Skin Syndrome" (SSSS)*

Das „Staphylococcal scalded skin syndrome" (SSSS) ist ein seltenes, gehäuft bei Neugeborenen und Kleinkindern auftretendes, potentiell lebensbedrohliches Krankheitsbild, welches durch staphylogene Toxine (Exfoliatine) hervorgerufen wird. Sind Erwachsene betroffen, handelt es sich meist um immunsupprimierte Patienten mit renaler Insuffizienz. Die Mortalität bei Kindern (4%) ist wesentlich geringer als bei Erwachsenen (60%). Analog zur lokalen Toxinwirkung bei der staphylogenen Impetigo kommt es beim SSSS zu einer Akantholyse der Keratinozyten. Im Gegensatz zur Impetigo kommt es jedoch beim SSSS durch hämatogene Ausschwemmung des Toxins zu einer großflächigen, generalisierten Ablösung der Epidermis. Die Therapie umfasst die möglichst frühzeitige, intravenöse Gabe eines Staphylokokkenantibiotikums. Wie bei allen Erkrankungen, die mit einer großflächigen Ablösung der Epidermis einhergehen, sind lokale und systemische supportive Maßnahmen, welche den entstandenen Flüssigkeitsverlust ausgleichen, ein wesentlicher Bestandteil der Therapie.

► *Staphylococcal Toxic Shock Syndrome*

Das „Staphylogene toxic shock syndrome" wird ebenfalls durch ein Exotoxin hervorgerufen. Es kommt durch direkte und indirekte Toxinwirkung zu einer potentiell lebensbedrohlichen Schocksymptomatik mit Multiorganversagen. Meist wird die Erkrankung von einem generalisierten Exanthem begleitet, das an das Scharlachexanthem erinnert. Neben supportiven, intensivmedizinischen Maßnahmen ist natürlich eine intravenöse antibiotische Therapie angezeigt.

► *Disseminierte Meningokokkeninfektion/Purpura fulminans*

Meningokokken sind gramnegative Diplokokken, die eine Meningitis mit Sepsis verursachen können. Bei hämatogener Streuung kommt es an der Haut zu charakteristischen petechialen Effloreszenzen. In schweren Fällen entwickeln sich großflächige Nekrosen und durch Aktivierung der Gerinnungskaskade eine disseminierte intravasale Koagulation mit hoher Mortalität (Waterhouse-Friedrichsen-Syndrom, Purpura fulminans). Die antibiotische Therapie der Wahl ist in erster Linie die intravenöse Gabe von Penicillin-G. Die tetravalente Meningokokkenimpfung schützt gegen Infektionen mit Erregern der Serogruppen A und C, aber nicht gegen Meningokokken der Serogruppe B (in Mitteleuropa die häufigste Form).

► *Disseminierte Gonokokkeninfektion*

Siehe Abschnitt „Sexuell übertragbare Erkrankungen".

1.1.1.4 Andere bakterielle Infektionen

► *Erythrasma*

Das Erythrasma ist eine relativ häufige Manifestation einer Infektion mit Corynebakterium minutissimum, einem Bakterium, das auch unter physiologischen Bedingungen die Hautoberfläche besiedelt. Strenggenommen handelt sich daher um einen opportunistischen Erreger. Bei günstigen Bedingungen kann es infolge einer unverhältnismäßig hohen Keimdichte zu den typischen Hauterscheinungen des Erythrasmas kommen. Aufgrund begünstigender lokaler Faktoren manifestiert sich das Erythrasma in der Regel entweder in den intertriginösen Arealen (Achsel- oder Inguinalregion) oder interdigital (vor allem Zwischenzehenräume). Das klinische Erscheinungsbild bei Befall der Achsel- oder der Inguinalregion ist gekennzeichnet durch ein flaches, scharf begrenztes, rotes oder rotbraunes Areal mit einer feinlamellären Schuppung. Die Differentialdiagnose umfasst hier vor allem die Candida-Intertrigo und die Psoriasis inversa. Bei Lokalisationen im Bereich der Zehenzwischenräume kommt es meistens zur Mazeration. Hier muss diffferentialdiagnostisch eine Interdigitalmykose in Betracht gezogen werden. Da die Corynebakterien ein Pigment produzieren, das bei Bestrahlung mit UV-Licht korallenrot fluoresziert, erfolgt der Nachweis der Infektion, indem man die befallenen Hautareale in einem abgedunkelten Raum mit einer UV-Lampe, dem sogenannten Wood[2]-Licht, betrachtet. Als Therapie ist in der Regel die Anwendung von antiseptischen Seifen ausreichend.

► *Borrelieninfektionen*

Die Borreliose ist eine in Österreich und Deutschland endemische Infektionserkrankung. Borrelien gehören zu den Spirochäten und werden hauptsächlich durch Zecken übertragen. In Mitteleuropa kommen die Subtypen Borrelia burgdorferi, Borrelia afzelii und Borrelia garinii vor. In Ostösterreich liegt die Prävalenz infizierter Zecken der Gattung Ixodes rizinus zwischen 16% (Nymphen) und 29% (erwachsene Zecken) und liegt somit deutlich über dem europäischen Durchschnitt.

Die Borreliose läuft stadienhaft ab, wobei festzuhalten ist, dass die Erkrankung in den meisten Fällen selbstlimitierend ist. Die am häufigsten beobachtete Manifestation ist das mehrere Tage bis Wochen nach einem Zeckenstich auftretende Erythema chronicum migrans (ECM). Das ECM tritt in der Regel im Bereich der Zeckenstichstelle auf und erscheint als symptomloses Erythem, das sich zentrifugal ausbreitet und im Zentrum abblasst beziehungsweise ganz zurückbildet. So entsteht ein ringförmiges, wanderndes Erythem, das beträchtliche Ausmaße annehmen kann. In seltenen Fällen kommt es, wahrscheinlich durch hämatogene Streuung, zum Auftreten multipler Herde. Die Diagnose des ECM erfolgt klinisch, eine serologische Testung auf Borrelienantikörper ist in diesem Stadium irrelevant.

Weitaus seltener kann es Wochen bis Monate nach der Infektion zum Auftreten eines sogenannten Lymphozytoms (Lymphocytoma cutis) kommen. Hierbei handelt es sich klinisch um einen solitären, erythematösen weichen Knoten. Die häufigsten Lokalisationen sind Brustwarzen und Ohrläppchen. Das Lymphozytom ist ein unspezifisches Reaktionsmuster, das durch verschiedene antigene Stimuli wie z.B. Insektenstiche oder Impfungen ausgelöst werden kann. Histologisch kommt es zu einem dichten lymphozytären Infiltrat mit Ausbildung von Keimzentren. Die Abgrenzung zu einem B-Zell-Lymphom ist mitunter schwierig.

---

[2] Robert Williams Wood, 1868–1955, amerikanischer Physiker

Bei einem geringen Prozentsatz der Patienten kommt es nach einer monatelangen Latenzperiode zu Manifestationen des Stadiums II der Erkrankung, die vorwiegend das Nervensystem (Polyneuritis z.B. mit Facialisparese, Meningitis und Encephalitis), seltener auch kardiale Symptome (Myokarditis, Reizleitungsstörungen) verursachen kann. Diese Erscheinungen sind in Mitteleuropa relativ selten, in den Endemiegebieten in den USA jedoch häufiger.

Im Spätstadium kann es neben einer Gelenksbeteiligung (Oligoarthritis) zu einer charakteristischen Atrophie der Haut kommen, die man als Acrodermatitis chronica atrophicans (ACA) bezeichnet. Die Bezeichnung Acrodermatitis deutet auf die häufige Lokalisation dieser Manifestation der Borreliose an den Extremitäten hin. Die Erkrankung beginnt mit einer symptomlosen ödematösen Schwellung und einer diffusen, dunkelroten bis lividen Verfärbung der Haut. Ab und zu treten auch (besonders an Ellenbogen oder Knie) livide Knoten (fibromatöse Knoten) auf. Im Zuge des Fortschreitens der Erkrankung kommt es zum Rückgang der infiltrativen Schwellung und zu einer vollständigen Atrophie der Haut. Dieses atrophe Stadium, das durch eine Therapie nicht mehr beeinflussbar ist, macht sich klinisch durch die charakteristische feine Fältelung der Haut und durch das auffallende Durchschimmern der venösen Gefäße bemerkbar.

Die antibiotische Therapie des ECM umfasst die orale Gabe von Penicillin, Ampicillin, Doxycyclin oder einem Cephalosporin. In späteren Stadien ist die intravenöse Verabreichung von Ceftriaxon die Therapie der Wahl.

► *Tuberkulose der Haut*

Die Tuberkulose ist eine weltweit verbreitete Infektionserkrankung, hervorgerufen durch Mycobacterium tuberculosis. Die Inzidenz in Mitteleuropa ist gering. Die Tuberkulose der Haut kann einerseits im Rahmen der Erstinfektion in Form des tuberkulösen Primäraffektes der Haut, andererseits im Rahmen einer exogenen Reinfektion in Form der Tuberculosis verrucosa cutis oder im Rahmen einer endogenen Infektion in Form des Lupus vulgaris oder des Skrophuloderms auftreten. Die endogene Infektion entsteht durch lokale, lymphogene oder hämatogene Ausbreitung einer bestehenden Tuberkulose anderer Organe. In Mitteleuropa hat nur der Lupus vulgaris und das Skrophuloderm eine gewisse Bedeutung.

Der Lupus vulgaris tritt bevorzugt im Gesicht auf, kann aber überall vorkommen. Solitäre bzw. ganz wenige Herde sind die Regel, multiple Herde die Ausnahme. Ausgehend von einer kleinen Papel entwickelt sich langsam, über Monate und Jahre, eine Plaque von rötlich-brauner Farbe. Im Laufe der Zeit kann es durch Zerstörung des Gewebes zur Ulzerationen und Mutilationen mit Narbenbildung kommen. Histopathologisch sieht man eine granulomatöse Entzündung mit verkäsenden Granulomen (Granulome mit nekrotischem Zentrum). Durch Spezialfärbungen lassen sich mitunter die säurefesten Stäbchen nachweisen.

Das Skrophuloderm entsteht meist durch lokale Ausbreitung einer Lymphknotentuberkulose und imponiert klinisch als großer, rötlicher, langsam wachsender Knoten, der nach einiger Zeit einschmilzt und zentral ulzeriert. Die häufigste Lokalisation ist zervikal.

Sowohl beim Lupus vulgaris als auch beim Skrophuloderm erfolgt die Bestätigung der Diagnose durch Kultur der Mykobakterien oder durch PCR. Der Tuberkulintest ist in der Regel in beiden Fällen reaktiv.

Die Therapie der Hauttuberkulose unterscheidet sich nicht wesentlich von der Therapie beim Befall anderer Organe und umfasst eine Kombinationstherapie mit Tuberkulostatika wie Isoniazid, Rifampicin, Pyrazinamid und/oder Ethambutol.

1.1.2 Virusinfektionen

1.1.2.1 Exanthematische Viruserkrankungen

Die exanthematischen Viruserkrankungen Masern, Röteln, Ringelröteln und das Dreitagefieber sowie die Feuchtblattern (Varicellen) sind hochansteckend und treten daher üblicherweise bereits im Kindesalter auf. Nach durchgemachter Infektion besteht lebenslange Immunität.

► *Masern (Morbilli)*

Erreger ist das Masernvirus, ein RNA-Virus aus der Familie der Paramyxoviren. Die Übertragung erfolgt durch Tröpfcheninfektion mit nahezu 100%iger Kontagiosität. Nach 14-tägiger Inkubationszeit, gefolgt von Prodromi (Fieber, Rhinitis, Konjunktivitis und Husten), beginnt im Gesicht ein rasch konfluierendes, makulopapulöses Exanthem, das sich auf Rumpf und Extremitäten ausbreitet und nach einer Woche unter feiner Schuppung abheilt. An der Wangenschleimhaut finden sich 2 Tage vor Auftreten des Exanthems multiple, stecknadelkopfgroße Flecken mit weißem Zentrum (Koplik-Flecken), typischerweise gegenüber dem 2. Molaren. Komplikationen mit hoher Mortalität sind schwere, hämorrhagische Krankheitsverläufe (schwarze Masern) und die Masernenzephalitis. Weiters können eine Masern-Pneumonie, eine thrombozytopenische Purpura und bakterielle Superinfektionen auftreten. Die Diagnose wird anhand des klinischen Bildes gestellt, der Erregernachweis ist serologisch durch den Nachweis spezifischer IgM-Antikörper möglich. Die Therapie erfolgt symptomatisch; die Prävention mit einer attenuierten Lebendvakzine als Kombinationsimpfstoff (Masern-Mumps-Röteln-Impfung). Masern gehört in Österreich zu den meldepflichtigen Infektionserkrankungen.

► *Röteln (Rubeolen)*

Erreger ist ein Togavirus (RNA-Virus). Die Übertragung erfolgt durch Tröpfcheninfektion mit einer Kontagiosität von 50%. Die Inkubationszeit beträgt 2–3 Wochen, gefolgt von Prodromi (Fieber, Rhinitis, Konjunktivitis und Husten). Das diskrete, hellrote, makulöse, nicht-konfluierende Exanthem beginnt im Gesicht mit zentrifugaler Ausbreitung. Begleitend treten Splenomegalie und Arthralgien auf. Seltene Komplikationen sind eine Enzephalitis und thrombozytopenische Purpura. Gefürchtet ist die Rötelnembryopathie, die zu Schäden am Herzen, den Augen, dem ZNS und den Knochen des Fetus führt und mit einer Häufigkeit von 50% bei Rötelninfektion der Mutter im ersten Trimenon auftritt. Die Prävention erfolgt mit einer attenuierten Lebendvakzine.

► *Ringelröteln (Erythema infectiosum)*

Erreger ist das Parvovirus B19, ein DNA-Virus, das durch Tröpfcheninfektion übertragen wird und epidemisch im Frühling auftritt. Die Inkubationszeit beträgt 4–14 Tage, gefolgt von einem Prodromalstadium mit Fieber und Arthralgien. Das Exanthem beginnt im Gesicht mit dunkelroten, rasch konfluierenden Knötchen an den Wangen („Ohrfeigengesicht"), gefolgt von typischen papulourtikariellen, ringförmigen Läsionen an Oberarmen und Oberschenkeln, die 1–3 Wochen bestehen können. Antikörper gegen Parvovirus B19 können serologisch nachgewiesen werden. Die Therapie erfolgt symptomatisch. Es existiert keine Impfung.

► *Dreitagefieber (Exanthema subitum, Roseola infantum)*

Erreger sind die humanen Herpesviren 6 und 7. Die Inkubationszeit beträgt 2 Wochen, gefolgt von hohem, 3-tägigem Fieber. Danach tritt ein erythematöses, kleinmakulöses Exanthem auf, das nach 2 Tagen spontan abheilt.

1.1.2.2 Viruserkrankungen mit ausgedehntem Schleimhautbefall

► *Hand-Fuß-Mund-Krankheit und Herpangina*

Hand-Fuß-Mund-Krankheit und Herpangina sind durch Coxsackieviren bzw. Enteroviren (Enterovirus 71) verursachte Viruserkrankungen, die zu schmerzhaften Erosionen und Ulzera an der Mundschleimhaut führen. Beide Erkrankungen betreffen in erster Linie Kinder. Nach einer Inkubationszeit von 3–7 Tagen und einer unspezifischen Prodromalphase entwickeln sich in beiden Fällen stecknadelkopfgroße, kurzlebige Bläschen an der Mundschleimhaut. Die Bläschen platzen schnell und hinterlassen schmerzhafte Erosionen und Aphthen. Im Allgemeinen lässt sich sagen, dass sich blasenbildende Erkrankungen aller Art, sei es nun eine Virusinfektion wie in diesem Fall oder Autoimmunkrankheiten wie der Pemphigus vulgaris, aufgrund des dünnen Schleimhautepithels (fehlende Hornschicht!) an der Mundschleimhaut nahezu immer in Form von Ulzera oder Erosionen und nicht als intakte Bläschen oder Blasen manifestieren. Im Gegensatz zu Herpangina, bei der die Veränderungen auf die Mundschleimhaut beschränkt bleiben, kommt es bei der Hand-Fuß-Mund-Krankheit durch Dissemination zu analogen Veränderungen an den Akren. Die akralen Bläschen sind langlebiger, haben typischerweise eine längliche Form und ein weißgraues Blasendach sowie einen entzündlichen, roten Randsaum. Nach dem Platzen der Bläschen entstehen mit Krusten bedeckte Erosionen bzw. Ulzerationen. Wie bei den meisten Viruserkrankungen ist die Therapie der Hand-Fuß-Mund-Krankheit und der Herpangina rein symptomatisch.

1.1.2.3 Humane Herpesviren

► *Herpes-simplex-Virus Typ 1 und Typ 2*

Infektionen mit Herpes-simplex-Virus (HSV) Typ 1 und Typ 2 sind weltweit verbreitet und führen sehr häufig zu Haut- und Schleimhautmanifestationen. Die beiden Serotypen unterscheiden sich nur geringfügig. HSV-2 ruft eher genitale Infektionen hervor (Herpes genitalis). Die Hautmanifestationen einer HSV-2-Infektion gelten daher als sexuell übertragbare Erkrankungen. HSV-1 ist hauptsächlich für extragenitale Manifestationen verantwortlich, in erster Linie für den rezidivierenden Herpes labialis. Beiden Serotypen gemeinsam sind die Neurotropie und die Neigung zur Latenz mit anschließender Reaktivierung. Nach Erstinfektion wandern die Viren entlang der sensiblen Hautnerven zu den lokalen Ganglien (z.B. Ganglion Gasseri oder Spinalganglien) und verbleiben dort ohne sich zu vermehren (Latenzperiode). Getriggert durch exogene oder endogene Faktoren kommt es durch ein transientes Absinken der Immunitätslage zur Reaktivierung der Virussynthese.

Die Erstansteckung erfolgt durch direkten Kontakt (Schmierinfektion), im Falle von HSV-2 am häufigsten durch Geschlechtsverkehr. Die Durchseuchung mit HSV-1 ist bereits bei Kindern relativ hoch, während die Ansteckungsrate mit HSV-2 naturgemäß erst ab der Pubertät ansteigt. Die Erstinfektion kann stumm (ohne Symptome) oder äußerst heftig verlaufen. Die Gingivostomatitis herpetica durch Infektion mit HSV-1 ist eine schwere Form der Erstmanifestation, die meistens bei Kindern beobachtet wird. Dabei kommt es begleitet von Fieber, Lymphadenitis und einem allgemeinen Krankheitsgefühl zum Auftreten multipler, schmerzhafter Erosionen der Mundschleimhaut und des Pharynx. Überhaupt ist zu beachten, dass bei Herpesinfektionen der Schleimhäute nicht Bläschen, sondern Ulcera und Erosionen im Vordergrund stehen. Analog zum Befall der Mundschleimhaut präsentiert sich eine schwere genitale Erstinfektion mit HSV-2 bei jungen Frauen als herpetische Vulvovaginitis. Männer sind deutlich weniger häufig von schweren genitalen Erstmanifestationen betroffen. Eine besondere Variante einer Erstinfektion mit HSV-1 stellt das Ekzema herpeticatum dar. Hierbei handelt es sich um eine herpetische Superinfektion einer atopischen Dermatitis. Im Bereich der ekzematös veränderten Haut des Patienten mit atopischer Dermatitis kommt es zum Auftreten multipler Bläschen, die bald platzen und kleine, wie ausgestanzt wirkende Ulzera hinterlassen. Typisch ist die bakterielle Superinfektion dieser Ulzera mit Staphylokokkus aureus, die sich in Form von honiggelben Krusten manifestiert.

Wie bereits erwähnt tritt nach Abheilung der Erstinfektion eine Phase der Latenz ein, die durch eine Reaktivierung der Infektion unterbrochen werden kann. Das führt zum chronisch rezidivierenden Herpes simplex. Dieser tritt nach Erstinfektion der Mundschleimhaut meist an der Lippe oder an der Wange auf (chronisch rezidivierende Erosionen der Mundschleimhaut sollten eher an andere Differentialdiagnosen wie z.B. rezidivierende Aphthen denken lassen). Bei genitaler Erstinfektion findet sich das Rezidiv in der Regel im Glutealbereich. Die Anzahl der Schübe ist individuell sehr verschieden. In schweren Fällen treten mehreren Episoden pro Monat auf. Der chronisch rezidivierende Herpes simplex beginnt mit einer erythematösen Plaque auf der sich innerhalb von Stunden bis Tagen gruppierte Bläschen bilden, die nach einiger Zeit platzen und mit Serokrusten bedeckte Erosionen hinterlassen. Die Abheilung erfolgt meist innerhalb von 7–10 Tagen. Bei immundefizienten Patienten kann es zu vegetierenden Formen kommen, die durch eine fehlende Abheilung und tiefe Ulcera und Nekrosen charakterisiert sind.

Bei allen Formen der Herpesinfektion kann die Diagnose aufgrund des typischen Bildes meist klinisch gestellt werden. Bestehen dennoch Zweifel oder ist die differentialdiagnostische Abgrenzung zu anderen Erkrankungen schwierig, ist der Tzanck-Test ein schnelles und probates Mittel um die Diagnose zu bestätigen. Ansonsten stehen zur Diagnosesicherung der direkte Nachweis mittels PCR-Untersuchungen oder die Elektronenmikroskopie zur Verfügung. Histopathologisch finden sich in erster Linie ballonierte Keratinozyten, die mitunter zu (diagnostischen) mehrkernigen Riesenzellen verschmelzen.

Die Therapie schwerer Erstinfektionen sowie schwerer Rezidive erfolgt durch eine systemische Gabe von Acyclovir (oder einem Analogon) sowie eine symptomatische Lokaltherapie. Bei leichten Rezidiven kann man auch mit einer symptomatischen Lokaltherapie das Auslangen finden. Bei häufigen Schüben (mehrmals monatlich) ist eine Dauerprophylaxe mit Acyclovir per os in einer niedrigen Dosierung möglich.

► *Varicella-zoster-Virus*

Das Varicella-zoster-Virus (VZV) besitzt viele Ähnlichkeiten mit HSV. Wie bei HSV-Infektionen besteht nach Erstinfektion eine Phase der Latenz, die bei VZV mitunter Jahrzehnte andauern kann. Die Reaktivierung geht wie bei HSV von den sensiblen Ganglien aus.

Die Erstmanifestation einer Infektion mit VZV sind die Varicellen (Feuchtblattern, Windpocken). Auf Grund der hohen Kontagiosität von VZV (Tröpfcheninfektion) erfolgt die Ansteckung in der Regel bereits im Kindesalter. Nach einer Inkubationszeit von 2–3 Wochen entwickelt sich, begleitet von meist milden Allgemeinsymptomen, ein generalisiertes, vesikulöses Exanthem. Die disseminierten, juckenden Einzeleffloreszenzen sind sehr charakteristisch. Auf einem Erythem, das sich zentral zu einer Papel erhebt, finden sich mit klarer Flüssigkeit gefüllte, kleine Bläschen. Das Exanthem beginnt meist im Gesicht und breitet sich über das gesamte Integument aus. Auch die Schleimhäute sind befallen. Milde Verläufe mit einigen wenigen Effloreszenzen kommen vor. Das Exanthem ist Ausdruck einer Virämie. Nach 7–10 Tagen trocknen die Bläschen ein, verkrusten und heilen in der Regel narbenlos ab.

Bei immunkompetenten Kindern verläuft die Erkrankung meist komplikationslos. Bakterielle Superinfektionen der Hautherde kommen gelegentlich vor. Treten Varicellen bei Erwachsenen oder bei Immundefizienten auf, kann es zu schwerwiegenden Komplikationen kommen. In erster Linie ist hier die Varicellenpneumonie zu nennen, seltener kommt es zum Befall des ZNS (Enzephalitis). Die Letalität bei Erwachsenen liegt unbehandelt bei 10%.

Nach Abheilung der Varicellen besteht eine durch Antikörper vermittelte (serologisch nachweisbare) lebenslange Immunität, das heißt, weitere virämische Verläufe bleiben aus. Wie bereits erwähnt, zieht sich das Virus nach der Erstinfektion in die sensiblen Spinalganglien zurück und es kann nach Jahren durch Reaktivierung zu einer lokal begrenzten Zweitmanifestation, dem Herpes zoster, kommen. Varicellen in der Frühschwangerschaft führen entweder zum Abort oder zu schweren Missbildungen der Haut, des ZNS oder der Gliedmaßen. Diese Missbildungen sind meist bedingt durch einen intrauterinen Herpes zoster des Fötus. Varicellen der Mutter um den Geburtstermin können zu einer schwerwiegenden Infektion des Neugeborenen mit hoher Mortalität führen. Bei Herpes zoster der Mutter um den Geburtstermin ist das Neugeborene durch diaplazentar übertragene, maternale Antikörper geschützt.

Komplikationslose Verläufe bei Kindern werden symptomatisch therapiert (Lokaltherapie). Bei Erwachsenen oder Immundefizienten wird möglichst früh nach Auftreten der Bläschen eine Therapie mit Acyclovir (oder einem Analogon) systemisch begonnen. Ein VZV-Impfstoff ist erhältlich, sein Wert aber umstritten.

Der Herpes zoster (Gürtelrose) ist die Zweitmanifestation einer VZV-Infektion, die durch Reaktivierung der Virussynthese in den Spinalganglien ausgelöst wird. Grund für die Reaktivierung ist ein Absinken der Immunitätslage durch exogene oder endogene Faktoren, manchmal auch nur altersbedingt. Die Reaktivierung der Virussynthese führt nur zu einer lokal begrenzten Infektion, die auf das Versorgungsgebiet des sensiblen Ganglions beschränkt bleibt. Nur in seltenen Fällen, bei schwerer Immundefizienz, kann es zu einer neuerlichen (relevanten) Virämie kommen, die analog zur Erstmanifestation, den Varicellen, zu einer Generalisation führt (generalisierter Herpes zoster). In der Regel hat man im Leben nur eine Episode eines Herpes zoster.

Das klinische Bild wird geprägt durch die Verteilung der Effloreszenzen innerhalb eines Versorgungsgebietes eines sensiblen Ganglions (= Dermatom). Die Ausbreitung auf der Haut ist daher streng halbseitig. Mitunter klagen die Patienten bereits einige Tage vor Auftreten der Hauterscheinungen über neuralgiforme Schmerzen. Danach erscheinen im Bereich des Dermatoms erythematöse Plaques, auf denen recht bald gruppierte Bläschen entstehen (nur bei einer Ausbreitung der Viren entlang der sensiblen Nerven kommt es zu gruppierten Effloreszenzen, bei einer Virämie treten disseminierte, einzeln stehende Effloreszenzen auf). In seltenen Fällen können die Bläschen völlig fehlen. Im Laufe der Zeit trocknen die Bläschen ein, es bilden sich Serokrusten (in manchen Fällen auch hämorrhagische Krusten) und die Läsionen heilen bei guter Immunitätslage nach ca. 14 Tagen ab. Bei schlechter Immunitätslage kann es auch zu nekrotisierenden Herden mit schlechter Abheilungstendenz oder gar zu einer neuerlichen Virämie mit Beteiligung innerer Organe kommen. Ein Herpes zoster im Bereich des 1. Trigeminusastes (Zoster ophthalmicus) kann zu schwerer Augenbeteiligung mit Konjunktivitis und Keratitis führen. Manchmal kommt es auch zum Befall motorischer Nerven (Facialisparese!). Ein Herpes zoster ist nahezu immer von Schmerzen begleitet. Eine Spätkomplikation ist die postzosterische Neuralgie, bei der es einige Wochen nach Abheilung zu quälenden Schmerzen im Bereich des ehemals befallenen Dermatoms kommt. Die postzosterische Neuralgie tritt häufiger bei älteren Patienten auf.

Die Therapie eines Herpes zoster besteht in der systemischen Verabreichung von Acyclovir oder eines Analogons. Die Therapie sollte möglichst frühzeitig erfolgen. Der Einsatz von systemischen Steroiden bei älteren Patienten zur Prävention einer postzosterischen Neuralgie ist umstritten. Eine adäquate Schmerztherapie ist unumgänglich. Die Lokaltherapie rückt immer mehr in den Hintergrund und beschränkt sich auf die Vermeidung einer bakteriellen Superinfektion. Watteverbände zur Abschirmung von Kälte und Zugluft sind von zweifelhaftem Wert.

► *Infektionen mit anderen Herpes-Viren*

Die Erstinfektion mit dem Epstein-Barr-Virus führt zur Mononukleose. Die Mononukleose ist klinisch gekennzeichnet durch Fieber, Pharyngitis und Tonsillitis, zervikale Lymphknotenschwellung und Hepatosplenomegalie. Exantheme sind selten. Relevant ist das Ampicillinexanthem bei der Mononukleose. Nach Verabreichung von Ampicillin (wird meist aufgrund der Tonsillitis verschrieben, in der Annahme, es handle sich um eine bakterielle Infektion) tritt ein generalisiertes, makulo-papulöses Arzneimittelexanthem auf. Der Grund für das Auftreten des Ampicillinexanthems im Rahmen der Mononukleose ist unbekannt, es liegt jedenfalls keine Allergie gegen Penicilline vor.

Das Cytomegalie-Virus (CMV) führt bei Immundefizienten (besonders häufig nach Organtransplantationen) vor allem zu internistischen Erkrankungen (z.B. Pneumonie, Hepatitis). Gelegentlich kann es an der Haut (besonders im Bereich der Anogenitalschleimhaut) zu schmerzhaften, vegetierenden Ulzera kommen.

HHV-6 ist der Erreger des Exanthema subitum. HHV-7 wurde mit verschiedenen Hautkrankheiten, u.a. mit der Pityriasis rosea in Zusammenhang gebracht, ein Beweis dafür ist bis jetzt jedoch nicht gelungen. HHV-8 verursacht eine angioproliferative Erkrankung, das Kaposi-Sarkom (siehe Kapitel Neoplasien).

1.1.2.4 Andere virale Infektionen

► *Molluscum contagiosum*

Mollusca contagiosa (Dellwarzen) werden durch ein Poxvirus hervorgerufen. Betroffen sind in erster Linie (aber nicht ausschließlich) Kinder und junge Erwachsene. Am Infektionsort erscheinen meist multiple kleine, zentral eingesunkene (gedellte), hautfarbene Papeln. Die zentrale Delle beinhaltet eine Ansammlung von virusbefallenen Keratinozyten (Molluscumkörperchen), die sich auf Druck mit den Fingern breiartig entleert. Mollusca bilden sich nach einiger Zeit spontan zurück. In manchen Fällen kann es jedoch angezeigt sein, die Mollusca durch Excochleation (Abkratzen mit einem scharfen Löffel) zu entfernen.

► *Humane Papillomaviren*

Humane Papillomaviren (HPV) sind die Erreger von Haut- und Schleimhautwarzen. Viruswarzen sind benigne Hyperplasien der Epidermis, die sich nach abgelaufener Infektion wieder vollständig zurückbilden. Die Infektion kann jedoch unter Umständen jahrelang persistieren. Die meisten durch HPV hervorgerufenen Viruswarzen sind selbstlimitierende, harmlose Veränderungen. Wichtig ist jedoch, dass manche HP-Viren vor allem im Bereich der Schleimhäute nicht nur zu einer Hyperplasie des Epithels, sondern in weiterer Folge auch zu einer Dysplasie und zu einem Karzinom führen können. HP-Viren, die am ehesten zu einer solchen malignen Transformation befähigt sind, nennt man Hochrisikoviren (siehe Kapitel STD).

Die häufigste klinische Erscheinungsform der Viruswarzen an der Haut sind Verrucae vulgares. Sie finden sich gehäuft an den Fingerstreckseiten von Kindern und Jugendlichen und imponieren klinisch als verruköse, hautfarbene Papeln, die solitär oder multipel auftreten können. Die Ansteckung erfolgt durch abgeschilferte, virustragende Hornschuppen. Histopathologisch sieht man eine Hyperkeratose und Akanthose.

Ebenfalls häufig sind plantare Viruswarzen (Verrucae plantares), die aufgrund des Drucks an der Fußsohle nicht exophytisch, sondern endophytisch wachsen und durch den harten, nach innen gerichteten, hyperkeratotischen Sporn beim Auftreten äußerst schmerzhaft sein können. Eine wichtige Differentialdiagnose von plantaren Warzen ist der Clavus, der eher bei älteren Personen auftritt, und durch Druckstellen bedingt ist.

Verrucae planae juveniles sind seltenere klinische Erscheinungsform einer HPV-Infektion der Haut. Es handelt sich um flache hautfarbene Papeln, die nahezu immer multipel auftreten. Bevorzugte Lokalisationen sind das Gesicht und die Hände.

Die Therapie der genannten Viruswarzen ist in der Regel zurückhaltend konservativ, da es sich um benigne Hyperplasien handelt, die sich spontan zurückbilden. Das Abhobeln der hyperkeratotischen Hornschicht mit anschließendem Auftragen einer keratolytischen Tinktur (Warzentinktur) kann die Abheilung beschleunigen. Invasive Maßnahmen (Kryotherapie, chirurgische Therapie) sind in der Regel nicht indiziert und haben eine relativ hohe Rezidivrate.

Genitale Viruswarzen (Kondylome) werden zu den sexuell übertragbaren Erkrankungen gerechnet (siehe dort).

1.1.3 Pilzerkrankungen der Haut

Es gibt eine Vielzahl humanpathogener Pilze. Einige sind obligat humanpathogen, andere führen nur unter günstigen Bedingungen zu einer manifesten Erkrankung (opportunistische Infektion). In diesem Überblickslehrbuch werden nur die häufigsten Pilzerkrankungen der Haut dargestellt, soweit sie für unsere Breiten relevant sind. Die Einteilung der Pilzinfektionen der Haut kann nach Art des Erregers oder anhand der Lokalisation erfolgen. Die häufigsten Pilzerkrankungen in Mitteleuropa werden entweder durch Dermatophyten oder durch Sprosspilze hervorgerufen. Andere Pilzerkrankungen sind selten.

1.1.3.1 Dermatophyten

Dermatophyten sind keratinophile Fadenpilze. Keratin dient ihnen als Nahrung. Dementsprechend befallen sie die Hornschicht der Haut, die Haare oder die Nägel. Man unterteilt sie in 3 Gattungen: Trichophyton, Epidermophyton und Mikrosporum. Das natürliche Reservoir der Dermatophyten ist das Erdreich oder Menschen und Tiere (Haustiere!)

Bei Befall der Hornschicht der Haut spricht man von Epidermomykose, bei Befall der Haare von Trichomykose, bei Befall der Nägel von Onychomykose. Tinea ist ein Sammelbegriff für alle Infektionen durch Dermatophyten.

Das klinische Bild der Epidermomykose wird geprägt durch erythematöse, schuppende, randbetonte Plaques, die meist multipel auftreten. Besonders häufig sind die Leistenregion und die Innenseiten der Oberschenkel betroffen (Tinea cruris). Bei Befall der Handflächen spricht man von Tinea manus, bei Befall der Fußsohlen von Tinea pedis, wobei in beiden Fällen meist die gesamte Handfläche bzw. Fußsohle befallen ist und vor allem die Schuppung, aber weniger die entzündliche Komponente im Vordergrund steht. Ebenfalls häufig ist ein Befall der Zwischenzehenräume (Interdigitalmykose), wobei es hier oft zu Mazerationen und Erosionen kommt, die nicht selten als Eintrittspforten für ein Erysipel der unteren Extremität dienen.

Trichomykosen können an allen behaarten Regionen auftreten und sind nicht auf Regionen mit Terminalbehaarung beschränkt. Infolge des Befalls des Haarfollikels und der Haare kommt es zum Auftreten follikulärer Papeln und Pusteln sowie zum (reversiblen) Haarausfall. In Regionen mit Terminalbehaarung kann es durch die weit in die retikuläre Dermis bzw. Subkutis ragenden Haarfollikel zu tiefen Infektionen mit ausgeprägter entzündlicher Komponente und Suppuration kommen (tiefe Trichomykose).

Onychomykosen finden sich bevorzugt an den Zehennägeln, seltener an den Fingernägeln, und sind außerordentlich häufig. Das im Vergleich zu den Fingernägeln langsamere Wachstum ist der Grund für den bevorzugten Befall der Zehennägel. Die häufigste Form der Onychomykose beginnt am distalen Nagelrand und schreitet sehr langsam nach proximal fort. Der Nagel verliert seine Durchsichtigkeit und wird weißlich-gelb, wobei die Unterseite des Nagels von einem weißen, bröckeligen Material erfüllt ist. Im Laufe der Erkrankung kann es zu einer mächtigen Verdickung des Nagels kommen. Die wichtigste Differentialdiagnose ist die Nagelpsoriasis.

Bei allen genannten Manifestationen erfolgt die Diagnose mittels Pilzbefund (KOH-Untersuchung, siehe allgemeiner Teil). Die Therapie der Epidermomykose und der oberflächlichen Trichomykose kann in leichten Fällen lokal erfolgen. Alle anderen genannten Manifestationen bedürfen einer systemischen Therapie. Gängige Antimykotika sind die Azole (Ketokonazol, Flukonazol, Mikonazol).

1.1.3.2 Sprosspilze

Die wichtigsten Vertreter humanpathogener Sprosspilze sind Candida albicans und Mallasezia furfur (wird auch als Pityrosporum ovale bzw. orbiculare bezeichnet). Beide Pilze sind Teil der normalen Flora der Haut (Mallasezia furfur) bzw. der Schleimhäute (Candida albicans) und können nur unter besonderen Umständen Erkrankungen hervorrufen.

► *Malassezia furfur*

Die Besiedelung der Haut mit Malassezia furfur beginnt kurz nach der Geburt und ist meist nach 3–6 Monaten abgeschlossen. Möglicherweise ist die neonatale Akne (zumindest in manchen Fällen) mit dieser Besiedelung assoziiert. Nach der Besiedelung findet sich die höchste Dichte an Erregern im Bereich der seborrhoischen Areale (vor allem Capillitium). Unter günstigen Bedingungen (erhöhte Schweißneigung) kommt es zu einer vermehrten Proliferation auch abseits der seborrhoischen Areale und parasitären Besiedelung der Haarfollikel, was einerseits zu einer Follikulitis führt (Pityrosporum-Follikulitis), andererseits durch Befall der Hornschicht zur Pityriasis versicolor. Diese Erkrankung tritt vorwiegend am Stamm auf und betrifft in erster Linie Männer (höhere Dichte der Besiedelung im Bereich der seborrhoi-

Spaghetti & meatballs

schen Areale). Es finden sich multiple, kreisrunde, teilweise konfluierende, hyperpigmentierte, hellbraune bis rotbraune Flecken mit einer diskreten Schuppung. Die Veränderungen sind meist symptomlos. Nach UV-Bestrahlung wechselt der Farbcharakter der Herde im Vergleich zur umgebenden Haut. Die Herde erscheinen nun im Vergleich zur unbefallenen Haut der Umgebung hypopigmentiert, sodass eine Art Negativbild entsteht. Der Name Pityriasis versicolor leitet sich von diesem charakteristischen Farbumschlag ab. Grund dafür ist möglicherweise eine direkte toxische Wirkung auf die Melanozyten. Eine Lokaltherapie mit ketokonazolhältigen Shampoos oder Cremen ist in den meisten Fällen ausreichend. Die Rezidivrate ist jedoch hoch.

► *Candida albicans*

Die Gattung Candida umfasst eine große Anzahl an Spezies, wobei Candida albicans der wichtigste Vertreter ist. Candida albicans ist ein Kommensale der Schleimhäute und führt nur unter besonderen Bedingungen zu einer Infektion.

Die häufigste Manifestation an der Haut ist die intertriginöse Candidamykose, die bevorzugt bei adipösen Patienten auftritt. Durch Okklusion gefördert, entsteht in den intertriginösen Arealen (submammär, Achsel- und Leistenfalte) ein für Candida albicans günstiges, feuchtwarmes Klima. Die Erkrankung beginnt mit Pusteln, die relativ rasch zu großflächigen, erosiv-nässenden Herden konfluieren. Etwas abseits der großflächigen Herde finden sich meist noch einige einzeln stehende Pusteln. Ein ähnliches, durch Okklusion begünstigtes Klima herrscht auch im Windelbereich bei Säuglingen und führt zur Windeldermatitis. Daneben kann Candida albicans, wie die Dermatophyten, sowohl eine Interdigitalmykose als auch eine Onychomykose hervorrufen.

Candidainfektionen der Schleimhäute sind außerordentlich häufig. Die orale Candidamykose (Mundsoor) tritt meist in Form von weißlichen, abstreifbaren Belägen an Wangen und Gaumen auf. Die Candida-Vulvovaginitis bei Frauen ist begleitet von genitalem Fluor, Rötung und Juckreiz. Bei Männern manifestiert sich die genitale Candidainfektion in der Regel als Balanitis, die durch Rötung, Schuppung, in seltenen Fällen auch Pusteln an der Glans penis charakterisiert ist.

Der Nachweis von Candida albicans erfolgt mittels nativen Pilzbefunds (KOH-Untersuchung) oder durch eine Pilzkultur. Die Therapie kann in milden Fällen lokal erfolgen, in ausgedehnten Fällen systemisch (in erster Linie durch Flukonazol).

1.2 Erkrankungen durch Spinnentiere und Insekten

1.2.1 Skabies

Skabies wird von dem zu den Spinnentieren zählenden Ektoparasiten Sarcoptes hominis (Krätzmilbe) hervorgerufen. Die Erkrankung ist häufig, wird oft übersehen, hat einen chronischen Verlauf und neigt auch nach Behandlung zu Rezidiven. Die relativ hohe Rezidivrate ist zum einen durch eine unsachgemäße Behandlung, zum anderen durch exogene Reinfestation bedingt. Die Ansteckung erfolgt durch engen körperlichen Kontakt. Meist sind mehrere in einem Haushalt lebende Personen gleichzeitig betroffen.

Die weibliche Milbe lebt in der Hornschicht, in die sie zur Eiablage Tunnel (Milbengänge) gräbt. Die charakteristischen Milbengänge sind als kurze, einige Millimeter lange Striche an der Hautoberfläche sichtbar. Am gewundenen Ende des Ganges findet sich eine kleine Papel (Milbenhügel), unter der die Milbe sitzt. Daneben finden sich meist heftig juckende, aufgekratzte Papeln und Knoten, die mitunter mit Schuppen und Krusten bedeckt sind. Prädilektionsstellen sind die Interdigitalregion der Finger, perimammilär, die Nabelregion und die Genitalregion. Bei sehr ausgedehntem Befall bei immundefizienten Patienten kann nahezu das gesamte Integument befallen sein und die krustösen Herde können mächtige Ausmaße erreichen (Skabies norvegica). Die Diagnose erfolgt durch Abschaben der Hornschicht im Bereich des Milbenhügels mit einem geeigneten Instrument und Nachweis der Milbe im Mikroskop. Eleganter ist die Diagnose mit dem Auflichtmikroskop (siehe Allgemeiner Teil).

Die Therapie der Wahl ist eine Lokaltherapie mit 5% Permethrin Creme. Die Creme wird über Nacht auf der Haut belassen und erst am nächsten Tag abgewaschen. Wichtig ist, dass sämtliche Mitbewohner (auch wenn keine Symptome einer Infestation vorliegen) mitbehandelt werden, da es sonst zu einem Rezidiv kommt. Der quälende Juckreiz kann auch nach erfolgreicher Behandlung für einige Zeit persistieren.

1.2.2 Pediculosis

Läuse sind wenige Millimeter große Ektoparasiten, die entweder direkt am Menschen (Kopfläuse, Filzläuse) oder in der Kleidung (Kleiderläuse) leben und sich durch Bisse von menschlichem Blut ernähren. Der Kopflausbefall (Pediculosis capitis) ist eine außerordentlich häufige, in Kindergärten und Schulen epidemisch auftretende Erkrankung. Die Ansteckung erfolgt durch direkte Übertragung erwachsener Tiere oder durch Übertragung der Eier (Nissen) über Vektoren (Kämme). In der Regel ist nur das Capillitium befallen. Die Bissstellen der Läuse erzeugen einen heftigen Juckreiz, welcher oft das erste und einzige Symptom ist. Durch Kratzen kann es, insbesondere in der Nackenregion, zu einem ekzematösen Bild kommen. Die Diagnose erfolgt durch den Nachweis lebender Läuse oder durch den Nachweis der an der Basis des Haarschafts klebenden Eier (Nissen). Im Unterschied zu Kopfschuppen lassen sich die Nissen nicht einfach abstreifen.

Der Befall mit Filzläusen (Pediculosis pubis) wird zu den sexuell übertragbaren Erkrankungen gezählt. Filzläuse treten in der Regel im Bereich der Schambehaarung auf, seltener in den Achseln, in der Bartregion oder in den Augenwimpern. Die bläulichen Bissstellen der Filzläuse (Taches bleues) sind besonders auffällig und sind oft die einzigen Zeichen einer Infestation.

Die Therapie der Kopfläuse und Filzläuse erfolgt am besten mit permethrinhältigen Lösungen oder Shampoos. Durch Permethrin werden auch die Nissen abgetötet. Insbesondere bei Kopfläusen sind mitunter, auch nach erfolgreicher Behandlung, noch tote Nissen nachweisbar, die an sich noch kein Beweis für ein Therapieversagen sind. Ein Auskämmen der Nissen ist ratsam. Kleidungsstücke und Bettwäsche sollten gereinigt bzw. gewaschen werden (wenn möglich bei höheren

Temperaturen). Im Gegensatz zu den Kleiderläusen, die als Vektoren von Infektionserkrankungen dienen können (z.B. Rückfallfieber, Rickettsiosen), werden durch Kopf- oder Filzläuse keine Infektionserkrankungen übertragen.

1.2.3 Stiche durch geflügelte Insekten

Stiche durch fliegende Insekten treten naturgemäß gehäuft in der warmen Jahreszeit auf. Stiche durch Stechmücken und Stechfliegen erzeugen juckende, urtikarielle Läsionen. Gelegentlich entstehen auch Blasen. In der Regel bilden sich die Läsionen nach kurzer Zeit spontan zurück.

Insektenstiche durch Bienen oder Wespen (Hautflügler, Hymenoptera) sind meist schmerzhaft und führen zu teils heftigen Lokalreaktionen mit Rötung, Schwellung und Juckreiz. Bei Stichen im Bereich der Mundschleimhaut kann die lokale Schwellung zu einer lebensbedrohlichen Verlegung der Atemwege führen. Neben einer allein durch die Toxinwirkung ausgelösten Lokalreaktion kann es nach vorangegangener Sensibilisierung auch zu einer IgE-vermittelten allergischen Reaktion vom Soforttyp (Typ-I-Reaktion) kommen. Diese allergische Reaktion reicht von einer Lokalreaktion über eine Urtikaria mit Angioödem bis zum anaphylaktischen Schock.

Lokalreaktionen können mit kalten Umschlägen und Steroidsalben behandelt werden. Allergische Reaktionen auf Bienen oder Wespenstiche mit Allgemeinsymptomen bedürfen einer großzügigeren Therapie mit systemischer Verabreichung von Antihistaminika und Steroiden. Die Maßnahmen beim anaphylaktischen Schock beinhalten außerdem die subkutane Gabe von Epinephrin und Volumensubstitution. Bei nachgewiesener Typ-I-Allergie gegen Bienen oder Wespengift kann eine Hyposensibilisierungsbehandlung erfolgen. Der Nachweis einer bestehenden Allergie stützt sich auf eine entsprechende Anamnese (heftige Reaktion auf einen Stich) und wird durch Prick- oder Intrakutantests sowie durch den serologischen Nachweis spezifischer Antikörper der IgE-Klasse untermauert.

1.2.4 Zecken

In Mitteleuropa sind Zeckenstiche häufig. Neben einer unspezifischen Lokalreaktion um die Zeckenstichstelle kann es auch zur Übertragung von Erregern kommen. In Mitteleuropa werden vor allem durch Zecken der Gattung Ixodes rizinus unter anderem die Frühsommermeningoenzephalitis (FSME), die Borreliose, Rickettsiosen und die humane granulozytäre Ehrlichiose übertragen. Die Entfernung einer Zecke erfolgt am besten mit einer sterilen Nadel, mit der man die Zecke von unten aushebelt.

1.3 Nicht-infektiöse entzündliche Erkrankungen

Jede Einteilung nicht-infektiöser entzündlicher Hauterkrankungen ist letztendlich unbefriedigend, obwohl eine logische und konsistente Einteilung das Verständnis und das Lernen erleichtern würde. Aber nach welchen Gesichtspunkten soll eine konsistente Einteilung erfolgen? Selbst in den großen Lehrbüchern wird einmal nach Ätiologie, dann wieder nach morphologischen Gesichtspunkten, dann anhand der Lokalisation oder nach Art des betroffenen Gewebes eingeteilt. Welche Einteilung ist die richtige? Die Antwort ist relativ einfach. Jede Form der Einteilung hat ihre Berechtigung, es kommt nur auf den Standpunkt an. Dem klinisch arbeitenden Dermatologen wird die Einteilung anhand der klinischen (mit dem freien Auge sichtbaren) Morphologie am nützlichsten sein, dem Dermatopathologen hingegen die Einteilung nach Art der mikroskopisch sichtbaren Morphologie. Der klinische Mediziner wird eine Einteilung anhand der Lokalisation nützlich finden, eine Einteilung nach ätiologischen oder pathogenetischen Gesichtspunkten hingegen weniger brauchbar. Für Studenten der Medizin, die sich in kurzer Zeit ein allgemeines Verständnis der Hautkrankheiten im Kontext mit dem gerade erworbenen Grundlagenwissen erwerben wollen, ist möglicherweise die Einteilung anhand der Ätiologie und der Pathogenese am besten geeignet. Diese Einteilung wurde hier gewählt. Sie ist jedoch nicht frei von Schwächen und (wie andere, ähnliche Einteilungen) an manchen Punkten hinterfragbar. Ein wesentlicher Nachteil ist, dass über die Ätiologie mancher Hauterkrankungen nach wie vor nur spekuliert werden kann. Dazu gehören so wichtige entzündliche Erkrankungen wie die Psoriasis oder die atopische Dermatitis.

Eine Neuerung dieser hier vorgenommenen Einteilung ist, dass unspezifische Reaktionsmuster der Haut, der Gefäße der Haut und der Subkutis in eine eigene Gruppe zusammengefasst werden. Das Wesen eines unspezifischen Reaktionsmusters ist, dass es zwar unterschiedlich heftig, dem Wesen nach aber immer ähnlich abläuft, und dass diese Reaktionsmuster durch unterschiedliche Noxen ausgelöst werden können, also nicht monokausal sind. Die zugrunde liegenden Noxen können manchmal (nicht immer) eruiert werden. Manche Reaktionsmuster treten als Symptome oder Komponenten von Erkrankungsentitäten auf. Eines von vielen Beispielen wäre das Auftreten eines Erythema nodosum im Rahmen einer Sarkoidose in Form des sogenannten Löfgren-Syndroms (bihiläre Lymphadenopathie, Polyarthritis und Erythema nodosum).

1.3.1 Ausgewählte Reaktionsmuster der Haut, der Gefäße der Haut und der Subkutis

1.3.1.1 Ekzem/Dermatitis

Die sogenannte Ekzemreaktion ist in erster Linie ein Reaktionsmuster der Epidermis. Es ist jenes Reaktionsmuster, das sich am ehesten einer Definition entzieht. Ausschlaggebend dafür ist, dass der von Ferdinand von Hebra im 19. Jahrhundert geprägte Begriff Ekzem niemals genau definiert wurde. Hebras oft zitierte Definition „Ein Ekzem ist das, was ausschaut wie ein Ekzem“, lässt vermuten, dass er diesen Begriff ausschließlich in einem klinisch-morphologischen Sinn verwendete. Diese launige Bemerkung, die am ehesten dazu geeignet ist, bohrenden Fragen von Studenten auszuweichen, ist jedoch als Definition unbrauchbar.

Wie bei vielen schlecht abgegrenzten Begriffen hat sich im Laufe der Zeit durch den Sprachgebrauch eine ganze Menge an Bedeutungen angesammelt, die in dem Begriff Ekzem zusammengefasst sind. Das Verwirrende ist, dass diese Komponenten des Begriffs Ekzem je nach Situation und Gebrauch unterschiedlich sein können, manchmal sogar in sich widersprüchlich. Der Begriff Ekzem im deutschen Sprachgebrauch umfasst am ehesten die Komponenten juckend, trocken, chronisch, schuppend, während der Begriff Dermatitis eher für die akute, mit Blasenbildung einhergehende Ausprägung der Ekzemreaktion verwendet wird. Im angloamerikanischen Sprachgebrauch wird diese Unterscheidung nicht gemacht und allgemein der Begriff Dermatitis vorgezogen. Von einem dermatopathologischen Standpunkt aus gesehen wird die Ekzemreaktion, zumindest im Akutstadium, durch eine Spongiose der Epidermis charakterisiert. Leider ist auch das kein gemeinsamer Nenner für alle Veränderungen, die klinisch als Ekzem oder Dermatitis bezeichnet werden.

Wenn man alle Komponenten des Begriffpaars Ekzem/Dermatitis kondensiert, dann ergibt sich am ehesten folgendes Bild: Die Ekzemreaktion ist ein Reaktionsmuster der Epidermis auf exogene Noxen. Dermatopathologisch steht die Spongiose der Epidermis im Vordergrund. Idealerweise (aber nicht immer) läuft die Reaktion stadienhaft ab. Die akute Form geht klinisch mit Rötung und Blasenbildung einher (intraepidermale, spongiotische Bläschen), bei chronischem Verlauf stehen schuppende, manchmal erosive, gerötete Papeln und Plaques im Vordergrund (dermatopathologisch findet sich neben der Spongiose, die in den Hintergrund tritt, eine akanthotische Verbreiterung der Epidermis mit Hyper- und Parakeratose). Die Bezeichnungen für die verschiedenen Ekzemformen sind leider nicht konsistent. Die Terminologie folgt einmal der Ätiologie (z.B. allergisches Kontaktekzem), dann der Morphologie (z.B. nummuläres Ekzem) oder der Lokalisation (z.B. Handekzem) oder fußt gar auf historischen Irrtümern (dyshidrotisches Ekzem). All das ist für das Verständnis nicht gerade förderlich.

► *Allergisches Kontaktekzem/Allergische Kontaktdermatitis*

Das allergische Kontaktekzem ist der Idealtyp der Ekzemreaktion. Wie bereits im allgemeinen Teil dargestellt, kann es bei Kontakt mit einem Allergen zu einer Kontaktsensibilisierung und nachfolgend zu einer zellvermittelten Typ-IV-Reaktion kommen, die sich klinisch als allergisches Kontaktekzem äußert. Zu Wiederholungszwecken sei die pathophysiologische Reaktionskette hier noch einmal kurz skizziert: Bei Erstkontakt mit einem Allergen wird dieses durch antigenpräsentierende Zellen der Haut aufgenommen → Diese wandern in die regionalen Lymphknoten aus und präsentieren dort ihr prozessiertes Allergen an naive T-Lymphozyten → Finden sich T-Lymphozyten mit einem passenden T-Zell-Rezeptor, so kommt es zur Stimulation und Proliferation dieser T-Zellen und zur Differenzierung in Richtung Th1-Zelle → Th1-Memory-Zellen zirkulieren im Blut und wandern in die Haut aus → Wird ihnen dort wieder das passende Antigen präsentiert, leiten sie gemeinsam mit antigenpräsentierenden Zellen durch Zytokinausschüttung eine Entzündungsreaktion ein, die innerhalb von 12–48 Stunden zum allergischen Kontaktekzem führt.

Viele bekannte Kontaktallergene sind Haptene. Das sind kleine Moleküle, die, um als Allergene eine Immunantwort auslösen zu können, an ein höhermolekulares Trägerprotein binden müssen. Zu den häufigsten Kontaktallergenen zählen Metalle (Nickel, Kobalt, Quecksilber), Farbstoffe, Duftstoffe, Konservierungsmittel, Salbengrundlagen, Perubalsam, Antibiotika (Neomycin) und Pflanzeninhaltsstoffe.

Die allergische Kontaktdermatitis beginnt klinisch mit einer Rötung (Weitstellung der Gefäße). Anschließend entstehen im geröteten Areal Bläschen (intraepidermale, spongiotische Bläschen), die nach einiger Zeit platzen und Erosionen hinterlassen. Dieses Geschehen ist von Juckreiz begleitet. Typischerweise finden sich im Unterschied zum toxischen Kontaktekzem, das auf die Kontaktstelle beschränkt ist, Streuherde in der Umgebung. Ist die Reaktion weniger heftig, so können Bläschen überhaupt fehlen (die Spongiose der Epidermis ist so mild, dass keine Bläschen entstehen). Bei lang dauerndem oder periodisch wiederkehrendem Kontakt tritt die Spongiose ebenfalls in den Hintergrund. Es überwiegt die Akanthose der Epidermis, die mit einer Hyper- und Parakeratose einhergeht (ein Reaktionsmuster der Epidermis auf chronisch einwirkende exogene Reize). Beim chronischen Kontaktekzem finden sich dementsprechend klinisch Papeln und Plaques mit Schuppung, gelegentlich auch Erosionen mit Serokrusten und Kratzeffekte. Eine spezielle Variante des allergischen Kontaktekzems stellt das photoallergische Ekzem dar, bei dem es getriggert durch UV-Bestrahlung des Kontaktareals zur Ekzemreaktion kommt.

Die Diagnose erfolgt aufgrund des klinischen Bildes und der Anamnese. Mit Hilfe der Epikutantestung (siehe Allgemeiner Teil) kann in vielen Fällen das verantwortliche Kontaktallergen identifiziert werden. Bei Verdacht auf eine photoallergische Reaktion wird eine Variante des Epikutantests, der Photopatchtest, verwendet.

Die Therapie des Kontaktekzems ist natürlich in erster Linie die Meidung des Allergens. Im Akutstadium lindern cortisonhältige Cremen und Salben die Symptome.

► *Toxisches Kontaktekzem/Toxische Kontaktdermatitis*

Beim toxischen Kontaktekzem wird die Ekzemreaktion nicht durch immunologische Mechanismen ausgelöst, sondern ist Folge einer direkten irritativ-toxischen Wirkung einer Substanz (meist Säuren, Laugen, Lösungsmittel, Pflanzeninhaltsstoffe). Die Reaktion bleibt streng auf das Kontaktareal beschränkt. Streuherde kommen nicht vor. Wie bei der allergischen Reaktion ist die akute Form der toxischen Kontaktdermatitis durch Rötung und Blasenbildung gekennzeichnet. Bei schweren Lokalreaktionen nach Kontakt mit ätzenden Säuren oder Laugen kann es auch zu tiefer liegenden Gewebsnekrosen kommen, die über die Epidermis hinausgehen. In diesem Fall spricht man nicht mehr von einer toxischen Kontaktdermatitis, sondern von einer Verätzung.

Die chronische Form des toxisch-irritativen Kontaktekzems zeigt klinisch ebenfalls ein ähnliches Bild wie das chronische allergische Kontaktekzem und tritt typischerweise an den Händen auf. Langdauernder Kontakt mit chemischen Substanzen, wie z.B. Seifen und Lösungsmitteln, führt zu einer Beeinträchtigung der Barrierefunktion der Hornschicht und schließlich zum Ekzem. Analog zur photoallergischen Reaktion gibt es auch eine phototoxische Kontaktdermatitis, die durch UV-Exposition getriggert wird und auf die UV-exponierten Areale beschränkt bleibt (typisches Beispiel: Wiesengräserdermatitis). Phototoxische und photoallergische Reaktionen können auch durch Arzneimittel ausgelöst werden. Typische Beispiele wären phototoxische Reaktionen nach Einnahme von Tetrazyklinen oder Retinoiden.

Histopathologisch finden sich beim toxischen Kontaktekzem im Unterschied zur allergischen Reaktion nekrotische Keratinozyten in der Epidermis.

Analog zur allergischen Kontaktdermatitis besteht die Therapie der toxischen Kontaktdermatitis in erster Linie in der Meidung der auslösenden Substanzen. Im Akutstadium können auch hier cortisonhältige Cremen und Salben zur Linderung der Symptome eingesetzt werden.

► *Dyshidrotisches Ekzem*

Dyshidrose ist ein irreführender Begriff, der sich dennoch hartnäckig hält. Das dyshidrotische Ekzem hat nichts mit einer vermehrten Schweißneigung oder mit einer Störung der Schweißfunktion zu tun. Die Ursache dieser an Händen und/oder Füßen auftretenden akuten Ekzemreaktion mit spongiotischen Bläschen oder Blasen ist bis heute unklar. In vielen Fällen steckt wohl eine akute Kontaktdermatitis dahinter. Angeblich tritt das dyshidrotische Ekzem gehäuft bei Patienten mit atopischer Dermatitis auf, aber auch diese Feststellung ist nicht gut mit epidemiologischen Daten untermauert.

Diskutiert wird auch eine sogenannte „Id-Reaktion“ auf eine lokale Pilzinfektion mit Dermatophyten. Id-Reaktionen kann man sich in diesem Fall als ekzematöse Streuherde einer lokalen Infektion vorstellen. Das Konzept der Id-Reaktionen wurde pathophysiologisch nie zufriedenstellend erklärt. Die Hochblüte der Id-Reaktionen liegt im 19. Jahrhundert, wo viele Hauterkrankungen als Folge der damals häufigen Infektionserkrankungen Tuberkulose und Syphilis gedeutet wurden und dementsprechend als Tuberkulide oder Syphilide bezeichnet wurden.

Die als dyshidrotisches Ekzem bezeichneten akuten Hautveränderungen treten nur an Händen und Füßen auf. Typischerweise finden sich heftig juckende, kleine Bläschen, manchmal auch große Blasen (Pompholyx). Die Histopathologie entspricht einer akuten Ekzemreaktion mit spongiotischen Bläschen. Die Therapie erfolgt wie üblich mit cortisonhältigen Cremen und Salben. Die Erkrankung neigt in manchen Fällen zu einem episodisch rezidivierenden Verlauf.

► *Nummuläres Ekzem*

Der Begriff des nummulären Ekzems ist rein durch die ungefähr münzgroße, kreisrunde Morphologie der meist generalisierten Herde motiviert. Die Ätiologie ist unklar. Diskutiert werden Streuphänomene einer Typ-IV-Reaktion und/oder mikrobielle Antigene (wird manchmal auch als mikrobielles Ekzem bezeichnet). Die Klinik der Einzelherde entspricht im Wesentlichen einer allergischen Kontaktdermatitis, wobei jedoch selbst im Akutstadium kaum je Bläschen beobachtet werden. Die histopathologischen Veränderungen beim nummulären Ekzem entsprechen einer allergischen Kontaktdermatitis. Die Therapie erfolgt wie üblich mit cortisonhältigen Cremen und Salben.

► *Atopisches Ekzem/Atopische Dermatitis*

Klinisch stehen zwar auch bei der atopischen Dermatitis „Ekzeme“ im Vordergrund, jedoch unterscheidet sich die atopische Dermatitis in vielerlei Hinsicht von den hier genannten Veränderungen. Sie ist Teil eines Symptomenkomplexes und stellt nicht nur ein generalisiertes Ekzem dar. Um dieser Tatsache Rechnung zu tragen, wird die atopische Dermatitis nicht hier bei den Reaktionsmustern, sondern an anderer Stelle, nämlich im Kapitel „entzündliche Hauterkrankungen unbekannter Ätiologie“, behandelt.

Pruritus, Ekzem, chron.-rezid.
80-100%

► *Andere Hautveränderungen, die als Ekzeme bezeichnet werden*

Die im Folgenden angeführten Veränderungen werden zwar auch als Ekzeme bezeichnet, unterscheiden sich aber in wesentlichen Punkten von den vorher genannten.

Seborrhoisches Ekzem/seborrhoische Dermatitis

Die seborrhoische Dermatitis ist eine extrem häufige, besonders bei Männern auftretende, entzündliche Hauterkrankung unbekannter Ätiologie. Man vermutet eine gewisse Rolle des Sprosspilzes Malassezia furfur (Pityrosporum ovale bzw. orbiculare) in der Genese dieser Erkrankung. Für diese Hypothese spricht unter anderem das Ansprechen auf eine Lokaltherapie mit dem Antimykotikum Ketokonazol. Die Erkrankung hat einen chronisch persistierenden Verlauf, wobei Phasen der Besserung und Verschlechterung einander abwechseln. Betroffen sind in erster Linie (und oft ausschließlich) das Capillitium, aber auch das Gesicht (Malarregion), der äußere Gehörgang und die Region um das Brustbein. Diese Verteilung entspricht den sogenannten seborrhoischen Arealen (hohe Dichte an Talgdrüsen). In den betroffenen Regionen finden sich hellrote, schuppende Plaques. Die wichtigsten Differentialdiagnosen dieser häufigen Erkrankung umfassen demnach die Psoriasis (Capillitium) und den chronisch kutanen Lupus erythematodes (Gesicht). Besonders schwere und therapieresistente Verlaufsformen finden sich bei HIV-Infizierten.

Dermatopathologisch ist nur eine milde Spongiose der Epidermis und des Infundibulums des Haarfollikels nachweisbar. Im Vordergrund steht die Parakeratose (klinisch Schuppung!) mit eingelagerten Serokrusten.

Zur Therapie werden cortisonhaltige Lösungen (Capillitum) bzw. cortisonhaltige Cremen und Salben (restliche Lokalisationen) verwendet. Ketokonazol-Shampoos zur unterstützenden Therapie haben sich als sehr nützlich erwiesen.

Asteatotisches Ekzem und Stauungsekzem

Beide Ekzemformen treten bevorzugt an den Unterschenkeln auf und haben einen trockenen, schuppenden und chronischen Charakter. Das auch als Exsikkationsekzem bezeichnete asteatotische Ekzem tritt besonders bei älteren Patienten auf und neigt gelegentlich zur Generalisation. Das Stauungsekzem ist mit einer chronisch venösen Insuffizienz und den dazugehörigen Symptomen wie Beinödemen, Varizen und Ulzera assoziiert. Die genaue Pathogenese der beiden Ekzemformen ist unklar. Die Therapie erfolgt mit Fettsalben und rückfettenden Badeölen bzw. beim Stauungsekzem zusätzlich durch Behandlung der chronisch venösen Insuffizienz (Kompressionsstrümpfe).

1.3.1.2 Erythema exsudativum multiforme/Stevens-Johnson-Syndrom/ Toxisch epidermale Nekrolyse

Am einfachsten versteht man diese drei Erkrankungen als Teile des Spektrums eines Reaktionsmusters der dermo-epidermalen Junktionszone mit verschiedenen Schweregraden. Das Erythema exsudativum multiforme (EEM) ist die mildeste und häufigste Form, während die toxisch epidermale Nekrolyse (TEN) die schwerste und bedrohlichste Ausprägung dieses Reaktionsmusters darstellt. Das SJS liegt in Bezug auf Ausdehnung und Schwere dazwischen. Wie beim Reaktionsmuster selbst gibt es auch innerhalb der Dermatologie ein Spektrum an Meinungen darüber. Manche Lehrbücher betrachten nach wie vor die TEN als eigene Entität.

Bei der Grundform, dem EEM, besteht oft ein Zusammenhang mit einer vorangegangenen Herpes-simplex-Infektion, gelegentlich auch beim SJS. Bei der schwersten Form, der TEN, stehen neben vorangegangenen Infektionserkrankungen Medikamente als auslösende Faktoren im Vordergrund (in erster Linie Sulfonamide). In manchen Fällen bleibt der auslösende Faktor unbekannt. Nach dem derzeit gängigen pathophysiologischen Modell exprimieren Keratinozyten Fremdantigene (Virusantigene oder Arzneimittelantigene), was zu einer T-Zell-vermittelten zytotoxischen Reaktion führt, die eine Nekrose der Keratinozyten zur Folge hat. In schweren Fällen (TEN) soll die Nekrose der Keratinozyten (wird in diesem Fall als Apoptose bezeichnet) durch Ausschüttung von TNF-α und über Vermittlung eines Apoptose-Rezeptors (Fas) und seines Liganden (FasL) erfolgen.

Dermatopathologisch findet man ein lymphozytäres Infiltrat im Bereich der dermoepidermalen Junktionszone mit vakuoliger Degeneration des Basalzelllagers. Innerhalb der Epidermis finden sich bei milder Ausprägung nur einzelne nekrotische Keratinozyten, bei starker Ausprägung konfluierende Einzelzellnekrosen und ballonierte Zellen sowie eine intraepidermale und subepidermale Spaltbildung. In weiterer Folge ist eine Nekrose der gesamten Epidermis möglich (TEN).

Klinisch imponieren beim EEM die typischen Irisläsionen. Das sind münzgroße, runde, erythematöse Plaques, die sich peripher ausbreiten und die durch unterschiedliche Krankheitsaktivität im Zentrum und an der Peripherie konzentrische Ringe aufweisen. Manchmal kommt es im Zentrum zur Blasenbildung. Relativ oft sind die Lippen (erosive Cheilitis), die Mundschleimhaut (erosive Stomatitis) und die Konjunktiven mit betroffen (Konjunktivitis). Beim SJS finden sich ebenfalls einzeln stehende Irisläsionen, aber auch Areale mit diffuser infiltrativer Rötung und Schwellung, in denen es zur Blasenbildung oder zur großflächigen Ablösung der Epidermis kommt. Die Schleimhautbeteiligung ist meistens intensiver als beim EEM. Bei der schwersten Form (TEN) stehen großflächige düsterrote bis livide Erytheme im Vordergrund, in denen es recht bald zur großflächigen Ablösung der Epidermis kommt (Nikolski-Zeichen positiv). Von einer TEN spricht man bei Befall von > 30% der Körperoberfläche. Die Schleimhäute sind immer mit befallen, mitunter so schwer, dass keine Nahrungsaufnahme mehr möglich ist. Es kann auch zum Mitbefall innerer Organe kommen (Bronchitis, Ösophagitis).

Besteht ein Zusammenhang mit einem Arzneimittel, so wird dieses natürlich in allen Fällen abgesetzt. Symptomatisch findet man in milden Fällen (EEM) mit einer Lokaltherapie mit cortisonhältigen Cremen und Salben das Auslangen. Selbst das ist nicht unbedingt nötig, da die Erkrankung an sich spontan abheilt. Bei einem erwiesenen Zusammenhang mit einer Herpes-simplex-Infektion kann auch Acyclovir per os verabreicht werden. Manche Patienten mit Herpes-simplex-Anamnese neigen synchron mit dem rezidivierenden Auftreten der Herpes-simplex-Infektion zu einem EEM. Hier kann man den Einsatz von niedrig dosiertem Acyclovir zur Dauerprophylaxe erwägen. In schweren Fällen (SJS, TEN) wird man trotz widersprüchlicher Berichte auf die kurzzeitige Gabe von systemischen Glukokortikoiden wohl nicht verzichten können. Bei der TEN wird derzeit die intravenöse Gabe von Immunglobulin favorisiert. Die Wirkung soll durch im Immunglobulin-Mix enthaltene, natürliche anti-Fas-Antikörper vermittelt werden. Es gibt jedoch unterschiedliche Ansichten über die Wirksamkeit des Immunglobulins. Möglicherweise eröffnet sich aber in naher Zukunft durch den Einsatz des gegen TNF-α gerichteten Antikörpers Infliximab eine neue, vielversprechende Therapieoption für die TEN. Bei schweren Fällen mit großflächiger Epidermolyse stehen natürlich auch supportive Maßnahmen im Vordergrund.

1.3.1.3 Urtikaria und Angioödem

Die Urtikaria (der Nesselausschlag) ist ein häufiges Reaktionsmuster infolge einer Histaminfreisetzung aus Mastzellen und im geringeren Maße aus basophilen Granulozyten. Histamin ist zwar nicht der einzige freigesetzte Entzündungsmediator, aber der wichtigste. Die Histaminfreisetzung führt zur Vasodilatation (klinisch Rötung), zur Erhöhung der Kapillarpermeabilität und Austritt von Serum (Ödem) und zum Juckreiz. Ist das Ödem im Bereich der papillären oder oberen retikulären Dermis lokalisiert, so imponieren diese Veränderungen an der Hautoberfläche als umschriebene Quaddeln. Quaddeln sind flüchtig (bestehen nur wenige Stunden), da das Ödem relativ bald wieder resorbiert wird. Ist das Ödem in der tiefen retikulären Dermis lokalisiert, so entsteht das klinische Bild einer diffusen, schlecht abgrenzbaren, teigigen Schwellung (Angioödem), die naturgemäß länger anhält.

Die Ursachen für das Auftreten einer Urtikaria und eines Angioödems sind vielfältig. In Frage kommen:

- immunologische Ursachen (vor allem Typ-I-Allergien, seltener Typ-III-Allergien)
- physikalische Ursachen (Druck, Kälte, Licht)
- chemische Ursachen (v.a. Kontakturtikaria)
- direkte Mastzellendegranulation (z.B. Röntgenkontrastmittel)
- Hemmung der Cyclooxygenase (z.B. Acetylsalicylsäure)
- C1-Esterase-Inhibitormangel (nur Angioödem)

Alle diese Ursachen und Mechanismen münden letztendlich in die oben genannte gemeinsame Endstrecke.

Dermatopathologisch sind die sichtbaren Veränderungen sehr diskret, da ein Ödem der retikulären Dermis im histologischen Schnitt durch Fixationsartefakte des Gewebes nicht nachweisbar ist.

Die Urtikaria kann mit und ohne Angioödem auftreten. Ein isoliertes Angioödem kommt vor, ist aber seltener. Begünstigt durch ein besonders lockeres Bindegewebe sind die Prädilektionsstellen für ein Angioödem die Lippen und die Augenlider.

In den meisten Fällen tritt eine Urtikaria bzw. ein Angioödem akut auf und kommt nach einigen Tagen eines meist kapriziösen Verlaufs mit Phasen wechselnder Aktivität spontan zur Ruhe. Oft wird aufgrund der Anamnese ein Zusammenhang mit einer fieberhaften Erkrankung, mit einem Nahrungsmittel oder mit einer Medikamenteneinnahme hergestellt. In anderen Fällen ist die Anamnese unauffällig und die Gründe für das Auftreten bleiben im Dunkeln. Eine genaue Ursachenforschung ist in diesem Stadium meist nicht indiziert, da kurzfristig mit einem Verschwinden der Erkrankung zu rechnen ist. In wenigen Fällen bleibt die Erkrankung über einen längeren Zeitraum aktiv und es kommt zu immer wieder auftretenden, episodenhaften Schüben. In diesem Fall spricht man von einer chronischen Urtikaria. Ein missverständlicher Begriff, da die Schübe selbst akut und die Quaddeln weiterhin flüchtig sind. In diesen Fällen wird meist versucht eine Ursache für das Auftreten der Urtikaria bzw. des Angioödems zu finden. Meist bleibt diese Suche jedoch erfolglos.

Ist die Ursache bekannt, wird diese auch behandelt. Z.B. wird ein Angioödem aufgrund eines (seltenen) C1-Esterase-Inhibitor-Mangels im Anfall durch Substitution des Enzyms behandelt. Ist die Ursache eine Substanz (ein Medikament oder ein Nahrungsmittel), die über immunologische Mechanismen (Allergie) oder direkt für das Auftreten der Urtikaria bzw. des Angioödems verantwortlich gemacht wird, so sollte diese natürlich gemieden werden. Kann keine Ursache gefunden werden, bleibt nur, wie im Akutfall, die symptomatische Therapie. Diese umfasst in erster Linie die systemische Gabe von Antihistaminika. Systemische Steroide sind ebenfalls wirksam, sollten aber außer im Akutfall zurückhaltend eingesetzt werden.

1.3.1.4 Nekrotisierende (leukozytoklastische) Vaskulitis

Die leukozytoklastische Vaskulitis ist ein Reaktionsmuster der postkapillären Venolen im Bereich des oberflächlichen Plexus. Durch Ablagerung von Immunkomplexen (meist IgM) im Bereich der Gefäßwand kommt es zur Komplementaktivierung und zur Anlockung von Entzündungszellen, in erster Linie neutrophile Granulozyten. Diese wandern aus den Gefäßen aus und setzen beim Durchtritt durch die Gefäßwand (während sie leukozytoklastisch zerfallen) Enzyme frei. Es kommt zur Ablagerung von Fibrin und zur Schädigung oder Zerstörung der Gefäßwand (fibrinoide Wandnekrose) mit anschließendem Austritt vom Erythrozyten (an der Haut als Purpura sichtbar).

Die klinisch sichtbaren Herde sind geprägt durch das entzündliche Infiltrat (klinisch als Papel wahrnehmbar) und durch die Purpurakomponente. Zusammengenommen entsteht das Bild einer palpablen Purpura (rötlich-livide Papeln). Durch Infarkte der darüber liegenden Epidermis kann es zu Blasen, Pusteln und Ulzera kommen. Für Blasen, die im Rahmen einer nekrotisierenden Vaskulitis auftreten, ist das graue Blasendach (= nekrotische Epidermis) charakteristisch. Die Herde treten in der Regel multipel auf und finden sich bevorzugt an den Unterschenkeln.

Das Reaktionsmuster kann durch bakterielle, virale, medikamentöse oder körpereigene Antigene ausgelöst werden. Das Reaktionsmuster kann auch Teil einer Systemerkrankung sein (z.B. Lupus erythematodes). Nicht immer kann eine Ursache gefunden werden. In den meisten Fällen tritt die Erkrankung akut auf, verläuft typischerweise in Schüben und heilt unter Therapie nach einigen Wochen ab. Bei persistierender zugrunde liegender Ursache kann es jedoch über Jahre zum episodischen Auftreten von Schüben kommen. Eine Beteiligung anderer Organe (Niere, Darm) kommt vor, besonders häufig bei einer Sonderform der Immunkomplexvaskulitis, der Purpura Schönlein-Henoch. Die Purpura Schönlein-Henoch tritt häufig bei Kindern und Jugendlichen nach Streptokokkeninfektionen auf und ist durch Ablagerung von IgA-Immunkomplexen charakterisiert (Nachweis durch Biopsie und direkte Immunfluoreszenz). Andere, durch klinische oder histopathologische Besonderheiten gekennzeichnete, seltene Varianten der leukozytoklastischen Vaskulitis sind die Urtikariavaskulitis, das Granuloma faciale und das Erythema elevatum et diutinum.

Verwirrend ist, dass sich auch eine Systemvaskulitis wie der Morbus Wegener als leukozytoklastische Vaskulitis äußern kann. Bei einer Systemvaskulitis sind aber in der Regel neben den postkapillären Venolen des oberflächlichen Plexus auch der tiefe Plexus und die Arteriolen bzw. die kleinen und mittelgroßen Arterien betroffen. Zusätzlich findet man bei den Systemvaskulitiden, zu denen neben dem Morbus Wegener auch die Polyarteritis (Panarteritis nodosa) und die Riesenzellarteritis (Arteritis temporalis) gehören, oft, aber nicht immer eine begleitende granulomatöse Entzündungsreaktion.

Ein Standbein der Therapie bei nekrotisierender Vaskulitis ist die Beseitigung der auslösenden Noxe. Das bedeutet eine antibiotische Therapie bei bakterieller Infektion oder Absetzen der in Frage kommenden Medikamente. Das andere Standbein ist die symptomatische Therapie mit systemischen Kortikosteroiden. Diese ist insbesondere bei Systembeteiligung angezeigt.

1.3.1.5 Erythema nodosum

Das Erythema nodosum ist ein entzündliches Reaktionsmuster des subkutanen Fettgewebes. Betroffen sind vor allem die bindegewebigen Septen (septale Pannikulitis) und weniger die Fettgewebsläppchen. Das Erythema nodosum tritt gehäuft nach bakteriellen Infektionen mit Streptokokken, Yersinia enterocolitica oder im Rahmen einer Tuberkulose auf, kann aber durch Medikamente ausgelöst werden oder als Komponente einer nicht-infektiösen Systemerkrankung (z.B. Sarkoidose oder Morbus Crohn) in Erscheinung treten. Die Pathogenese ist unklar. Klinisch imponieren multiple, äußerst schmerzhafte, erythematöse Knoten, die vor allem an den Streckseiten der Unterschenkel, seltener an den Unterarmen auftreten. Die Erkrankung beginnt akut, mit schubhaftem Verlauf. Der Verlauf wird durch die Ursache beeinflusst. Persistiert die Ursache, neigt das Erythema nodosum zu episodisch auftretenden Rezidiven. Histopathologisch finden sich eine septale Pannikulitis mit Neigung zur Granulombildung und Fibrosierung, aber keine Zeichen einer Vaskulitis. Die klinische Differentialdiagnose umfasst eine Pannikulitis anderer Genese (z.B traumatische Pannikulitis) und eine Nodulärvaskulitis (Erythema induratum Bazin).

Die Therapie basiert auf der Behandlung und der Beseitigung der Ursache und auf einer symptomatischen Therapie. Die symptomatische Behandlung beinhaltet Bettruhe und Kompressionsstrümpfe sowie eine antiphlogistische Therapie mit nichtsteroidalen Antirheumatika (NSAR) wie z.B. Acetylsalicylsäure (Aspirin®). Wenn eine Infektionserkrankung als Ursache ausgeschlossen wurde, kann eine kurzfristige Gabe von systemischen Glukokortikoiden überlegt werden.

1.3.1.6 Pyoderma gangränosum und Sweet-Syndrom

Das Pyoderma gangränosum und das Sweet-Syndrom sind nicht sonderlich häufige Reaktionsmuster, die durch eine massive Infiltration des Gewebes mit neutrophilen Granulozyten charakterisiert sind. Aus diesem Grund werden sie auch manchmal unter dem Begriff neutrophile Dermatosen zusammengefasst. Beide sind oft mit entzündlichen Darmerkrankungen (Morbus Crohn, Colitis ulcerosa), mit rheumatoider Arthritis und mit hämatologischen Erkrankungen (Leukämien) assoziiert. Darüber hinaus gibt es beim Sweet-Syndrom viele Berichte über eine Assoziation mit infektiösen Erkrankungen. Ob es sich beim Pyoderma gangränosum und beim Sweet-Syndrom um zwei unterschiedliche Reaktionsmuster oder um unterschiedliche Ausprägungen desselben Reaktionsmusters handelt, ist noch nicht entschieden. Die Pathogenese beider Erkrankungen ist unklar.

Das Pyoderma gangränosum beginnt meist mit einer follikulären Pustel, die relativ bald platzt, um dann einem sich peripher ausbreitenden Ulkus mit matschigem Wundgrund und überhängenden Rändern Platz zu machen. Der entzündliche Rand des Ulkus ist gerötet. Das sich peripher ausbreitende Ulkus kann eine beträchtliche Größe erreichen. Der Prozess selbst ist schmerzhaft. Histopathologisch sieht man eine suppurative Entzündung mit massenhaft neutrophilen Granulozyten ohne Zeichen einer Vaskulitis. Meistens bestehen einige wenige oder solitäre Herde. Charakteristisch ist, dass durch Minimalverletzungen (z.B. Nadelstiche) Herde getriggert werden können (Pathergiephänomen).

Das Sweet-Syndrom (akute neutrophile Dermatose) ist gekennzeichnet durch Fieber, Leukozytose und Hautveränderungen. Auf der Haut findet man gerötete, stark infiltrierte, ödematöse Papeln und Plaques. Das ausgeprägte Ödem in der papillären Dermis lässt das Zentrum der Läsion besonders blass erscheinen, was manchmal den klinischen Eindruck einer Blasenbildung erweckt (pseudovesikulöses Bild). Prädilektionsstellen sind Gesicht, Hals und obere Extremität. Histopathologisch sieht man neben dem bereits erwähnten Ödem der papillären Dermis eine massive Ansammlung von neutrophilen Granulozyten, mitunter kommt es zur Mitbeteiligung der Gefäße.

Wie bei allen Reaktionsmustern entfällt ein guter Teil der therapeutischen Anstrengungen in die Behandlung der Grunderkrankung. Systemische Glukokortikoide oder andere Immunsuppressiva wie Cyclosporin oder Azathioprin werden als symptomatische Therapie eingesetzt. Ein weitere therapeutische Option stellt das Medikament Dapson dar, das bei nahezu allen nicht-infektiösen entzündlichen Erkrankungen, bei denen neutrophile Granulozyten eine bedeutende Rolle spielen, eingesetzt werden kann.

1.3.1.7 Granulomatöse Entzündungsreaktion

Im Rahmen dieser Entzündungsreaktion kommt es zum Auftreten von Granulomen, die durch spezifische Ansammlungen von Histiozyten (Gewebsmakrophagen) in der Dermis oder in der Subkutis gekennzeichnet sind. Granulomatöse Reaktionen können durch eine Vielzahl pathogenetischer Mechanismen ausgelöst werden, u.a. durch Infektionen (Tuberkulose, Lepra), durch Fremdkörper oder sogar durch Neoplasien (kutanes T-Zell-Lymphom). Meistens jedoch ist die Ursache für die granulomatöse Reaktion unbekannt, wie z.B. bei der Sarkoidose, dem Granuloma anulare oder der Nekrobiosis lipoidica. Bei der Nekrobiosis lipoidica handelt es sich um eine granulomatöse Erkrankung, die mit einer symptomlosen, im Zentrum atrophen Plaque mit gelben Farbton einhergeht, die typischerweise (aber nicht ausschließlich) am Unterschenkel von Diabetikern anzutreffen ist. Die histopathologische Morphologie der Granulome ist für manche Erkrankungen charakteristisch.

Verkäsende Granulome (Nekrose im Zentrum) finden sich bei der Tuberkulose, nackte Granulome (keine Nekrose im Zentrum) unter anderem bei der Sarkoidose und Pallisadengranulome (Histiozyten in Pallisadenstellung) beim Granuloma anulare. Das Granuloma anulare ist eine relativ häufige, nicht-infektiöse, granulomatöse Erkrankung unbekannter Ätiologie. Die Erkrankung tritt meist in Form von ringförmig konfigurierten, symptomlosen, hautfarbenen Papeln und Plaques mit primärer Lokalisation an den Akren auf. Das Granuloma anulare kann lokalisiert oder generalisiert auftreten. Die Erkrankung ist oft selbstlimitierend, eine allgemein anerkannte spezifische Therapie gibt es nicht.

1.3.1.8 Sklerodermie

Die Sklerosierung des Bindegewebes mit Überproduktion von kollagenen Fasern ist ein polyätiologisches Reaktionsmuster der Dermis, in manchen Fällen auch der Subkutis und der Muskelfaszie. Wesentlich ist die Abgrenzung umschriebener Formen von der systemischen Sklerodermie. Die sytemische Sklerodermie ist eine Autoimmunerkrankung und wird in einem anderen Kapitel im Rahmen der Kollagenosen behandelt. Umschriebene, lokalisierte Sklerodermien haben mit der systemischen Sklerodermie außer dem Reaktionsmuster nichts gemeinsam und gehen auch niemals in sie über.

Die umschriebenen Sklerodermien können grob nach der Lokalisation der bindegewebigen Veränderungen in oberflächliche Formen (Lichen sclerosus et atrophicans, betroffen ist die papilläre Dermis), mittlere Formen (Morphea, betroffen ist die retikuläre Dermis) und tiefe Formen (Morphea profunda und eosinophile Fasciitis, betroffen sind die Subkutis und die Muskelfaszie) eingeteilt werden. Die Zuordnung dieser Erkrankungen ist von Lehrbuch zu Lehrbuch verschieden. Hier wird das Konzept vertreten, dass die genannten Erkrankungen Ausprägungen des gleichen Reaktionsmusters sind. Die Berechtigung dieser Forderung ergibt sich u.a. aus der Tatsache, dass Herde eines Lichen sclerosus et atrophicans und einer Morphea gleichzeitig auftreten können. Besonders bei der Morphea werden manchmal Borrelien als Ursache in den Vordergrund gerückt. Borrelien sind aber nur eine von vielen möglichen Ursachen dieses Reaktionsmusters.

Die häufigste Manifestationsform des Reaktionsmusters, die Morphea, beginnt mit einer symptomlosen, runden, erythematösen Plaque, die sich sehr langsam zentrifugal ausbreitet. In der Regel treten die Herde einzeln auf. Im Laufe der Zeit blasst das Zentrum der Läsion ab, sinkt ein und wird derb (Ausdruck der Sklerosierung). Der entzündliche Randsaum imponiert als fliederfarbener Ring (lilac ring). Lässt sich durch serologische Befunde, PCR oder Kultur ein Zusammenhang mit einer Borrelieninfektion herstellen, so ist eine antibiotische Therapie (Penicillin, Ceftriaxon) das Mittel der Wahl. Bei unbekannter Ätiologie kann eine symptomatische Therapie mit Glukokortikoiden erwogen werden, um die entzündliche Komponente zu verringern (und damit das Fortschreiten zu verhindern). Man muss aber im Auge behalten, dass es sich um eine harmlose Veränderung handelt.

Die oberflächliche Variante dieses Reaktionsmusters, der Lichen sclerosus et atrophicans, tritt vorwiegend (aber nicht ausschließlich) genital auf. Bei dieser Variante können lokal kortikosteroidhältige Cremen oder Salben versucht werden. Die Sklerose ist jedoch nicht reversibel.

Tiefe Varianten des Reaktionsmusters (eosinophile Fasciitis oder Morphea profunda) sind selten. Die eosinophile Fasciitis (Shulman-Syndrom) tritt bevorzugt an den Unterarmen von Männern auf und wird möglicherweise durch mechanische Traumen getriggert.

Streifenförmige, tiefe Varianten, die in anderen Lehrbüchern meist der Morphea (Morphea profunda) zugeordnet werden, sind häufiger am Kopf und an den Extremitäten anzutreffen. Besonders auffällig ist eine streifenförmige Variante, wenn sie halbseitig an der Stirne auftritt. Die bandförmige, narbenartige Einsenkung an der Stirn erinnert an einen Säbelhieb und inspirierte zur Bezeichnung „Coup de sabre". Bei diesen tiefen Formen der umschriebenen Sklerodermie kann es zu einer Atrophie des angrenzenden Muskulatur und sogar des Knochen kommen (Hemiatrophia faceii bzw. corporis). Die Therapie all der genannten tiefen Formen ist unbefriedigend. In manchen Fällen können systemische Kortikosteroide das weitere Fortschreiten der Erkrankung verhindern.

Abschließend sei noch erwähnt, dass das Reaktionsmuster der Sklerosierung auch im Endstadium der Graft-versus-host-Erkrankung oder als Folge einer Intoxikation auftreten kann (toxic oil syndrome).

1.3.1.9 Andere Reaktionsmuster

Neben den erwähnten Mustern gibt es noch eine Vielzahl anderer, unspezifischer Reaktionsmuster der Haut, die durch unterschiedliche Noxen hervorgerufen werden können. Beispiele wären pustulöse Reaktionsmuster, Pseudolymphome oder das Wells-Syndrom (ein eosinophiles Reaktionsmuster). Eine Behandlung dieser Muster würde den Rahmen dieses Buches sprengen. Wichtig ist (besonders dann, wenn man sich in die Dermatologie vertieft), dass oft der Eindruck vermittelt wird, als handle es sich bei diesen unspezifischen Reaktionsmustern um spezifische Erkrankungen mit einer bestimmten (manchmal nicht näher bekannten) Ursache.

1.3.2 Ausgewählte physikalisch oder chemisch bedingte Hauterkrankungen

1.3.2.1 Combustio und Ambustio

Combustio (Verbrennung) oder Ambustio (Verbrühung) sind schmerzhafte Folgen einer Hitzeeinwirkung, die zur Proteindenaturierung, zur Gewebszerstörung und zu einer Entzündungsreaktion führen. Die Einteilung erfolgt in 3 Schweregrade. Beim Grad I steht die Entzündungsreaktion mit Weitstellung der Gefäße im Vordergrund. Klinisch ist nur ein Erythem sichtbar. Eine Verbrennung I. Grades heilt narbenlos ab. Beim Grad II kommt es zur Degeneration von Keratinozyten und zur (intraepidermalen) Blasenbildung. Ist die Epidermis vollständig nekrotisch, erscheint das Blasendach weißlich-grau. Beim Grad III reicht die Nekrose über die Epidermis hinaus in die Dermis, manchmal bis in das Fettgewebe oder in die angrenzende Muskulatur. Das nekrotische Gewebe am Blasengrund erscheint weiß (weiße Nekrose) und ist schmerzunempfindlich. Im Extremfall kommt es zur Verkohlung.

Der Schweregrad der Verbrennung bestimmt das weitere therapeutische Vorgehen. Bei Grad III wird u.a. zur Vermeidung von Kontrakturen eine möglichst frühzeitige chirurgische Exzision der nekrotische Areale und anschließender plastisch-chirurgischer Deckung angestrebt. Oberflächliche Verbrennungen (Grad I und II) werden in der Regel konservativ (durch Salbenverbände, Wundauflagen und Fettgaze) behandelt. Bei oberflächlichen Verbrennungen kann eine unmittelbar einsetzende Kühlung mit kaltem Wasser die Schwere der Verbrennung mildern.

Neben der Schwere spielt noch die Ausdehnung der Verbrennung eine wichtige Rolle, da das Auftreten von Systemerscheinungen (Verbrennungskrankheit) von der betroffenen Körperoberfläche abhängt. Die Systemerscheinungen der Verbrennungserkrankung sind in der Frühphase durch Flüssigkeitsverlust und Elektrolytverschiebungen, in weiterer Folge durch Schocksymptomatik und Multiorganversagen gekennzeichnet. In einer späteren Phase kann es durch Wundinfektionen zu Komplikationen kommen. Bei großflächigen Verbrennungen II. Grades ist daher eine intensivmedizinische Betreuung unumgänglich.

Die Ausdehnung einer Verbrennung wird nach der sogenannten Neunerregel berechnet. Kopf und Arme entsprechen dabei je 9% der Körperoberfläche, auf die Beine entfallen je 18%, der Rumpf umfasst 36 % und das Genital 1%. Bei Grad II kann man bei einer Ausdehnung von ca. 10% bei Säuglingen und Kleinkindern oder von ca. 15% bei Erwachsenen mit dem Auftreten von Systemerscheinungen rechnen.

1.3.2.2 Erfrierung (Congelatio) und abnorme Kältereaktionen

Die Erfrierung als akuter Kälteschaden folgt analog der Verbrennung einer Einteilung in drei Schweregrade. Wie bei der Verbrennung entspricht der Grad I einem Erythem, der Grad II dem Stadium der Blasenbildung und Grad III der Nekrose tieferer Areale. Prädilektionsstellen sind die Akren (Finger, Zehen). Die Akuttherapie ist das Erwärmen der betroffenen Areale. Die nachfolgende Therapie richtet sich nach dem entstandenen Schaden (konservative Behandlung bei Grad I–II, Amputation bei Nekrosen). Das Prinzip einer Erfrierung II. Grades mit Ablösung der Epidermis im Bereich der Junktionszone wird im Übrigen zur Therapie von oberflächlichen Hauttumoren verwendet (Kryotherapie mit flüssigem Stickstoff).

Frostbeulen (Perniones) sind keine akuten Erfrierungen, sondern Ausdruck einer abnormen Gefäßreaktion auf Kältereize. Die genaue Pathogenese ist jedoch unklar. Frostbeulen treten in der Regel akral auf (Finger, Zehen). Das klinische Bild wird bestimmt durch rötliche, schmerzhafte Schwellungen, die nach Kälteexposition auftreten. Die Läsionen klingen nach einigen Tagen bis Wochen wieder ab.

1.3.2.3 Schäden durch elektromagnetische Strahlung

Das sichtbare Licht (Wellenlänge: 400–760 nm) ist nur ein kleiner Teil des Spektrums der auf der Erde auftreffenden elektromagnetischen Strahlung. Unterhalb der Wellenlängen des sichtbaren Lichts befindet sich der Bereich der ultravioletten Strahlung, den man in einen langwelligen UVA-Bereich (Wellenlänge: 320–400 nm), in einen UVB-Bereich (Wellenlänge: 290–320 nm) und in einen kurzwelligen UVC Bereich (200–290 nm) unterteilt. Das energiereiche UVC wird von der Ozonschicht absorbiert und gelangt nicht auf die Erdoberfläche. UV-Bestrahlung der Haut hat komplexe biologische Wirkungen zur Folge, die zu akuten und chronischen UV-Schäden führen können. Therapeutisch wird eine kontrollierte UV-Bestrahlung mit oder ohne Zusatz von photosensibilisierenden Substanzen zur Therapie von entzündlichen und neoplastischen Hauterkrankungen eingesetzt (siehe auch Therapie der Psoriasis und der Mycosis fungoides).

Ein akuter UV-Schaden der Haut manifestiert sich als Erythema solare (Sonnenbrand). UV Bestrahlung der Haut führt ab einer gewissen Schwellendosis zu Schädigung und zur Nekrose von Keratinozyten und zum Auslösen einer Entzündungsreaktion. Das energiereichere UVB spielt dabei eine bedeutendere Rolle als UVA. Durch freigesetzte Entzündungsmediatoren kommt es zur Weitstellung der Gefäße und zu einem entzündlichen Infiltrat. Klinisch imponieren scharf begrenzte, schmerzhafte Erytheme. Bei stärkeren Schäden kommt es analog zur Verbrennung II. Grades zu einer (intraepidermalen) Blasenbildung. Therapeutisch findet man in der Regel mit cortisonhältigen, kühlenden Cremen das Ausreichen. Sonnenbrände entstehen vorwiegend auf heller, unpigmentierter Haut. UV-Exposition stimuliert die Pigmentproduktion der Melanozyten, und es kommt nach einer Latenz von einigen Tagen zur photoprotektiven Bräunung.

Chronische UV-Schäden sind besonders in den obligat lichtexponierten Arealen wie Gesicht, Nacken, Hals, Unterarmen und Händen anzutreffen. Diese Schäden umfassen unter anderem Pigmentverschiebungen, Furchung der Haut (Nacken), Erschlaffung der Haut mit Faltenbildung und Teleangiektasien. Alle diese Veränderungen sind an sich harmlos, aber oft kosmetisch störend.

Eine andere Facette der chronischen UV-Exposition ist die karzinogene Wirkung der UV-Strahlung. Vor allem epitheliale Neoplasien der Haut (in erster Linie Plattenepithelkarzinome) treten bevorzugt an chronisch sonnenexponierten Arealen auf. Auf diese Thematik wird bei der Besprechung des Plattenepithelkarzinoms nochmals genauer eingegangen.

Im Prinzip ähnliche akute und chronische Schäden können auch durch ionisierende Strahlen (z.B. Röntgenstrahlen) ausgelöst werden, wobei hier aufgrund der tieferen Penetration auch die Dermis und die Subkutis mit betroffen sein können.

1.3.2.4 Photodermatosen

Viele Hauterkrankungen können durch UV-Licht getriggert oder verschlechtert werden. Dazu zählen vor allem die Hauterscheinungen beim Lupus erythematodes oder bei der Dermatomyositis. Bei anderen Erkrankungen spielt Licht, insbesondere UV-Strahlung, eine bedeutende ätiologische Rolle. Dazu zählen phototoxische und photoallergische Reaktionen, die bereits an anderer Stelle behandelt wurden. Eine häufige, durch Licht (meist durch UVA) ausgelöste, Erkrankung unbekannter Ätiologie und Pathogenese ist die polymorphe Lichtdermatose. Bei dieser Erkrankung, die vorwiegend, aber nicht ausschließlich bei jungen Frauen auftritt, kommt es jährlich nach der ersten nennenswerten UV-Exposition (meist im Frühjahr) zum Auftreten juckender Effloreszenzen im Gesicht, an den Unterarmen und an den Händen. Die Effloreszenzen umfassen Papeln, Plaques, Quaddeln und in selteneren Fällen auch Vesikeln, wobei die Bezeichnung polymorph darauf hindeutet, dass große interindividuelle Unterschiede in der Morphologie bestehen, während individuell ein monomorphes Bild dominiert. Dermatopathologisch findet sich ein Ödem der papillären Dermis, eine Spongiose der Epidermis und ein oberflächliches und tiefes lymphozytäres Infiltrat. Die Herde sind durch UV-Exposition reproduzierbar (Phototest). Die Erkrankung bessert sich typischerweise (nicht immer) trotz weiterer Exposition. Dieser Abhärtungseffekt wird bei der prophylaktischen Photochemotherapie (PUVA) ausgenützt. Im Akutfall lindern cortisonhältige Cremen oder Salben die Symptome.

1.3.3 Ausgewählte artifizielle Hauterkrankungen

Zu den artifiziellen Hauterkrankungen zählen jene Erkrankungen, die ausschließlich oder zumindest zu einem guten Teil durch Manipulation des Patienten selbst entstanden sind. Häufige Manipulationen sind z.B. das absichtliche Zufügen von Verletzungen, aber vor allem das chronische Kratzen und Reiben der Haut.

Kratzen und Reiben kann natürlich eine Folge einer juckenden, entzündlichen Erkrankung sein. In diesem Fall werden sich die durch die Manipulation bedingten Veränderungen der zugrunde liegenden Dermatose aufpfropfen. Ein Beispiel dafür wäre die durch regelmäßiges, großflächiges Kratzen und Reiben bedingte, flächige Verdickung der Epidermis im Bereich eines chronisch juckenden Kontaktekzems, die als **Lichenifikation** bezeichnet wird.

Neben Erkrankungen der Haut gibt es auch interne Erkrankungen, die mit starkem Juckreiz einhergehen können. Ein typisches Beispiel ist die chronische Niereninsuffizienz. Unabhängig von der Ursache führt Juckreiz in der Regel zu Kratzen und Reiben, einer schwer steuerbaren Reaktion, die zwar akut den Juckreiz lindert, ihn jedoch langfristig möglicherweise noch verstärkt.

Punktförmiges Kratzen mit dem Fingernagel hingegen führt eher zu einem Knötchen **(Prurigo)**. Z.B. gibt es eine durch Prurigoknötchen charakterisierte Variante der atopischen Dermatitis und eine durch Kratzartefakte überlagerte Variante des Lichen ruber (hypertropher Lichen ruber). Dieses Mischbild aus endogenen und exogenen Faktoren ist typisch für stark juckende Dermatosen. In anderen Fällen tritt jedoch die exogene Komponente als kausaler Faktor in den Vordergrund. Diese Erkrankungen werden hier behandelt.

1.3.3.1 Prurigoerkrankungen

Bei allen als Prurigo bezeichneten Erkrankungen steht das gewohnheitsmäßige Kratzen derart im Vordergrund, dass ein Beenden dieser Angewohnheit auch die Hauterscheinungen zum Verschwinden bringt. Bei manchen Patienten besteht eine zugrunde liegende psychische Erkrankung (z.B. Depression). In diesen Fällen ist eine interdisziplinäre, psychologische Betreuung notwendig. Man muss sich jedoch darüber im Klaren sein, dass Prurigoerkrankungen auch aufgrund eines organisch bedingten Juckreizes auftreten können (z.B. Niereninsuffizienz, Lebererkrankungen) und dass es auch Mischformen gibt, bei denen sowohl organische als auch psychische Faktoren eine Rolle spielen.

Klinisch morphologisch unterscheidet man kleinpapulöse Formen (Prurigo simplex) von knotigen Formen (Prurigo nodularis). Bei der papulösen Form stehen multiple, kleine, erythematöse, meist aufgekratzte Papeln im Vordergrund. Typische Lokalisationen sind Arme und Beine, sowie die mit den Fingern noch erreichbaren (und damit kratzbaren) Rückenpartien. Bei jungen Frauen ist manchmal nahezu ausschließlich das Gesicht betroffen. In diesem Falle spricht man auch von einer „Acne excoriée des jeunes filles", die mit der Akne vulgaris nur die Lokalisation gemeinsam hat, aber sonst eine allein durch Kratzen mit dem Fingernagel bedingte Veränderung darstellt.

Bei der Prurigo nodularis finden sich große, derbe Knoten, die manchmal sogar blutig gekratzt sind. Diese Knoten heilen mit Narbenbildung ab. Dermatopathologisch finden sich eine Akanthose der Epidermis mit Hyper- und Parakeratose bzw. auch Serokrusten als Zeichen einer exogenen Komponente sowie ein unspezifisches entzündliches Infiltrat in der Dermis.

Bei allen Formen der Prurigo ist die primäre therapeutische Maßnahme eine Änderung des Verhaltens. Beenden des gewohnheitsmäßigen Kratzens führt in der Regel zur (langsamen) Abheilung. Ein (zeitintensives) ärztliches Aufklärungsgespräch, bei dem das Problem direkt angesprochen wird, ist ein wesentlicher Teil der Therapie. Okklusive Salbenverbände führen zwar kurzfristig zum Erfolg, da der Patient die Stelle nicht mehr kratzen kann, haben aber bei fehlender Aufklärung ein baldiges Rezidiv zur Folge. Unterstützend kann man juckreizstillende Maßnahmen in Erwägung ziehen. Differentialdiagnostisch sollten andere stark juckende Dermatosen, die mit Papeln und Knoten einhergehen, ausgeschlossen werden. In erster Linie ist hier die Skabies zu nennen.

1.3.3.2 Lichen simplex chronicus

Bei gewohnheitsmäßigem, großflächigem Reiben, Kratzen oder Scheuern kommt es mit der Zeit zu einer Akanthose der Epidermis mit Hyper- und Parakeratose. Klinisch bedingen diese Veränderungen eine Verdickung der Hauttextur (Lichenifikation = baumrindenartiges Aussehen) und eine Schuppung. Diese häufige Veränderung wird von vielen Dermatologen ungenau als Ekzem bezeichnet. Die spongiotischen und entzündlichen Veränderungen, die bei der Ekzemreaktion (z.B. im Rahmen einer allergischen Kontaktdermatitis) beschrieben wurden, fehlen jedoch histologisch. Wie bei den Prurigoerkrankungen besteht die Therapie im Beenden des gewohnheitsmäßigen Kratzens und Reibens.

1.3.4 Arzneimittelreaktionen

Medikamente können eine Vielzahl von Reaktionsmustern der Haut hervorrufen, unter anderem eine Urtikaria bzw. ein Angioödem, ein EEM/SJS/TEN, ein pustulöses Reaktionsmuster oder ein Erythema nodosum. Viele dieser Reaktionsmuster sind immunologisch vermittelt. Z.B. kann durch Medikamente eine IgE-vermittelte allergische Reaktion vom Soforttyp (Typ-I-Reaktion) ausgelöst werden, welche zu einer Urtikaria, zum Angioödem oder zum anaphylaktischen Schock führt. Spezifische IgE (z.B. gegen Penicilline) können durch serologische Untersuchungen

(RAST) nachgewiesen werden. Andere allergologische Testmethoden (siehe Allgemeiner Teil) kommen bei Verdacht auf Typ-I-Allergie auf Arzneimittel ebenfalls zur Anwendung.

Es gibt aber auch nicht-immunologische Reaktionen, die klinisch nicht von einer wirklichen allergischen Reaktion unterschieden werden können. Beispiele dafür wären Reaktionen, die durch Röntgenkontrastmittel ausgelöst werden (Kontrastmittel führen zur direkten Mastzelldegranulation) oder die häufige Salizylatunverträglichkeit (Salizylate führen über die Hemmung der Cyclooxygenase zur Mastzelldegranulation). Bei diesen sogenannten „anaphylaktoiden" Reaktionen ist eine allergologische Testung sinnlos.

Wahrscheinlich die häufigste Form der Arzneimittelreaktion sind makulo-papulöse Exantheme, die charakteristischerweise einige Tage nach Beginn der Verabreichung des Arzneimittels auftreten. Diese (meist juckenden) Reaktionen sind wahrscheinlich durch eine allergische Reaktion vom Spättyp (Typ-IV-Reaktion) bedingt. Der Nachweis gelingt manchmal durch Epikutantests oder Intradermaltests.

Erwähnenswert ist noch das „fixe Arzneimittelexanthem", bei dem es aufgrund eines bisher noch unbekannten Mechanismus zu einer lokalisationsspezifischen Reaktion kommt. Damit meint man, dass bei einem neuerlichen Auftreten (nach abermaliger Einnahme des Medikaments) die Reaktion genau in demselben Hautareal auftritt wie bei der Erstmanifestation. Das klinische und histopatholgische Bild des fixen AZME ist dem Erythema exsudativum multiforme ähnlich.

Die Therapie der Arzneimittelexantheme ist in erster Linie das Absetzen des in Frage kommenden Medikaments. Im klinischen Alltag ist es wichtig die relativ häufigen, aber harmlosen makulo-papulösen Arzneimittelreaktionen, die zwar aufmerksam beobachtet werden sollten aber meist keine spezifische Therapie benötigen, von den seltenen, jedoch potentiell lebensbedrohlichen Reaktionen wie SJS/TEN zu unterscheiden. Eine sich schnell ausbreitende, flächenförmige Rötung der Haut, die noch dazu mit Blasenbildung und Ablösung der Epidermis einhergeht erfordert rasches Handeln (sofortiges Absetzen des Medikaments) und den unverzüglichen Beginn einer immunsuppressiven Therapie.

1.3.5 Ausgewählte Autoimmunerkrankungen

Unter dieser Überschrift werden Erkrankungen behandelt, bei denen das Immunsystem körpereigenes Gewebe zerstört. Ursache dafür ist eine Art überschießende Immunantwort, wobei das Immunsystem auf Substanzen oder Strukturen reagiert, die es normalerweise ignorieren würde. Während bei der Allergie das Immunsystem auf eine exogene, an sich harmlose Substanz reagiert, richtet es sich bei Autoimmunerkrankungen gegen das körpereigene Gewebe („Selbst"). In manchen Fällen, wie z.B. bei den meisten blasenbildenden Autoimmunerkrankungen, ist die antigene Zielstruktur bekannt und die Pathogenese recht gut erforscht. In anderen Fällen, wie bei den Kollagenosen, ist der Zusammenhang zwischen Autoimmunität und Erkrankung komplexer und die Pathogenese im Detail unbekannt. Manche Erkrankungen, bei denen Autoimmunphänomene eine Rolle spielen, wie die Psoriasis, der Lichen planus, die Alopecia areata oder die Vitiligo sind hier nicht aufgelistet. Möglicherweise wird es im Laufe der Zeit, wenn mehr über deren Ätiologie und Pathogenese bekannt ist, notwendig sein, diese Erkrankungen den Autoimmunerkrankungen zuzuordnen. Einstweilen findet man sie jedoch im Kapitel „Hauterkrankungen mit unbekannter Ätiologie und Pathogenese".

1.3.5.1 Blasenbildende Autoimmunerkrankungen

Die blasenbildenden Autoimmunerkrankungen kann man recht elegant nach der Lokalisation der Spaltbildung einteilen. Man unterscheidet epidermale Blasen (Pemphigusgruppe), junktionale Blasen (Pemphigoidgruppe) und schließlich subepidermale Blasen (z.B. Dermatitis herpetiformis oder Epidermolysis bullosa acquisita).

► *Pemphigusgruppe*

Bei Erkrankungen der Pemphigusgruppe kommt es durch Akantholyse der Keratinozyten zur intraepidermalen Spaltbildung. Grund dafür sind Autoantikörper (meist IgG) gegen Desmoglein 1 (Pemphigus foliaceus) oder Desmoglein 3 (Pemphigus vulgaris). Desmoglein ist ein Bestandteil der Desmosomen, also jener Strukturen, die den Zell-Zell-Kontakt zwischen den Keratinozyten herstellen. Im Bereich der basalen Epidermis überwiegt Desmoglein 3, im Bereich der höheren Schichten der Epidermis Desmoglein 1. Das ist auch der Grund dafür, dass beim P. foliaceus die Spaltbildung bevorzugt in den höheren Schichten der Epidermis auftritt, beim P. vulgaris jedoch eher basal. An den Schleimhäuten ist die Verteilung der Desmogleine 1 und 3 so beschaffen, dass Desmoglein 3 eine Beeinträchtigung des Zell-Zell-Kontakts durch Autoantikörper gegen Desmoglein 1 kompensieren kann, nicht jedoch umgekehrt. Das erklärt die Tatsache, dass Schleimhautbeteiligung nahezu ausschließlich beim P. vulgaris vorkommt, aber nicht beim P. foliaceus. Beide Erkrankungen treten bevorzugt im mittleren Lebensalter auf.

Beim P. foliaceus finden sich kurzlebige, oberflächliche Blasen, die relativ schnell eintrocknen und charakteristischerweise eine blätterteigartige, dünne Blasendecke hinterlassen. Prädilektionsstellen sind das Capillitium und die seborrhoischen Areale. Die Ausdehnung reicht von einigen wenigen Herden bis zu einem nahezu das gesamte Integument einnehmenden erythrodermatischen Zustandsbild. Der Verlauf ist meist durch episodisch auftretende Schübe gekennzeichnet. Die Diagnose erfolgt durch Biopsie (Histopathologie: bevorzugt subkorneale, intraepidermale Spaltbildung, eine Unterscheidung vom P. vulgaris ist jedoch nicht sicher möglich), sowie durch direkte Immunfluoreszenz an einem entnommenen Hautstück (Nachweis von in vivo gebundenen Immunglobulinen in der Epidermis mit einem charakteristischen, interzellulären Verteilungsmuster) und durch indirekte Immunfluoreszenz oder andere serologische Methoden (z.B. ELISA) zum serologischen Nachweis zirkulierender Autoantikörper gegen Desmoglein 1. Pemphigus erythematosus und Pemphigus seborrhoicus stellen klinische Varianten des Pemphigus foliaceus dar. Eine in Südamerika vorkommende endemische Variante des P. foliaceus, die wahrscheinlich durch einen bis jetzt unbekannten Umweltfaktor getriggert wird, nennt man „Fogo selvagem". Die Therapie des P. foliaceus erfolgt durch systemische Gabe von Glukokortikoiden in Kombination mit anderen Immunsuppressiva wie Azathioprin. Die Prognose ist in der Regel günstig.

Beim P. vulgaris dominieren schlaffe Blasen, die relativ bald platzen und großflächige Erosionen hinterlassen. Das Nikolski-Zeichen (= Erweiterung der Blase in die umgebende Haut auf tangentialen Druck mit dem Finger) ist positiv. Schleimhautbeteiligung kommt vor und ist häufig die erste Manifestation der Erkrankung. Wie beim P. foliaceus treten episodische Schübe auf. Analog zum P. foliaceus erfolgt die Diagnosesicherung durch Biopsie, Histologie sowie direkte und indirekte Immunfloreszenz. Der Pemphigus vegetans ist eine klinische Variante des P. vulgaris, bei dem es zu chronisch vegetierenden Herden kommt. Der P. vulgaris ist prognostisch etwas ungünstiger als der P. foliaceus. Schwere, durch Flüssigkeitsverlust, Superinfektion oder Therapienebenwirkungen komplizierte Verläufe kommen vor. Die initiale Therapie besteht in einem ausreichend hoch dosierten Kortikosteroidstoß, meist in Kombination mit Azathioprin.

In den letzten Jahren wurde in Zusammenhang mit lymphoproliferativen Erkrankungen (v.a. B-Zell-Lymphome) eine Erkrankung beschrieben, die histologisch durch eine intraepidermale Spaltbildung und Akantholyse sowie durch eine Vielzahl von Autoantikörpern gegen epidermale Strukturen gekennzeichnet ist. Diese Erkrankung erhielt den Namen „paraneoplastischer Pemphigus". Klinisch und histologisch erinnert diese Erkrankung aber auch an ein Erythema exsudativum multiforme oder an den Lichen planus.

► *Pemphigoidgruppe*

Diese Gruppe an Erkrankungen, deren wichtigster und häufigster Vertreter das bullöse Pemphigoid ist, zeichnet sich durch eine junktionale Spaltbildung im Bereich der Basalmembran aus. In den meisten Fällen ist die Spaltbildung oberhalb der Lamina densa lokalisiert, nur einige wenige Vertreter dieser Gruppe zeichnen sich durch eine Spaltbildung unterhalb der Lamina densa aus.

Das bullöse Pemphigoid ist eine Erkrankung des höheren Lebensalters (eine juvenile From existiert, ist aber selten). Die Erkrankung ist gekennzeichnet durch Autoantikörper gegen Bestandteile der Hemidesmosomen, nämlich Kollagen TypXVII (früher: bullöses Pemphigoid-Antigen Typ II) und ein noch unbekanntes Protein mit einem Molekulargewicht von 230 KD. Klinisch äußert sich die Erkrankung durch multiple urtikarielle Plaques, die teilweise konfluieren und auf denen an manchen Stellen pralle Blasen entstehen. Das Nikolski-Zeichen ist negativ. In manchen Fällen bleibt die Blasenbildung aus. Eine Schleimhautbeteiligung mit erosiven Veränderungen kommt vor. Histopathologisch ist neben der junktionalen Spaltbildung ein mit eosinophilen Granulozyten durchsetztes, entzündliches Infiltrat der papillären Dermis auffällig. Die Diagnosesicherung erfolgt mittels direkter Immunfloreszenz am Gefrierschnitt, wo lineare Ablagerungen (entlang der Basalmembran) von IgG und Komplement nachgewiesen werden können. Für den serologischen Nachweis zirkulierender Autoantikörper stehen die indirekte Immunfloreszenz oder ein ELISA zur Verfügung. Bei der Therapie des bullösen Pemphigoids hat in letzter Zeit ein Paradigmenwechsel stattgefunden. Besonders bei älteren Patienten mit schweren Formen wird immer mehr zu einer (aufwendigen) Lokaltherapie mit potenten Kortikosteroiden übergegangen und die nebenwirkungsreiche systemische Kortikoidtherapie verlassen.

Ebenfalls zu junktionalen Blasen führen das vernarbende Schleimhautpemphigoid (mit Autoantikörper u.a. gegen Laminin 5, einem Bestandteil der Ankerfilamente), der Herpes gestationis (eine Schwangerschaftsdermatose mit Autoantikörper gegen Kollagen Typ XVII) und die lineare IgA Dermatose (gekennzeichnet durch Autoantikörper der Klasse IgA).

► *Autoimmunerkrankungen mit subepidermaler Spaltbildung*

Zu den blasenbildenden Autoimmundermatosen mit subepidermaler Spaltbildung (unterhalb der Lamina densa) zählen die Dermatitis herpetiformis (Duhring), die Epidermolysis bullosa acquisita (EBA) und der bullöse Lupus erythematodes.

Die Dermatitis herpetiformis Duhring (DHD) betrifft vorwiegend, aber nicht ausschließlich Männer mittleren Alters und ist gemeinsam mit der glutensensitiven Enteropathie (Zöliakie) eine Erscheinungsform der Glutenunverträglichkeit (Gluten ist ein Bestandteil des Weizens). Nicht alle Patienten mit glutensensitiver Enteropathie (GSE) haben eine DHD, aber (nahezu) alle Patienten mit DHD haben eine (meist subklinische) GSE.

Die DHD und die GSE sind durch Antigliadin-AK (Gliadin ist ein Bestandteil von Gluten) als auch durch antiendomysiale AK vorwiegend der Klasse IgA gekennzeichnet. Heute weiß man, dass die antiendomysialen AK gegen das im Darm vorhandene Enzym Transglutaminase gerichtet sind, dessen Substrate vorwiegend glutaminhältige Proteine wie das Gliadin sind. Bei der DHD kommt es, begünstigt durch eine genetische Disposition, auch zur Bildung von AK (meist IgA) gegen eine epidermale Transglutaminase und somit zur Auslösung der Hauterscheinungen. Das klinische Leitsymptom der DHD sind stark juckende, gruppierte Papeln, auf denen sich gelegentlich Bläschen bilden. Die Prädilektionsstellen sind die Streckseiten der oberen Extremität sowie die Glutealregion. Histologisch sieht man Ansammlungen von neutrophilen Granulozyten in den Papillenspitzen und eine subepidermale Spaltbildung. Die direkte Immunfluoreszenz zeigt granuläre Ablagerungen von IgA in den dermalen Papillen. Serologisch lassen sich (neuerdings mittels ELISA) antiendomysiale AK nachweisen. Die Therapie umfasst Diät (glutenfreie Kost) sowie die systemische Gabe von Dapson.

Die Epidermolysis bullosa acquisita (EBA) und der bullöse LE sind seltene blasenbildende Autoimmunerkrankungen mit subepidermaler Spaltbildung. Bei beiden Erkrankungen findet man Autoantikörper gegen Kollagen Typ VII (Bestandteil der Ankerfibrillen).

1.3.5.2 Kollagenosen

Die Kollagenosen sind systemische Autoimmunerkrankungen, die multiple Organe befallen können, u.a. auch die Haut. Autoimmunphänomene, wie das Auftreten von Autoantikörpern, spielen in der Diagnostik (vermutlich auch in der Pathogenese) eine wichtige Rolle, jedoch ist die Ätiologie dieser Erkrankungen noch immer weitgehend ungeklärt. Dermatologisch am bedeutsamsten sind der Lupus erythematodes, die Dermatomyositis und die systemische Sklerodermie. Überlappungen zwischen den Erkrankungen kommen vor.

► *Lupus erythematodes*

Der Lupus erythematodes (LE) ist eine Systemerkrankung, bei der die Haut in unterschiedlicher Art und Weise befallen sein kann. Die Pathogenese des LE ist weitgehend ungeklärt. Neben genetischen Faktoren (Assoziation mit bestimmten HLA-Typen) werden folgende Immunphänomene beobachtet:

- eine B-Zell-Aktivierung
- die Bildung von Autoantikörpern
- eine Verringerung der T-Zellen

Die Ursachen für die beim LE beobachtete Autoreaktivität sind unbekannt, diskutiert werden unter anderem:

- Exposition von primär nicht zugänglichen Antigenen (intrazelluläre Antigene wie z.B. DNA) und normalerweise vom Immunsystem isolierte Organe und Strukturen (z.B. Schilddrüsenfollikel, Spermien, Hirnsubstanz)
- die Veränderung eines Autoantigens durch Fremdantigene (bakteriell, viral, chemisch)
- die Fehlerkennung eines Autoantigens aufgrund hoher struktureller Ähnlichkeit zu einem Fremdantigen („molecular Mimicry")
- die direkte Stimulation von B-Zellen oder zytotoxischen T-Zellen durch Viren.

In manchen Fällen bleibt die Erkrankung auf die Haut beschränkt, in anderen Fällen ist die Haut eines von vielen befallenen Organen. Unabhängig davon unterteilt man neuerdings den kutanen LE in einen chronisch kutanen (CCLE), einen subakut kutanen (SCLE) und einen akut kutanen LE (ACLE). Diese Einteilung orientiert sich hauptsächlich an der Aktualität bzw. der Chronizität des Geschehens. Isolierter Hautbefall tritt vorzugsweise als chronisch kutane Verlaufsform auf. Hervorzuheben ist jedoch, dass auch bei Befall innerer Organe wie z.B. Niere, Lunge, Herz usw. Hautherde auftreten können, die von der Morphologie und vom Verlauf her einem chronisch kutanen LE entsprechen. Der Nachteil dieser Einteilung des kutanen LE in akut, subakut und chronisch ist, dass dabei nicht oder nur bedingt auf die klinischen und histopathologischen Besonderheiten der verschiedenen Erscheinungsformen des kutanen LE eingegangen wird.

Die häufigste Variante des kutanen LE ist der CCLE. Darunter fällt auch jene Form, die früher als chronisch diskoider Lupus erythematodes (CDLE) bezeichnet wurde. Diese Variante ist in der Regel durch einen isolierten Befall der Haut ohne Zeichen einer Systembeteiligung gekennzeichnet und tritt bevorzugt an sonnenexponierten Arealen auf (Gesicht!). Die für eine Systembeteiligung charakteristischen Befunde wie z.B. antinukleäre Antikörper fehlen. Die Erkrankung verläuft chronisch und in Schüben, wobei die Schübe durch UV-Exposition getriggert werden können. Die langsam (über Monate und Jahre) an Größe zunehmenden Herde beginnen als schuppende erythematöse Plaques, die mit der Zeit zentral einsinken und vernarben. Durch die Vernarbung kann es mit der Zeit sogar zu Mutilationen kommen. Histopathologisch findet man in der entzündlichen Phase ein lymphozytäres Infiltrat der Dermis, das an die dermo-epidermale Junktionszone heranreicht und zu einer vakuoligen Degeneration der basalen Keratinozyten führt. Die Basalmembran ist verdickt.

Der SCLE ist ebenfalls durch schuppende, erythematöse Plaques gekennzeichnet, die Vernarbung rückt aber in den Hintergrund. Die Herde entwickeln sich rascher als beim CCLE, gelegentlich so rasch, dass die Schuppung als Zeichen der Chronizität fehlt und die runden bis ovalen Herde einem EEM ähnlich sind. Auch der SCLE wird durch UV-Licht gertriggert. Die Herde treten zwar bevorzugt in den UV-exponierten Arealen auf, können aber auch disseminiert am gesamten Integument vorkommen. Die Histologie entspricht im Wesentlichen dem CCLE. Die Erscheinungsform des SCLE ist häufiger mit dem Befall anderer Organe assoziiert als der CCLE. Eine Assoziation besteht auch mit Ro/La-Antikörpern (Antikörper gegen nukleäre Faktoren, welche die Initialen der Patienten tragen, bei denen sie zuerst beschrieben wurden).

Die Erscheinungsformen des akut kutanen LE (ACLE) umfassen unter anderem das Schmetterlingserythem. Hierbei handelt es sich um eine akut auftretende zentrofaziale Rötung im Bereich der Malarregion. In vielen Fällen entwickeln sich in diesem Areal im Laufe der Zeit Herde eines CCLE. Zum ACLE kann man auch die makulo-urtikariellen Exantheme, die charakteristischen Erytheme der Fingerstreckseiten (wobei typischerweise die Gelenke ausgespart sind) sowie die bullösen Erscheinungsformen des kutanen LE zählen. Der ACLE ist nahezu immer Ausdruck eines sogenannten „systemischen LE“ mit Befall innerer Organe.

Andere Erscheinungsformen des LE an der Haut sind z.B. die Lupus-Pannikulitis (kann vom Verlauf her dem CCLE zugeordnet werden) und der Lupus tumidus (geringe epidermale Beteiligung). Neben den kutanen Manifestationen des LE selbst gibt es auch Lupus-assoziierte Hautsymptome wie Schleimhautulzera (die in Assoziation mit allen genannten kutanen Varianten auftreten können), Raynaud-Symptomatik (durch Kälte induzierte Spasmen der Fingerarterien mit triphasischer Hautreaktion: zuerst weiß, dann blau, dann rot), Effluvium, Livedo reticularis, Veränderungen der Nagelfalzgefäße sowie Schübe einer nekrotisierenden (leukozytoklastischen) Vaskulitis als Ausdruck zirkulierender Immunkomplexe.

Die Organmanifestationen des LE umfassen neben der Haut u.a. die Niere, die Gelenke, das Herz, die Lunge, die Leber und das Gehirn (siehe interne Lehrbücher). Bei Befall anderer Organe als der Haut spricht man von einem systemischen LE (SLE). Nochmals sei betont, dass im Rahmen eines SLE alle möglichen Varianten der Hautbeteiligung vorkommen können, vom ACLE bis zum CCLE. Isolierte kutane Formen des LE treten hingegen in erster Linie als CCLE in Erscheinung. Die Diagnose eines kutanen LE erfolgt anhand des klinischen Bildes und der Histologie. Die diagnostische Aufarbeitung eines Patienten mit kutanen LE und Verdacht auf SLE hingegen umfasst unter anderem: immunologische Befunde (ANA, anti-dsDNA-Antikörper, Antiphospholipid AK), Blutbild, Blutchemie, Lupusbandtest (Nachweis von IgG und Komplementablagerungen entlang der Basalmembranzone von nicht sonnenexponierter Haut), Harnbefund mit 24-Stunden-Harn (Proteinurie!), Lungenröntgen, EKG, Echokardiographie und CT bzw MRT des Gehirns.

Die Diagnose eines SLE erfolgt anhand der 11 ARA-Kriterien (ARA steht für American Rheumatism Association)

1. Schmetterlingserythem
2. CCLE-Herde
3. Photosensitivität
4. orale oder nasopharyngeale Ulcera
5. Arthritis mit 2 oder mehr betroffenen Gelenken
6. Serositis (Pleuritis oder Pericarditis)
7. Nierenbeteiligung: Proteinurie > 0,5 g/d
8. neurologische Symptome (Krampfanfälle oder Psychose)
9. hämatologische Symptome: Hämolytische Anämie, Leukopenie, Thrombozytopenie
10. Anti-dsDNA, anti-Sm und/oder Antiphospholipid Antikörper
11. erhöhter ANA-Titer

Eine Kombination von 4 oder mehr Kriterien macht die Diagnose eines SLE wahrscheinlich (Spezifität 95%, Sensitivität 75%).

Die Therapie des isoliert kutanen LE ist eine Domäne der Dermatologie. Konsequenter Sonnenschutz ist Hauptbestandteil der Therapie. Kortikosteroid-Cremen oder Salben sind in milden Fällen ausreichend. In schweren Fällen können Kortikosteroide, Chloroquin oder Thalidomid systemisch (peroral) eingesetzt werden. Die Therapie des SLE ist eine Domäne der Rheumatologie und erfolgt in der Regel interdisziplinär. Die Therapie des SLE umfasst neben NSAR und systemischen Kortikosteroiden die Gabe von Immunsuppressiva wie Azathioprin, Cyclophosphamid und Methotrexat.

► *Dermatomysositis*

Die Dermatomyositis ist eine seltene Multisystemerkrankung, die bevorzugt die Haut und das Muskelgewebe befällt. Hauterscheinungen stehen oft am Beginn der Erkrankung. Die Erkrankung kann mit ungefähr gleicher Häufigkeit bei Kindern und Erwachsenen auftreten und ist in manchen Fällen Ausdruck einer Paraneoplasie. Die Hautsymptome der Dermatomyositis sind den kutanen Erscheinungen beim SLE sowohl in klinischer als auch in histologischer Hinsicht ähnlich.

Typische Hautmanifestationen der Dermatomyositis sind u.a. ein periorbitales, fliederfarbenes Erythem (heliotropes Erythem); generalisierte Erytheme mit Teleangiektasien und Pigmentverschiebungen (poikilodermatisches Bild), lichenoide Papeln und Erytheme an den Streckseiten der Finger und am Handrücken (Gottron-Zeichen) sowie (in einem späten Stadium) kutane Verkalkungen.

Der Befall der Skelettmuskulatur äußert sich durch Muskelschwäche und Muskelschmerzen. In erster Linie sind die Schulter- und die Beckenmuskulatur befallen, mit einer gewissen Häufigkeit auch die Larynxmuskulatur (Heiserkeit). Neben dem Befall der Skelettmuskulatur kann es auch zum Befall des Ösophagus (Schluckbeschwerden), der Herzmuskulatur oder des Zwerchfells (Atemschwierigkeiten) kommen.

Die Diagnose wird gestellt durch die Klinik, die Histopathologie befallener Haut (ähnlich dem LE), durch Muskelbiopsie, EMG sowie MRT der Muskulatur (Schultergürtel oder Becken). Weiters finden sich als Zeichen der Muskelbeteiligung eine Erhöhung der muskelspezifischen Enzyme (Aldolase, CK) im Serum. Antinukleäre Antikörper finden sich in einem nicht unwesentlichen Prozentsatz der Fälle.

Die Therapie besteht in der systemischen Langzeitgabe von Glukokortikoiden, meistens in Kombination mit Azathioprin. In therapieresistenten Fällen wird auf Cyclophosphamid oder Methotrexat zurückgegriffen. Tritt die Dermatomyositis als Paraneoplasie auf, steht natürlich die Therapie der Grunderkrankung im Vordergrund.

► *Systemische Sklerodermie*

Die systemische Sklerodermie ist eine Systemerkrankung, die bevorzugt Frauen mittleren Alters betrifft mit Befall der Haut, der Niere, der Muskulatur, des Gastrointestinaltrakts, des Respirationstrakts und des Herzens. Das Ausmaß des Befalls innerer Organe ist unterschiedlich, ebenso der Verlauf der Erkrankung. Die Spanne reicht von Fällen mit limitierter Ausbreitung (v.a. der akralen Haut) mit mildem (subklinischem) Befall innerer Organe und langsamer Progredienz bis zu Fällen mit rascher und diffuser Ausbreitung der Sklerose sowie schwerem Befall innerer Organe (Lungenfibrose, Niereninsuffizienz).

Der Hautbefall ist gekennzeichnet durch eine meist akrale, im Bereich der Finger beginnende Sklerose (Verhärtung) und Schrumpfung der Haut. Eine Folge davon ist eine Verkürzung und Zuspitzung der Fingerendglieder. Später kommt es auch zur Bewegungseinschränkungen und Versteifung. Recht typisch sind kleine Ulzera an den Fingerkuppen. Ein relativ frühes Zeichen sind Veränderungen der Nagelfalzgefäße mit haarnadelartig gewundenen Riesenkapillaren, Blutungen und Mikroinfarkten. Häufig leiden die Patienten unter einer Raynaud-Symptomatik. Im Gesicht erscheint die Haut durch die Sklerose glatt, gespannt und glänzend. Es kommt durch Schrumpfung zur Mikrostomie und zur Verkürzung des Zungenbändchens (Patienten können die Zungenspitze bei geöffnetem Mund nicht mehr bis zum oberen Gaumen heben). In späten Stadien kommt es zu Verkalkungen der Haut (Calcinosis cutis). Bei Befall des Gastrointestinaltrakts treten Schluckbeschwerden (Ösophagusbeteiligung), Reflux, Obstipation oder Diarrhöen auf, Lungenbeteiligung führt zu einer fibrosierenden Alveolitis und als Konsequenz zur pulmonalen Hypertension, Sklerose der Nierenarterien mündet in eine Niereninsuffizienz.

Die Diagnose erfolgt aufgrund des typischen klinischen Bildes und der Histologie (wesentlicher Befund: Sklerose der Dermis) nach Ausschluss anderer mit Sklerose der Haut einhergehender Prozesse. Antinukleäre Antikörper (ANA) sind häufig zu finden, in manchen Fällen finden sich spezifische Antikörper gegen Scl-70 (Topoisomerase).

Systemische Kortikosteroide können das Fortschreiten der Erkrankung in manchen Fällen verlangsamen. Insgesamt ist die Therapie jedoch unbefriedigend. Supportive Maßnahmen stehen im Vordergrund.

1.3.6 Ausgewählte entzündliche Hauterkrankungen unbekannter Ätiologie

1.3.6 1 Psoriasis (Schuppenflechte)

Die Psoriasis (griech. Psora = Juckreiz) ist eine häufige, bei Kaukasiern mit einer Prävalenz von 1–3% auftretende, chronische rezidivierende entzündliche Erkrankung, die durch exogene und endogene Faktoren auslösbar ist und auf einer genetischen Disposition beruht. Genlokalisationen für die Psoriasis wurden auf verschiedenen Chromosomen nachgewiesen (polygenetischer Erbgang). Epidemiologisch lassen sich zwei Typen unterscheiden: Der häufigere Typ I (70%) ist durch ein frühes Manifestationsalter (vor dem 30. Lebensjahr), familiär gehäuftes Auftreten (Assoziation mit HLA Cw6, HLA Dr7, HLA B13, HLA B17) und einen oft schweren Verlauf gekennzeichnet. Beim Typ II tritt die Erkrankung ohne familiäre Häufung meist erst später auf und verläuft im Allgemeinen leichter.

Klinisch gibt es unterschiedliche Manifestationsformen, wobei die Psoriasis vulgaris, die durch typische erythro-squamöse Plaques (= rötliche Herde mit silbrig weißer Schuppung) gekennzeichnet ist, die häufigste Variante darstellt. Andere Erscheinungsformen umfassen die pustulösen Varianten, die psoriatische Erythrodermie und die Psoriasis mit Gelenkbeteiligung (Psoriasis arthropathica). Selten sind neben der Haut auch die oralen (Exfoliatio areata lingua, Lingua geographica) und genitalen (Balanitis circinata) Schleimhäute betroffen. Auch okulärer Befall (Uveitis, Konjunktivitis, Iridozyklitis) ist möglich.

Die klinischen Leitsymptome Desquamation (Schuppung), Induration und Erythem korrelieren histopathologisch mit einer Parakeratose des Stratum corneum (klinisch als Schuppung sichtbar) mit Ansammlungen neutrophiler Granulozyten (Munro'sche Mikroabszesse) über einer hyperplastischen Epidermis. In der papillären Dermis finden sich erweiterte und stark gewundene Kapillaren (klinisch als Erythem sichtbar). Typisch ist ein lymphozytäres Entzündungsinfiltrat. Bei den pustulösen Verlaufsformen finden sich subkorneale und später intrakorneale, spongiotische Pusteln (Kogoj'sche Mikropusteln).

Pathogenetisch weist die Psoriasis Parallelen mit anderen chronisch entzündlichen Erkrankungen aus dem rheumatologischen Formenkreis auf (rheumatoide Arthritis, Mb. Bechterew, Mb. Crohn und Colitis ulcerosa) und zeigt auch ein ähnliches therapeutisches Ansprechen auf bestimmte Medikamente. Man fasst diese Gruppe von Erkrankungen als „immune-mediated inflammatory diseases" (IMID) zusammen. Nach derzeitigem Verständnis kommt es bei entsprechender genetischer Disposition zu einer durch antigenpräsentierende Zellen (dendritische Zellen) vermittelten Aktivierung von bestimmten T-Zellen auf ein bisher unbekanntes Antigen und zur Produktion des pro-inflammatorischen Zytokins Tumor-Nekrose-Faktor alpha (TNF-α) und von Interleukin 23. Dies führt zur Einwanderung bestimmter T-Zellen (Th1-Zellen und Th17 Zellen), die wiederum Mediatoren freisetzen (TNF-α, IFN-γ, IL-1, IL-17) und so die Entzündungsreaktion aufrechterhalten. Es kommt zur Einwanderung von neutrophilen Granulozyten, zur Angiogenese und zur Aktivierung und verstärkten Proliferation von Keratinozyten. Keratinozyten können unter diesen Umständen Antigen präsentieren (nicht-professionelle antigenpräsentierende Zelle) und produzieren selbst wiederum eine Reihe von Zytokinen und Chemokinen, die das entzündliche Geschehen weiter verstärken.

Klinisch unterscheidet man mehrere Erscheinungsformen der Psoriasis.

► *Psoriasis vulgaris*

Die Primäreffloreszenz der Psoriasis vulgaris ist eine erythro-squamöse Papel (Psoriasis punctata, P. guttata), die in Plaques von unterschiedlicher Größe übergehen kann. Typische klinische Zeichen der Psoriasis vulgaris sind das „Kerzentropfphänomen", das die Ähnlichkeit abgelöster Schuppen mit Kerzenwachs beschreibt, sowie das „Auspitzphänomen"[3]. Letzteres beschreibt punktförmige kapillare Hautblutungen, die nach Ablösen der Hautschuppen sichtbar sind. Da bei der Psoriasis die gesamte Haut erkrankt ist und nicht nur die klinisch manifesten Hautlokalisationen, können durch mechanische Manipulation (Verletzung, Operation, Kratzen) typische Effloreszenzen auch in klinisch unbefallener Haut ausgelöst werden (Köbner-Phänomen[4]). Bei der Psoriasis vulgaris lassen sich folgende Untergruppen unterscheiden:

Chronisch stationärer Typ, welcher durch erythro-squamöse Plaques an den Prädilektionsstellen Extremitätenstreckseiten (Ellbogen, Knie), Capillitium und Lumbosakralregion gekennzeichnet ist (Plaque-Typ).

Akut exanthematischer Typ, der vor allem bei Typ-I-Psoriatikern im Anschluss an eine Infektion mit Streptokokken auftritt. Je nach Eruptionsdruck finden sich neben punktförmigen Effloreszenzen auch Plaques mit zum Teil bizarrem Ausbreitungsmuster (P. geographica)

Die *Psoriasis inversa* ist durch Effloreszenzen in intertriginösen Arealen, dem Kopf und an Händen und Fußsohlen gekennzeichnet. Aufgrund der Lokalisation fehlen in den Intertrigoarealen oft die typischen silbrigen Schuppen, stattdessen imponieren die Läsionen als scharf begrenzte, erythematöse Plaques.

► *Nagelpsoriasis*

Eine psoriatische Onychopathie kann sowohl als isolierte Erkrankung als auch im Rahmen anderer Manifestationsformen der Psoriasis auftreten. Nagelveränderungen kommen bei 30–50% der Psoriatiker vor und betreffen die Nagelmatrix und/oder das Nagelbett.

Veränderungen der Nagelmatrix:

- Tüpfelnägel: punktförmige Defekte im Bereich der Nagelplatte
- Krümelnägel: Onychodystrophien mit unregelmäßig verdickter Nagelplatte
- Leukonychie: weiße Verfärbungen der Nagelplatte

Veränderungen des Nagelbettes:

- Ölflecken: fleckförmige Onycholyse mit braunen Verfärbungen
- Splitterblutungen
- subunguale Hyperkeratose

► *Psoriatische Erythrodermie*

Die psoriatische Erythrodermie ist durch eine das gesamte Integument betreffende Entzündung der Haut mit Rötung, Schuppung und zum Teil Erosionen gekennzeichnet. Sie kann entweder primär als Psoriasisschub auftreten oder sich aus einer Psoriasis vulgaris oder Psoriasis pustulosa durch Generalisation entwickeln. Bei der Erythrodermie handelt es sich um ein schweres Erkrankungsbild, bei dem es durch die großflächige Entzündung der Haut zu Komplikationen wie Flüssigkeits- und Eiweißverlust, Störungen des Elektrolyhaushalts und Superinfektionen kommen kann.

---

[3] Heinrich Auspitz (1835–1886), österreichischer Dermatologe

[4] Heinrich Köbner (1838–1904), deutscher Dermatologe

► *Psoriasis pustulosa*

Bei den durch Pusteln gekennzeichneten Manifestationen der Psoriasis unterscheidet man solche mit lokalisiertem Befall von den generalisierten Formen. Die sterilen Pusteln, die diese Krankheitsbilder charakterisieren, entstehen durch eine massive Extravasation von neutrophilen Granulozyten mit fokaler Akkumulation in der Epidermis. Histologisch zeigt sich dies als spongiforme Pustel, subkorneale Pusteln und Leukozytenfragmente im parakeratotischen Statum corneum.

Akral lokalisierte Formen sind die Psoriasis pustulosa palmoplantaris (Typ Barber) und die Akrodermatitis continua suppurativa Hallopeau. Beide Formen kommen an den Händen und Füßen vor, wobei beim Typ Barber vor allem Handflächen und Fußsohlen betroffen sind, während beim Typ Hallopeau die Dorsalseiten der Finger und die Fingerspitzen mit subungualen Befall, Paronychie und evtl. Nagelverlust betroffen sind. Beide Formen können mit Gelenkbeteiligung auftreten und sind durch sterile, konfluierende Pusteln und einen chronisch rezidivierenden Verlauf gekennzeichnet.

Generalisierte Formen umfassen die Psoriasis pustulosa generalisata (Typ Zumbusch), die Impetigo herpetiformis bei Graviden und die pustulöse Psoriasis vom zirzinären Typ. Im Gegensatz zu den lokalisierten Formen handelt es sich bei den generalisierten Formen der pustulösen Psoriasis um schwere Krankheitsbilder, die durch generalisierte subkorneale Pusteln mit Tendenz zur Konfluenz gekennzeichnet sind. Sie können sich aus einer Psoriasis vulgaris entwickeln oder primär entstehen. Beim Typ Zumbusch handelt es sich um ein mit HLA-B27 assoziiertes akut auftretendes, fieberhaftes Krankheitsbild, das neben oberflächlichen Pusteln durch eine Erythrodermie mit den entsprechenden Begleitsymptomen und Arthralgien gekennzeichnet ist. Die Erkrankung nimmt einen schubhaften Verlauf und kann unbehandelt zum Tod führen (Hypokalzämie, Tetanie, Herzversagen). Üblicherweise kommt es aber nach Wochen zur Spontanremission. Verläuft die Erkrankung milder mit erythematösen zirzinären Läsionen mit randständigen Pusteln, spricht man von Psoriasis pustulosa vom zirzinären Typ.

► *Psoriasis arthropathica*

5–20% der Patienten mit Psoriasis vulgaris zeigen als Audruck einer Systemerkrankung eine Gelenkbeteiligung im Sinne einer Arthritis. Klinisch äußert sich diese zumeist als Arthralgie mit schmerzhaft geschwollenen und geröteten Gelenken. Typisch ist der Befall periartikulärer Strukturen (Enthesiopathie), der sich oft als Tendosynovitis äußert. Die Psoriasis arthropathica ist als seronegative (Rheumafaktor negativ) Oligo- oder Polyarthritis, die mit einer Psoriasis der Haut oder der Nägel assoziiert ist, definiert. Oft findet sich eine Assoziation mit HLA-B27. Nach Anzahl und Befallsmuster der betroffenen Gelenke unterscheidet man 10 Typen, wobei der asymmetrische Befall der distalen Zehen- und Fingergelenke am häufigsten ist. Der Verlauf ist meist chronisch, seltener akut. Unbehandelt führt die Entzündung zur Gelenkdestruktion.

► *Reaktive Arthritis (Morbus Reiter[5])*

Obwohl diese mit Hautläsionen assoziierte postinfektiöse Arthritis in anderen Lehrbüchern als eigene Erkrankung angeführt wird, wird sie hier aus zwei Gründen als klinische Variante der Psoriasis abgehandelt:

1. Wie bei der Psoriasis-Arthritis handelt es sich um eine seronegative, HLA-B27-assoziierte Spondylarthritis, die typischerweise durch einen Infekt getriggert 1–4 Wochen postinfektiös auftritt.
2. Die begleitenden Symptome der Haut und Schleimhäute, nämlich sterile, oberflächliche Pusteln, die meist an Handflächen und Fußsohlen beginnen und nach dem Aufplatzen als schuppende Plaques imponieren (Keratoderma blenorrhagicum), sowie die Läsionen an der Mundschleimhaut (Lingua geographica) und Genitalschleimhaut (Balanitis circinata) sind histologisch nicht von dem der Psoriasis unterscheidbar.

Betroffen sind überwiegend junge Männer. Die vorangehenden Infekte sind entweder durch gramnegative Darmbakterien ausgelöste Dysenteritiden (postdysenterischer Typ) oder venerische Infektionen mit Chlamydia trachomatis (postvenerischer Typ).

Typischerweise kommt es zum Auftreten einer schmerzhaften Arthritis der Knie- und Sprunggelenke und zu Enthesiopathien. Weitere Symptome sind eine eitrige Urethritis, Augensymptome (Konjunktivitis, Iridozyklitis) und die beschriebenen Manifestationen and Haut und Schleimhäuten.

► *Therapie*

Die Therapien der Psoriasis umfassen je nach Schwere der Erkrankung lokale und systemische Therapien.

Lokaltherapie

Unterstützende Maßnahmen mit Pflegesalben und Ölbädern sind ein wichtiger Eckpfeiler der Psoriasistherapie. Dazu gehören auch keratolytische Maßnahmen mit Präparationen, die Salizylsäure (2–10%) oder Urea (20%) enthalten, um Schuppen zu entfernen und so den Eintritt von Wirksubstanzen zu erleichtern.

Teerpräparate (Steinkohleteer) und Dithranol (Cignolin) gehören zu den ältesten lokalen Therapieformen der Psoriasis, werden aber heute kaum noch verwendet. Calcitriol (Vitamin D3) und seine synthetischen Analoga (Tacalcitol und Calcipotriol) entfalten ihre antipsoriatische Wirkung vor allem durch Hemmung der Keratinozytenhyperproliferation. Die Präparate sind gut verträglich, periläsionale Hautreizungen kommen vor.

Topische Kortikosteroide wirken immunsuppressiv und anti-inflammatorisch und bilden einen festen Bestandteil der topischen Psoriasistherapie. Bei Langzeitanwendung kann es zur Hautatrophie kommen.

Fototherapie

Die Fototherapie beinhaltet die Behandlung mit UVA- oder UVB-Strahlen sowie die Fotochemotherapie. Sie zählt zu den wichtigsten Therapieoptionen der Psoriasis.

---

[5] Hans Reiter war ein führender Arzt des nationalsozialistischen Hitler-Regimes und hat Euthanasien an Gefangenen in Konzentrationslagern veranlasst.

Bei mittelschweren Formen der Psoriasis vulgaris mit eher flachen Plaques wird eine Behandlung mit UVB-Breitspektrum-Fototherapie oder mit Schmalband-UVB (311 nm, vermindertes erythrogenes Potential) 3- bis 5-mal pro Woche durchgeführt. Ein Behandlungszyklus umfasst 25 bis 30 Bestrahlungen, gefolgt von einer Erhaltungstherapie mit 1–2 Bestrahlungen über weitere 4 Wochen. Wichtig ist die Bestimmung der individuellen minimalen Erythemdosis (MED) vor Behandlungsbeginn.

Die Fotochemotherapie (PUVA-Therapie) ist eine Kombination aus UVA-Bestrahlung und Verabreichung von fotosensibilisierenden Substanzen. Verwendet werden 8-Methoxypsoralen (8-MOP) und 5-Methoxypsoralen (5MOP). Unter UVA kommt es zur Bildung von Fotoaddukten mit der DNS der Keratinozyten, wodurch deren Zellteilung verhindert wird. Neben diesem antiproliferativen Effekt kommt es zur Auswanderung der Langerhanszellen aus der Epidermis (immunsuppressive Wirkung). Wird der Fotosensibilisator lokal in Form eines Bades (Balneofototherapie) oder einer Creme appliziert, spricht man von topischer PUVA-Therapie (Bade-PUVA, Creme-PUVA). Bei der systemischen PUVA-Therapie werden entsprechende Psoralene oral einge Stunden vor der UVA-Behandlung verabreicht. Bestrahlungen werden für 4–6 Wochen 4x wöchentlich durchgeführt. Kurzfristige Nebenwirkungen der PUVA-Therapie sind sonnenbrandähnliche Reaktionen, Pruritus und bei oraler PUVA Übelkeit. Die Langzeitanwendung führt zu einem chronischen UV-Schaden der Haut (PUVA-Haut), und ist mit einem erhöhten Risiko zur Entwicklung von Plattenepithelkarzinomen der Haut assoziiert. Daher wird die PUVA-Therapie heute nicht mehr zur Langzeitbehandlung der Psoriasis empfohlen.

Systemische Therapie

Methotrexat (MTX) ist ein Folsäureantagonist, der hochdosiert als Chemotherapeutikum in der Tumortherapie eingesetzt wird. In niedrigeren Dosen ist MTX das klassische Basistherapeutikum in der Rheumatologie zur Behandlung der rheumatoiden Arthritis und der Psoriasis-Arthritis. Mittelschwere bis schwere Formen der Psoriasis vulgaris, der Psoriasis arthropathica und Psoriasis pustulosa sind die häufigsten dermatologischen Indikationen für den niedrig dosierten Einsatz von Methotrexat (15–25 mg pro Woche). MTX wirkt zytostatisch, antiinflammatorisch und immunsuppressiv. Nebenwirkungen umfassen gastrointestinale Beschwerden, Hepatotoxizität, Nephropathie, Ulzerationen, Blutbildveränderungen, Embryotoxizität und die sehr seltene Lungenfibrose. Wechselwirkungen mit anderen Medikamenten sind häufig und müssen bei der Behandlung berücksichtigt werden.

Die synthetischen Retinoide Etretinat und Acitretrin werden als Monotherapie bei der generalisierten pustulösen Psoriasis und bei der erythrodermatischen Psoriasis verwendet und als Kombinationstherapie mit UV-Bestrahlung (PUVA, UVB) bei schweren Formen der Plaque-Psoriasis eingesetzt. Die Wirkmechanismen umfassen eine Normalisierung der Zelldifferenzierung und Hemmung der Neutrophilenmigration. Zu den wichtigsten Nebenwirkungen gehören die Teratogenität, mukokutane Nebenwirkungen (Cheilitis, Xerosis, Nageldystrophie), Hepatotoxizität, Nebenwirkungen auf Muskeln und Knochen sowie Cephalea als Ausdruck eines benignen intrakraniellen Hochdrucks.

Der Calcineurininhibitor Ciclosporin wirkt vor allem auf T-Lymphozyten immunsuppressiv. In der Behandlung der schweren Plaque-Psoriasis zeigt Ciclosporin rasche und gute Wirksamkeit. Allerdings weist es ein breites Spektrum von Nebenwirkungen auf (arterielle Hypertonie, Nephrotoxizität, erhöhte Inzidenz von Hauttumoren). Es wird daher vor allem zur Intervallbehandlung über kürzere Zeiträume (Monate) eingesetzt. Die Langzeitanwendung ist mit 2 Jahren limitiert.

Im Gegensatz zu den bisher besprochenen Systemtherapien, die als sogenannte „konventionelle" Therapien bezeichnet werden, umfasst die Gruppe der Biologika Medikamente, die aus lebender Materie (human, tierisch, pflanzlich, Mikroorganismen) gewonnen werden und mit spezifischen Komponenten (Adhäsionsmolekülen, Zytokinen, Rezeptoren) des Immunsystems interferieren. Die verwendeten Substanzen sind Antikörper, Fusionsproteine oder lösliche Rezeptoren. Das therapeutische Prinzip ist die spezifische Interaktion an Schlüsselstellen der für die Erkrankung wichtigen immunologischen Prozesse. In der Psoriasis hat man bisher T-Lymphozyten und die Entzündungsmediatoren TNF-α und IL23 als therapeutische Zielstrukturen für eine Behandlung mit Biologika identifiziert.

Zurzeit sind in Europa vier Biologika in der Indikation der mittelschweren bis schweren Plaque-Psoriasis zugelassen.

Das Fusionsprotein Etanercept (Enbrel®), der chimäre Antikörper Infliximab (Remicade®) und der humane monoklonale Antikörper Adalimumab (Humira®) wirken über eine Blockade von TNFα. Etanercept ist ein Fusionsprotein, das als löslicher TNF-Rezeptor wirkt und durch die Bindung an TNF-α dieses biologisch inaktiviert. Die Anwendung erfolgt intermittierend als subkutane Injektion. Der chimäre anti-TNF-α-Antikörper Infliximab enthält einen aus der Maus stammenden (murinen) TNF-α-bindenden Anteil und bindet, ebenso wie Adalimumab, sowohl lösliches als auch membrangebundenes TNF-α. Während Infliximab als Infusion verabreicht wird, erfolgt die Applikation von Adalimumab als subkutane Injektion. Die TNF-α-Blocker wirken auch bei der Psoriasis-Arthritis. Infliximab wird außerdem zur Behandlung der generalisierten pustulösen Psoriasis eingesetzt. Die Nebenwirkungen der TNF-α-Blocker sind weitgehend gleich und umfassen ein primär erhöhtes Infektionsrisiko. Vor allem eine Reaktivierung einer latenten Tuberkulose ist möglich. Ein erhöhtes Risiko für Lymphome wird diskutiert, ist aber nach derzeitigem Wissensstand nicht vorhanden. Bei Infliximab kommt es aufgrund des murinen Anteils zusätzlich häufig zum Auftreten von Infusionsreaktionen.

Der humane monoklonale Antikörper Ustekinumab (Stelara®) bindet an die gemeinsame p40-Proteinuntereinheit des IL12/IL23-Rezeptors und hemmt so die Wirkung der Zytokine IL12 und IL23. Ustekinumab ist zur Behandlung der mittelschweren und schweren Plaque-Psoriasis zugelassen. Die Anwendung erfolgt subkutan alle 8–12 Wochen. Zu den häufigsten in klinischen Studien beobachteten Nebenwirkungen zählen respiratorische Infekte.

1.3.6.2 Lichen (ruber) planus (Knötchenflechte)

Lichen planus ist eine chronisch entzündliche Erkrankung unbekannter Ätiologie, die Haut, Schleimhäute, Haarfollikel und Nägel befallen kann. Der Verlauf ist meist selbstlimitierend, chronisch rezidivierende Verläufe kommen vor. Typisch ist ein oft starker begleitender Juckreiz. Pathophysiologisch nimmt man eine zelluläre Autoimmunreaktion gegen ein bisher unbekanntes Autoantigen mit nachfolgender Zerstörung der basalen Keratinozyten an.

Klinisch finden sich die typischen flachen lividen Papeln, die präferentiell an den Beugeseiten der Unterarme und Handgelenke lokalisiert sind, aber prinzipiell überall auftreten können. Man unterscheidet einen generalisierten und einen lokalisierten Verteilungstyp. Die Anordnung der Einzelläsionen kann anulär, bogenförmig (Lichen planus arcuata) oder linear (meist als Folge eines Köbner-Phänomens) sein. Das stereotypische Erscheinungsbild der Einzelläsion ist zu Beginn eine hellrote Macula, die sehr rasch in eine kleine, hell-livide, polygonale, flache, kegelstumpfartige Papel übergeht. Die Papeln sind meist gruppiert und können zu Plaques konfluieren. Typisch sind hyperkeratotische Grenzlinien, die als weißliche Linien imponieren (Wickham[6]-Streifen).

Histopathologisch findet sich ein dichtes, bandförmiges Infiltrat aus Lymphozyten in der papillären Dermis. Die Lymphozyten reichen bis an die Junktionszone heran. Durch das zelluläre Infiltrat wird die Epidermis nach oben gedrängt und unregelmäßig akanthotisch verbreitert, begleitet von fokaler Hypergranulose (Korrelat der Wickham-Streifen) und kompakter Orthokeratose (Korrelat der Papel).

Man unterscheidet mehrere klinische Sonderformen des Lichen planus.

1. Der *bullöse Lichen planus* entsteht, wenn der entzündliche Prozess sehr rasch verläuft. Es finden sich keine Papeln, sondern subepidermale Vesikel (selten).
2. Den *atrophe Lichen planus* kennzeichnet ein chronischer Verlauf mit lang bestehendem entzündlichem Infiltrat. Es kommt zur fibrösen Verdickung der papillären Dermis, während die Reteleisten der Epidermis völlig verstreichen. Die Epidermis selbst ist verdünnt. Klinisch imponieren bräunliche, zum Teil eingesunkene Maculae.
3. Ursache des *hypertrophen oder verrukösen Lichen planus* ist exzessives Kratzen, zumeist als Reaktion auf den quälenden Juckreiz. Es entstehen hyperkeratotische Papeln und Knoten (Veränderungen wie beim Lichen simplex chronicus), welche die Läsionen des Lichen planus überlagern. Prädilektionsstellen sind oft die Streckseiten der Unterschenkel.
4. Betrifft der entzündliche Prozess die Haarfollikel und die perifollikuläre Dermis der behaarten Kopfhaut, spricht man von *Lichen planopilaris*. Es findet sich ein dichtes, lymphozytäres Infiltrat, das periinfundibulär und perifollikulär beginnt und sich in das Follikelepithel ausbreitet. Betroffen ist der gesamte Haarfollikel von der Spitze bis zum Bulbus. Es kommt fokal zur Fibrose. Folge der kompletten Zerstörung des Follikels ist eine permanente Alopezie.
5. Nägel können bei Lichen planus in unterschiedlichem Ausmaß befallen sein. Bei starkem Befall kann es zur Zerstörung der Nagelmatrix mit permanentem Verlust des Nagels kommen (Anonychie). Teilweiser Befall der Nägel mit Zerstörung der lateralen Anteile der Matrix kommt in Kombination mit Hautläsionen oder als Einzelbefund vor.

[6] Louis-Frederic Wickham (1861–1913), französischer Dermatologe

6. Der Lichen planus der Mundschleimhaut betrifft meist die Wangenschleimhaut und den Zungenrand. Klinisch imponieren die Läsionen als weiße Papeln, bei Konfluenz als Plaques, eine verstärkte, netzartige Hyperkeratose wird farnkrautartige Zeichnung genannt. Selten finden sich analoge Veränderungen im Bereich der Genitalschleimhaut.
7. Der *erosive Lichen planus* äußert sich an volarer Haut (Fußsohlen) durch schmerzhafte Ulzera. Erosive Läsionen können auch im Bereich der Schleimhäute vorkommen und sind hier ebenfalls schmerzhaft.

Die Therapie der lokalisierten Formen des Lichen ruber planus besteht in der topischen Anwendung von Kortikosteroiden entweder in Salbenform unter Okklusion oder intraläsional verabreicht. Bei generalisiertem Lichen planus stehen neben topischen Kortikosteroiden folgende Therpieoptionen zur Verfügung: Schmalband-UVB- oder PUVA-Therapie, systemische Retinoide und Chloroquin. Bei unzureichendem Ansprechen kann eine Systemtherapie mit Thalidomid oder Ciclosporin erwogen werden. Nach systemischer Gabe von Kortikosteroiden kommt es oft zu Rezidiven. Da der Befall der behaarten Kopfhaut und der Nägel zu permanentem Haar- bzw. Nagelverlust führen kann, ist hier trotz des lokalisierten Befalls ein Vorgehen wie beim generalisierten Lichen planus gerechtfertigt. Der Befall der Schleimhäute verläuft meist asymptomatisch; bestehen jedoch erosive, schmerzhafte Veränderungen, wird eine Lokaltherapie mit topischen Kortikosteroiden, Tacrolimussalben oder Ciclosporin durchgeführt.

1.3.6.3 Atopische Dermatitis

► *Definition*

Der Begriff der Atopie (gr. am falschen Ort) beschreibt die genetisch determinierte Prädisposition, auf den Kontakt mit Allergenen hin Typ-I-Allergien zu entwickeln. Damit verbunden ist die Bildung Antigen-spezifischer und unspezifischer IgE-Antikörper. Zu den Erkrankungen des atopischen Formenkreises zählen neben der allergischen Rhinitis, dem allergischen Asthma und bestimmten Formen der Urtikaria auch die atopische Dermatitis.

Die atopische Dermatitis (Syn. atopisches Ekzem, endogenes Ekzem, Neurodermitis) ist eine chronische bzw. chronisch-rezidivierende, juckende Hauterkrankung. Betroffen sind in den westlichen Industrieländern 8–20% der Kinder, wobei 60% der Betroffenen bereits im ersten Lebensjahr, 85% bis zum 5. Lebensjahr erkranken. Meist kommt es zur Abheilung in der Pubertät. Persistenz bis ins Erwachsenenalter oder Erstmanifestation bei Erwachsenen sind möglich. 1–3% der Erwachsenen leiden an atopischer Dermatitis. Kinder, deren Eltern betroffen sind, haben, im Gegensatz zu Kindern von Eltern mit allergischem Asthma oder allergischer Rhinitis, ein deutlich erhöhtes Risiko ebenfalls eine atopische Dermatitis zu entwickeln. Zwillingsstudien zeigten eine Konkordanz von monozygoten Zwillingen von 75% für das Auftreten einer atopischen Dermatitis, gegenüber einer Konkordanz von 25–30% bei dizygoten Zwillingen. 50% der Kinder mit atopischer Dermatitis entwickeln ein allergisches Asthma oder eine allergische Rhinitis.

► *Pathogenese*

Die Komplexität dieser multifaktoriellen Erkrankung ergibt sich aus einer Interaktion von genetischem Hintergrund und exogenen Faktoren. Erst kürzlich wurde ein Zusammenhang zwischen der atopischen Dermatitis und Mutationen im Filaggrin-Gen nachgewiesen. Dieser Zusammenhang ist deswegen interessant, da Keimbahnmutationen im Filaggrin-Gen die Ichthyosis vulgaris hervorrufen und manche Patienten mit atopischer Dermatitis, analog zu Patienten mit Ichthyosis vulgaris, an einer extrem trockenen Haut leiden. Eine Kopplung der Erkrankung an Genbezirke, die auch für die Ausbildung der Psoriasis relevant sind, wurde ebenfalls nachgewiesen. Genpolymorphismen wurden für den hochaffinen IgE-Rezeptor, für die Zytokine IL-4, IL-13 sowie deren Rezeptoren gezeigt. Der hochaffine IgE-Rezeptor wird von epidermalen und dermalen dendritischen Zellen, Mastzellen und eosinophilen Granulozyten exprimiert. Bindung und Quervernetzung von IgE über diesen Rezeptor führt zur Degranulation von Mastzellen und Granulozyten mit Freisetzung von Histamin und anderen Entzündungsmediatoren, sowie zur verstärkten Antigenpräsentation und zur Anlockung (Chemotaxis) von Th2-Zellen durch dendritische Zellen. IL-4 und IL-13 sind die dominierenden Zytokine der Typ-2-T-Zell-mediierten Immunreaktion. T-Helferzellen vom Typ 2 sind in akuten Hautläsionen der atopischen Dermatitis vermehrt. Ähnlich heterogen wie die Forschungsergebnisse zur Pathogenese der atopischen Dermatitis ist die Erkrankung selbst.

Bei 80% der Erkrankten lässt sich eine IgE-vermittelte Sensibilisierung nachweisen, bei 20% der Patienten mit atopischer Dermatitis fehlt diese. Neben Inhalationsallergenen (Hausstaubmilbe) und bestimmten Nahrungsmittelallergenen (Ei, Milch, Erdnüsse) werden auch sogenannte „Autoallergene“ (körpereigene, meist zytoplasmatische Proteine) als Auslöser der gesteigerten Immunreaktion bei der atopischen Dermatiits diskutiert. Störungen des epidermalen Lipidstoffwechsels (Gamma-Linolensäure-Defizienz), eine neuropeptidinduzierte Mediatorfreisetzung sowie eine erhöhte Reaktivität auf cholinerge und beta-adrenerge kutane Reize werden als weitere pathogene Mechanismen angeführt. Gemeinsam ist allen Patienten, unabhängig vom Erkrankungsalter, das Symptom des Pruritus. Zustände unerträglichen Juckreizes lassen sich durch eine Reihe von Faktoren auslösen: Wolle oder Synthetikfasern, Reinigungsmittel, Umweltallergene (Tierhaare, Pollen etc.), Nahrungsmittel (z.B. Milch, Zitrusfrüchte etc.), Stress, Schweiß und andere mehr. Anfallsartige „Kratzattacken“ als Reaktion auf den Juckreiz sind die Folge. Interessant ist in diesem Zusammenhang, dass mechanische Traumen die Ausschüttung von TNF-α und vieler anderer pro-inflammatorischer Zytokine durch Keratinozyten induzieren. Tatsächlich sind die Hautveränderungen der atopischen Dermatitis bei jeder Person durch entsprechende mechanische Manipulation auslösbar. Daher scheint die exogene Komponente (Kratzen und Reiben) der dominierende Faktor für die Realisierung des klinischen Bildes der atopischen Dermatitis zu sein. Zum Kratzen werden vor allem die Fingernägel herangezogen (Glanznägel), aber auch alle möglichen Gegenstände. Unterbindet man das Kratzen und Reiben, kommt es zur Abheilung der Hautveränderungen.

▶ *Klinik*

Klinisch imponieren die Veränderungen der atopischen Dermatits daher im akuten Stadium vor allem als erythematöse Läsionen mit erosiv-exsudativem Charakter mit teils krustigen Auflagerungen. Anhaltendes großflächiges Reiben führt zur Lichenifikation der Haut (Lichen simplex chronicus). Steht das umschriebene Reiben einer bestimmten Stelle im Vordergrund, entwickeln sich Papeln und Knoten (Prurigo nodularis). Durch Kratzen kommt es zu Erosionen und Ulzerationen dieser Läsionen. Das histologische Bild der atopischen Dermatitis entspricht daher zu Beginn einer akuten Dermatitis mit Spongiose der Epidermis, bei chronischem Verlauf zeigt sich eine akanthotisch verbreiterte Epidermis.

Die beschriebenen akuten und chronischen Veränderungen treten unabhängig vom Alter mit leichten Variationen der Aktualität und der Lokalisation auf. So finden sich bei Säuglingen vor allem akut-entzündliche Veränderungen bevorzugt an Capillitium („Milchschorf"), Gesicht und Rumpf. Typischerweise ist die Windelregion meist nicht betroffen (durch Okklusion vor Kratzen geschützt). Später sind vor allem die großen Beugen, Gesicht, Hals und Nacken betroffen. Die Läsionen haben einen mehr chronischen Charakter. Durch Superinfektionen und Kratzen kann es zu jedem Zeitpunkt zur Generalisation mit dem klinischen Bild der Erythrodermie kommen. Superinfektion mit Staphylococcus aureus und Infektionen mit Herpes-simplex-Viren, die unter dem Bild des Ekzema herpeticatum (siehe Herpes-Viren) ablaufen können, sind typische Komplikationen bzw. Triggerfaktoren für einen Erkrankungsschub.

Abgesehen von den Veränderungen der atopischen Dermatitis zeigen Patienten mit atopischer Diathese oft typische Hautzeichen. Zu diesen gehören die seitliche Lichtung der Augenbrauen (Hertoghe-Zeichen), eine infraorbitale doppelte Lidfalte (Dennie-Morgan-Falte), eine Vertiefung der Handlinien und periorale Blässe. Als Ausdruck der genetischen Komponente finden sich häufig Verhornungsstörungen (Ichthyosis vulgaris und eine Keratosis pilaris). Typisch ist weiters der weiße Dermographismus, der als Reaktion der Haut auf strichförmigen Druck entsteht. Diese klinischen Zeichen dienen als zusätzliche Kriterien bei der Diagnosestellung. Weiters können positive Prick- und Intrakutantests auf verschiedenste Allergene sowie ein erhöhter Serum-IgE-Spiegel vorhanden sein. Der Atopie-Patch-Test als diagnostisches Verfahren führt bei manchen Patienten zu einer positiven Reaktion (Erythem/Quaddel) nach epikutaner Applikation von Aeroallergenen (Typ-1-Allergenen).

▶ *Therapie*

Die wichtigsten Ansätze in der Behandlung der atopischen Dermatitis sind die Vermeidung von Triggerfaktoren, sorgfältige pflegerische Maßnahmen mit Ölbädern und Pflegesalben sowie psychologische Strategien zur Stressbewältigung, um das Auftreten von Krankheitsschüben zu minimieren. Im akuten „Schub" ist die Behandlung des Juckreizes durch systemische Antihistaminika und die rasche Abheilung der Hautläsionen durch topische Glukokortikoide vorrangig. Bei letzteren ist zu beachten, dass sie wegen der Gefahr von Nebenwirkungen wie Hautatrophie, Striae distensae und Teleangiektasien nicht über längere Zeit angewendet werden dürfen. Als Alternativen stehen die immunsuppressiv wirksamen Makrolide Tacrolimus und Pimecrolimus zur Verfügung. Topisch angewendet sind diese Substanzen gut wirksam, ohne die erwähnten lokalen Komplikationen der Glukokortikoide. Ein möglicherweise erhöhtes Krebsrisiko (Lymphome) durch Tacrolimus wird derzeit kontroversiell diskutiert. Phototherapien mit UVA1 und/oder UVB sind weitere Therapieoptionen.

Eine systemische Antibiotikatherapie zur Behandlung von Superinfektionen durch Staphylokokkus aureus ist im akuten Schub indiziert. Bei sehr schweren Verläufen kann eine vorübergehende systemische immunsuppressive Behandlung mit Ciclosporin notwendig sein.

1.3.6.4 Alopecia areata

Die Alopecia areata tritt in jedem Lebensalter ohne Geschlechtspräferenz zum Teil familiär gehäuft auf. Bedingt durch ein Anageneffluvium entstehen runde, manchmal polyzyklisch begrenzte kahle Stellen. Prinzipiell kann jede Stelle der behaarten Haut betroffen sein. Die betroffenen Areale sind entweder umschrieben (Alopecia areata), können aber auch diffus den gesamten Kopf (Alopecia arerata totalis) oder auch die Körperhaare (Alopecia areata universalis) betreffen. Begleitend sind oft Nagelveränderungen (Tüpfelnägel und Längsstreifen) zu beobachten. Ursache und Pathogenese der Erkrankung sind nicht geklärt. Man nimmt aber eine durch T-Lymphozyten mediierte Autoimmunerkrankung (familiäre Häufung, manchmal Assoziation mit Vitiligo) an. Man vermutet, dass es durch zytotoxische T-Lymphozyten zu einer Schädigung der tiefen Anteile des Follikels mit Untergang der Matrixzellen kommt.

Klinisch erscheinen die kahlen Hautstellen völlig unauffällig, ohne Zeichen von Entzündung. Als Ausdruck der Schädigung der Matrixzellen treten alle Haare synchron in die Katagen- und anschließend in die Telogenphase über. Diese „defekten“ Haare brechen, sobald sie die Hautoberfläche erreicht haben, ab. Bei längerer Krankheitsdauer kommt es zur irreversiblen Follikelatrophie mit permanenter Alopezie.

Differentialdiagnostisch ist die Alopecia areata vor allem von der Trichotillomanie (eine durch mechanische Manipulation ausgelöste Alopezie, deren Herde unscharf begrenzt sind) abzugrenzen.

Bei einem Teil der Patienten kommt es zur spontanen Remission. Progrediente Verläufe enden oft in einer permanenten Alopezie. Als topische Therapie steht Diphencypron (DPCP) zur Verfügung, das eine allergische Kontaktdermatitis induziert, welche die zytotoxischen T-Zellen „verdrängen“ soll. Kortikosteroide sind topisch weniger wirksam, systemisch in hoher Dosierung jedoch schon, es kommt aber nach Absetzen oft zu Rezidiven.

1.3.6.5 Vitiligo

Bei der Vitiligo kommt es durch einen Verlust der Melanozyten in der Epidermis und im Follikelepithel zu einer Depigmentierung der Haut und Haare (Poliose). Abhängig von der Ausdehnung unterscheidet man eine fokale (einzelne Herde), regionale (einen umschriebenen Hautbezirk betreffende) und eine generalisierte Form. Prädilektionsstellen sind das Gesicht, häufig traumatisierte Regionen (Hände, Unterschenkel) und die Perianalregion. Die betroffenen Areale sind durch das Fehlen der Melanozyten extrem UV-empfindlich. Die Erkrankung ist oft mit einer Schilddrüsenüberfunktion (Autoimmunthyreoiditis), seltener mit Alopecia areata oder Diabetes mellitus assoziiert. Entsprechende Labor- und Funktionsuntersuchungen sind daher indiziert. Als Ursache für die Erkrankung wird aufgrund der Assoziation mit Autoimmunerkrankungen und dem Nachweis von T-Lymphozyten in den Läsionen eine Autoimmungenese angenommen. Letztendlich sind die Ätiologie und Pathogenese der Erkrankung jedoch ungeklärt.

Der Verlauf ist meist langsam progredient, beginnend mit zuerst stecknadelkopfgroßen, später konvex nach außen sich vergrößernden, weißen Maculae. Diese depigmentierten Areale können entweder zum Stillstand kommen und als weiße Flecke bestehen bleiben oder sich zurückbilden. Die Repigmentierung erfolgt durch Einwanderung von Melanozyten aus dem infundibulären Anteil des Haarfollikels. Dadurch entstehen bräunliche Maculae um die Follikelöffnungen. Die Depigmentierungsareale zeigen nun eine nach außen konkave Begrenzung.

Histologisch findet sich perivaskulär und in der Epidermis ein Infiltrat aus Lymphozyten (CD4+ und CD8+T-Zellen). Die Melanozyten sind zahlenmäßig vermindert und fehlen schließlich ganz. Färbungen zum Nachweis von Melanin sind negativ (Fontana-Masson-Silberfärbung).

Die Prognose wird vor allem durch den natürlichen Krankheitsverlauf bestimmt. Therapeutische Interventionen sind beschränkt. In manchen Fällen ist eine PUVA-Therapie wirksam. Symptomatisch ist die Verwendung von wasserfester Schminke (Camouflage) eine Option.

1.3.6.6 Rosazea

Die Rosazea ist eine durch Teleangiektasien, Papeln und Pusteln gekennzeichnete entzündliche Dermatose, die vorwiegend zentrofazial lokalisiert ist. Die Ätiologie ist unbekannt, die Erkrankung ist häufig, ohne Geschlechtspräferenz und betrifft vor allem Patienten im mittleren und höheren Lebensalter. Der Verlauf ist meist langsam chronisch progredient und stadienhaft.

Das *Stadium teleangiectaticum* ist durch anfallsartig auftretende, flüchtige Gesichtsröte, die vor allem bei starken Temperaturschwankungen, nach Alkoholgenuss oder bei Anstrengung auftritt, gekennzeichnet. Dabei handelt es sich um eine Hyperreaktivität der kleinen Hautgefäße auf physiologische Reize. Mit der Zeit persistieren die dilatierten Blutgefäße und vermehren sich zahlenmäßig. Klinisch imponieren diese Teleangiektasien als typisches lividrotes Erythem. Im *Stadium papulosum und papulopustulosum* finden sich entzündliche Papeln und Pusteln. Diese können abheilen oder aber rezidivieren und zu Knoten anwachsen. Das *Rhinophym* ist durch eine massive Hypertrophie der Talgdrüsen im Bereich der Nase gekennzeichnet. Die Nase kann dadurch deformiert sein. Betroffen sind davon zumeist Männer.

Die histologischen Veränderungen sind abhängig von der klinischen Läsion: perifollikuläre Granulome (Papeln), dilatierte Kapillaren (Teleangiektasien), infundibuläre, zum Teil rupturierte Zysten mit begleitenden granulomatösen und fibrosierenden Entzündungsreaktionen und prominenter Talgdrüsenhyperplasie (Rhinophym).

Zu den Komplikationen der Rosazea gehören Augenbeteiligungen im Sinne einer Keratitis und Konjunktivitis. Die Diagnosestellung ist anhand des klinischen Bildes meist ohne Schwierigkeiten möglich.

Gutes therapeutisches Ansprechen zeigen lediglich die papulöse und pustulöse Komponente der Erkrankung. Vorrangiges Ziel ist es, die follikuläre Entzündungsreaktion zu unterdrücken. Bei milden Formen erfolgt eine topische Therapie mit Metronidazol oder Erythromycin (warum diese Antibiotika bei der Rosazea wirksam sind, ist nicht ganz klar). Unterstützend wirken adäquater Sonnenschutz und Vermeidung von verschlechternden Faktoren wie Alkhohl oder Hitze (Sauna). Topische Steroide sind obsolet. Bei mittleren bis schweren Formen der papulopustulösen Rosazea führen systemische Tetrazykline oft zu einer kompletten Unterdrückung der Krankheit, die jedoch in der Regel nach dem Absetzen rezidiviert. Moderat dosierte systemische Retinoide sind ebenfalls wirksam. Die Behandlung des Rhinophyms muss in den meisten Fällen chirurgisch erfolgen (Dekortikation).

1.3.6.7 Periorale Dermatitis

Die periorale Dermatitis ist durch das Auftreten erythematöser, follikulärer Papeln und Pusteln bei diffus entzündlich geröteter Gesichtshaut gekennzeichnet. Die Veränderungen sind auf das Gesicht beschränkt, wobei sie vorwiegend perioral oder periorbital auftreten. Betroffen sind meist Frauen. Die auslösende Ursache ist unbekannt. Fast immer finden sich in der Anamnese der Gebrauch einer Vielzahl von Kosmetika und/oder die unkontrollierte Verwendung von steroidhaltigen Cremen. Eine Quellung der Hornschicht mit Durchfeuchtung der Epidermis und follikulärer Entzündung durch eine Vermehrung der Keimflora wird als ein möglicher Pathomechanismus vermutet. Die Histologie zeigt ähnliche Veränderungen wie bei papulopustulösen Läsionen der Rosazea. Subjektiv klagen die Patienten oft über Trockenheit und Spannungsgefühl der Haut. Unbehandelt verläuft die Erkrankung in der Regel schubhaft und chronisch.

Die vernünftigste Behandlung besteht im Weglassen aller medikamentösen und kosmetischen topischen Präparate. Da dies aber zu einer initialen Verschlechterung des Hautbildes führt, ist diese Nicht-Behandlung meist nicht möglich. Eine massive Reduktion in der Frequenz der Cremeapplikation gemeinsam mit systemischer Gabe von Tetrazyklinen führt meist innerhalb weniger Wochen zu einer Abheilung der Läsionen. Topische Kortikosteroide sind kontraindiziert.

1.3.6.8 Pityriasis rosea

Die Pityriasis rosea ist eine häufige exanthematische entzündliche Erkrankung unbekannter Ätiologie. Eine Virusgenese wurde immer wieder vermutet, der Beweis dafür steht jedoch aus. Die Erkrankung beginnt meist (nicht immer) mit einer singulären Plaque (Heroldplaque), die typischerweise Tage vor der exanthematischen Phase auftritt. Diese Plaque findet sich meist am Stamm, ist bis zu handtellergroß, hellrot und mit einer charakteristischen peripheren Schuppenkrause belegt. Einige Tage später tritt ein stammbetontes Exanthem auf, das aus länglichen hellroten („lachsfarbenen“), leicht schuppenden Plaques besteht, die entlang der Spatlinien der Haut angeordnet sind. Wichtig ist die Erkrankung als Differentialdiagnose zu anderen erythro-squamösen Erkrankungen wie Psoriasis oder erythro-squamöses Exanthem im Rahmen der Frühsyphilis. Die Erkrankung selbst ist harmlos und heilt nach einigen Wochen spontan ab. Manchmal besteht milder Juckreiz. In diesem Fall sind Kortikosteroid-Cremen oder Salben angebracht.

1.3.7 Endokrinologisch getriggerte entzündliche Hauterkrankungen

1.3.7.1 Akne vulgaris

Die Akne ist eine außerordentlich häufige entzündliche Erkrankung des Infundibulums des Haarfollikels, welche durch mehrere Faktoren ausgelöst und unterhalten wird, wobei der wichtigste Faktor eine hormonelle Stimulation der Talgdrüsen durch Androgene ist. Die Erkrankung tritt bevorzugt bei Jugendlichen auf, wobei in der Regel Männer stärker betroffen sind als Frauen. Bevorzugte Lokalisation ist das Gesicht, gelegentlich (besonders bei Männern) sind auch Brust und Rücken befallen. Eine spezielle Variante tritt bevorzugt in Arealen mit einer hohen Dichte an apokrinen Drüsen (v.a. Achseln) auf.

Initial kommt es durch androgene Stimulation der Talgdrüsen zu einer vermehrten Talgproduktion. Diese führt gemeinsam mit einer Hyperkeratose des Infundibulums zur Okklusion der Follikelostien und somit zur Talgretention und in weiterer Folge zur Erweiterung des Infundibulums. Diese mit Horn und lipidreichem Talg gefüllten erweiterten Follikelostien werden als Komedonen bezeichnet. Bei geschlossenen Komedonen sind die Follikelostien vollständig mit weißem Horn und mit Talgmassen verschlossen. Bei offenen Komedonen steckt ein schwarzer (Melanin!) Horn- und Talgpfropf in der klaffenden Follikelöffnung. In den Komedonen kommt es zur Proliferation von Keimen (v.a. Corynebakterium akne), welche die lipidreichen Talgmassen im Follikelostium zersetzen (es entstehen freie Fettsäuren). Es kommt zur Anlockung von neutrophilen Granulozyten und zur Einschmelzung und Eiterbildung (klinisch Pusteln). Schließlich können die mit Pus gefüllten, zystisch aufgetriebenen Infundibula platzen, wobei sich der Inhalt in die Umgebung entleert und dort zu einer heftigen Entzündungsreaktion führt. In manchen Fällen kann es durch Mitbefall der tieferen Follikelanteile zur Zystenbildung und zu tiefen abszedierenden und fistulierenden Prozessen kommen.

Klinisch unterscheidet man bei der Akne folgende Stadien bzw. Varianten:

Akne comedonica: Offene und geschlossene Komedonen stehen im Vordergrund, milde oder keine Entzündungszeichen, keine Pusteln

Akne papulopustulosa: Buntes Bild mit Komedonen, Pusteln und entzündlichen Papeln

Akne nodulocystica und *Akne conglobata:* Neben den genannten Effloreszenzen finden sich tiefe zystische, abszedierende und fistulierende Herde sowie ältere Herde mit Narbenbildung.

Eine Sonderform ist die *Akne fulminans:* Perakutes Auftreten von schmerzhaften entzündlichen Knoten und Abszessen mit Allgemeinsymptomen (Fieber).

► *Therapie*

Die Therapie der Akne umfasst komedolytische Maßnahmen (topische Retinoide), antibiotische Therapien (topisch mit Erythromycin oder Clindamycin, oder systemisch mit Tetrazyklinen), antiandrogene Therapien (nur bei Frauen) und schließlich die systemische Retinoidtherapie, die insgesamt die effizienteste Therapieform ist.

Hidradenitis suppurativa

Die Hidradenitis suppurativa wird von manchen Autoren als eine Sonderform der Akne conglobata, von anderen Autoren hingegen als eigenständige Erkrankung geführt. Auf jeden Fall ist sie oft mit typischen Akneläsionen im Gesicht oder am Stamm assoziiert. Bei der Hidradenitis suppurativa kommt es (wie bei allen Formen der Akne) zu einer suppurativen (einschmelzenden) Entzündung des Infundibulums des Haarfollikels, aber auch der apokrinen Drüsen. Die Entzündung breitet sich für gewöhnlich in die tieferen Anteile des Haarfollikels bis ins subkutane Fettgewebe aus. Betroffen sind vor allem adipöse Patienten. Es sind nahezu ausschließlich Regionen mit apokrinen Drüsen betroffen, in erster Linie die Achseln, seltener die Inguinalregion und die Genitalregion. Im akuten Stadium ist eine systemische, antibiotische Therapie mit einem Staphylokokkenantibiotikum ratsam. Es muss jedoch erwähnt werden, dass die bakterielle Infektion alleine nicht die gesamte Symptomatik erklären kann. Die Erkrankung neigt zu einem chronisch rezidivierenden Verlauf und zur Bildung von Zysten, Sinus und Fisteln sowie zu ausgedehnten Vernarbungen. Bei häufigen Rezidiven sind chirurgische Maßnahmen (großzügige Exzision der betroffenen Areale und anschließende plastische Deckung) angezeigt. Medikamentöse Therapien umfassen die Gabe von Dapson sowie neuerdings der Einsatz der TNF-α-blockierenden Antikörper Infliximab und Adalimumab.

1.3.8 Ausgewählte Stoffwechselerkrankungen

1.3.8.1 Porphyria cutanea tarda

Die Porphyrien sind eine Gruppe von Erkrankungen, die durch Störungen des Porphyrinstoffwechsels (Synthese des Blutfarbstoffes Häm) zustande kommen. Bei den meisten Formen kommt es zur Akkumulation von toxischen Stoffwechselprodukten (den Porphyrinen), die oft erst durch Einwirken von UV-Licht ihre toxische Wirkung an der Haut entfalten. Die Porphyrien umfassen seltene angeborene Erkrankungen, auf die hier nicht näher eingegangen wird. Die häufigste Form der Porphyrie ist die erworbene Variante der Porphyria cutanea tarda. Bei dieser Erkrankung kommt es durch Defizienz des Enzyms Uroporphyrogen-Decarboxylase in den Leberzellen zur Akkumulation von Porphyrinen vor allem im Harn und im Stuhl (wo sie auch zur Diagnosestellung nachgewiesen werden). Ausgelöst wird die Erkrankung unter anderem durch alkoholische Hepatopathien, durch Medikamente, durch Östrogene oder durch eine Eisenüberladung (Eisen hemmt die Uroporphyrogen-Decarboxylase).

Das klinische Bild wird geprägt durch eine Hypertrichose (Wangen, Schläfen, Augenbrauen), eine Hyperpigmentierung der UV-exponierten Haut (Gesicht!) und der Haare, eine diffuse Rötung periorbital und am Handrücken sowie durch eine leichte Verletzlichkeit der Haut vor allem am Handrücken mit der Bildung von Blasen, die narbig abheilen. Der Mechanismus, über den UV-Licht die beschriebenen Veränderungen hervorruft, ist unbekannt. Die Histopathologie zeigt eine subepidermale Spaltbildung und eine Verdickung der papillären Kapillaren.

Therapeutische Maßnahmen umfassen eine Alkoholkarenz bzw. Weglassen der auslösenden Medikamente und Aderlässe (Entleerung des Eisenspeichers); Chloroquin systemisch über einen längeren Zeitraum verabreicht induziert in der Regel eine Vollremission.

2 Ausgewählte genetische Erkrankungen

Viele Erkrankungen mit unbekannter Ätiologie, seien es nun entzündliche Erkrankungen wie die Psoriasis oder neoplastische Erkrankungen wie das Melanom, haben eine mehr oder weniger große genetische Komponente. Trotzdem scheinen diese Erkrankungen in der folgenden Aufzählung nicht auf und werden auch in anderen Lehrbüchern nicht unter den genetisch bedingten Hauterkrankungen geführt. Der Grund dafür ist, dass der kausale Zusammenhang zwischen genetischen Faktoren und dem Auftreten dieser Erkrankungen nicht eindeutig geklärt ist und neben der genetischen Komponente Umwelteinflüsse eine bedeutende Rolle spielen. Anders verhält es sich bei den in diesem Kapitel angeführten monogenen Erkrankungen. In diesen Fällen ist die Mutation eines Gens die Ursache für die Erkrankung, wobei der Zusammenhang zwischen Gen und Erkrankung so weit geht, dass es ohne Mutation keine Erkrankung gibt. Diese streng mechanistische Ursache-Wirkungs-Beziehung hebt die hier ausgewählten genetischen Erkrankungen von allen anderen Zuständen ab, bei denen genetische Einflüsse zwar vorhanden sind, aber eine weit weniger bedeutende Rolle spielen. Natürlich können auch bei den klassischen monogenen Erkrankungen Umweltfaktoren den Phänotyp beeinflussen, was aber nichts an der herausragenden Rolle eines einzelnen, für die Krankheit ursächlichen Gens ändert. Der Erbgang dieser Erkrankungen folgt im Allgemeinen den Mendel'schen Regeln, wobei festzuhalten ist, dass natürlich auch Spontanmutationen vorkommen können. Als Informationsquelle für alle monogenen Erkrankungen ist die Internetdatenbank OMIM (Online Mendalian Inheritance in Man) sehr zu empfehlen. Sie kann unter http://www.ncbi.nlm.nih.gov kostenlos durchsucht werden.

2.1 Morbus Darier (Dyskeratosis follicularis)

Der Morbus Darier ist eine autosomal dominant vererbte Genodermatose, die zu Verhornungsstörungen führt. Ursache ist die Mutation eines Gens für eine intrazytoplasmatische ATPase (ATP2A2), die in Keratinozyten besonders hoch exprimiert wird. Das Gen ist auf Chromosom 12 lokalisiert. Klinisch finden sich vorwiegend in den seborrhoischen Arealen am Stamm, weniger am Capillitium und im Gesicht, multiple hyperkeratotische, braunrote Papeln. Neben der Haut können auch Nägel (subunguale Hyperkeratosen) und die Schleimhäute, hier vor allem der harte Gaumen („Pflastersteinläsionen") befallen sein. Als Komplikationen kann es durch ausgeprägtes Kratzen zu Sekundärinfektionen bakterieller oder viraler Natur (HSV!) kommen.

Das histologische Korrelat der hyperkeratotischen Papel ist eine fokale Hyperkeratose. Als zusätzlichen Befund sieht man eine suprabasale Spaltbildung und dyskeratotische, akantholytische Zellen. Nahezu idente histologische Befunde finden sich auch beim sogenannten Morbus Grover (fokale transiente Akantholyse). Diese Erkrankung, deren Ätiologie und Pathogenese unklar ist, betrifft vor allem Männer im mittleren Lebensalter und ist im Gegensatz zum Morbus Darier erworben und nicht vererbt.

Die Diagnose des Morbus Darier ist in Kombination mit der typischen Klinik, der Histologie und der Familienanamnese meist eindeutig zu stellen. Die Therapie erfolgt symptomatisch mit topischen oder systemischen Retinoiden sowie der Behandlung von Sekundärinfekten. UV-Schutz wird generell empfohlen, da UVB Krankheitsschübe triggern kann.

2.2 Morbus Hailey-Hailey (Pemphigus familiaris)

Der Morbus Hailey-Hailey ist ebenfalls eine autosomal dominant vererbte Genodermatose. Das für die Erkrankung verantwortliche Gen wurde erst im Jahr 2000 identifiziert. Es handelt sich wie beim Morbus Darier um eine intrazytoplasmatische ATPase (ATP2C1). Das Gen ist auf dem langen Arm des Chromosoms 3 lokalisiert. Wie beim Morbus Darier kommt es auch beim Morbus Hailey-Hailey zu einer Akantholyse der Keratinozyten. Die Hauterscheinungen beim Morbus Hailey-Hailey unterscheiden sich aber wesentlich vom Morbus Darier und beschränken sich in erster Linie auf die intertriginösen Areale wie Achsel- und Leistenfalten. Dort findet man erosive, nässende Herde, die oft als „Intertrigo" fehlgedeutet werden. Der Grund für diese Bevorzugung der intertriginösen Areale ist nicht genau bekannt, es handelt sich jedoch nicht um ein Mosaik, da bei den betroffenen Patienten die Mutation auch in klinisch gesunder Haut zu finden ist. Möglicherweise spielen lokale Realisationsfaktoren wie Keimbesiedelung und Friktion eine wesentliche Rolle. Aufgrund der Akantholyse wurde der Morbus Hailey-Hailey früher als Pemphigus familiaris bezeichnet, obwohl er, wie wir heute wissen, mit den blasenbildenden Autoimmundermatosen nur das Reaktionsmuster gemein hat, während die Pathogenese eine vollkommen andere ist. Die Therapie ist rein symptomatisch und beschränkt sich im Wesentlichen auf die Vermeidung von Triggerfaktoren.

2.3 Ichthyosen

Kaum eine andere Erkrankungsgruppe ist so schwer zu erfassen wie die Ichthyosen. Die Gründe dafür sind, wie so oft, eine uneinheitliche und unklare Nomenklatur, aber auch eine fehlende Definition des schlecht abgegrenzten Sammelbegriffs „hereditäre Verhornungsstörungen", der leider manchmal synonym verwendet wird. Hier werden nur jene 3 Erkrankungen abgehandelt, die aufgrund des gemeinsamen klinischen Erscheinungsbildes, nämlich plattenartige Schuppung ohne wesentliche entzündliche Komponente, als Ichthyosen bezeichnet werden können. Dazu zählen die Ichthyosis vulgaris, die X-chromosomale Ichthyose und die lamelläre Ichthyose.

2.3.1 Ichthyosis vulgaris

Die häufigste Form der Ichthyose, die Ichthyosis vulgaris, wird autosomal dominant vererbt. Die Angaben bezüglich der Inzidenz bei Kindern schwanken zwischen 1:200 und 1:4000. Das verantwortliche Gen ist auf dem Chromosom 1 lokalisiert und kodiert für ein epidermales Strukturprotein, das Filaggrin. Die Erkrankung manifestiert sich meist in der frühen Kindheit. Das klinische Bild ist geprägt durch eine extrem trockene Haut. Nahezu das gesamte Integument ist mit polyzyklisch begrenzten, mehr oder weniger großen, feinen Schuppen bedeckt, wobei die Streckseiten der Extremitäten am schwersten befallen sind. Die Beugen sind typischerweise weniger stark betroffen, ebenso das Gesicht. Histopathologisch auffällig ist eine Hyperkeratose und ein fehlendes Stratum granulosum. Bei Patienten mit Ichthyosis vulgaris besteht nicht selten gleichzeitig eine Atopie. Umgekehrt konnte gezeigt werden, dass einige Patienten mit atopischer Dermatitis eine Mutation im Filaggrin-Gen aufweisen.

2.3.2 X-chromosomale Ichthyose

Das für die X-chromsomale Ichthyose verantwortliche Gen ist auf dem kurzen Arm des X-Chromosoms lokalisiert und kodiert für ein Enzym, die Steroidsulfatase, das beim Abbau des Lipidmantels („cornified envelope") der Keratinozyten im Stratum corneum eine wesentliche Rolle spielt. Die Enzymdefizienz führt zu einer Beeinträchtigung und Verzögerung der Abschilferung der Corneozyten an der Hautoberfläche. Klinisch findet sich ein ähnliches Bild wie bei der Ichthyosis vulgaris, nur ist die Hyperkeratose stärker ausgeprägt. Typischerweise sind die Schuppen schmutziggrau verfärbt. Der Erbgang ist X-chromosomal rezessiv, was zur Folge hat, dass nur Männer erkranken.

2.3.3 Lamelläre Ichthyose

Die lamelläre Ichthyose ist die schwerste, aber auch die seltenste Form der Ichthyosen. Die Erkrankung manifestiert sich meist schon bei der Geburt (Kollodiumbaby). Der Erbgang ist autosomal rezessiv. Die Erkrankung ist genetisch heterogen, was bedeutet, dass Mutationen in unterschiedlichen Genen den Phänotyp, den wir als lamelläre Ichthyose bezeichnen, hervorrufen können. Der wichtigste Genlocus findet sich auf dem Chromosom 14 und kodiert für eine epidermale Transglutaminase (TGM 1), ein Enzym, das am Aufbau des Lipidmantels („cornified envelope") beteiligt ist.

2.4 Neurofibromatosen

Man unterscheidet die Neurofibromatose I (Morbus Recklinghausen) und die seltenere Neurofibromatose II, die mit bilateralen Akustikusneurinomen assoziiert ist. Bei beiden Erkrankungen handelt es sich um neurokutane Syndrome, die autosomal dominant vererbt werden. Es besteht jedoch eine relativ hohe Frequenz an Spontanmutationen, sodass eine negative Familienanamnese nichts Ungewöhnliches ist. Das für die Neurofibromatose I verantwortliche Gen ist auf dem Chromosom 17 lokalisiert und kodiert für das Tumorsuppressorgen Neurofibromin. Der Gendefekt bei der Neurofibromatose II betrifft ebenfalls ein Tumorsuppressorgen mit dem Namen Merlin, das auf dem Chromosom 22 lokalisiert ist.

Bei beiden Formen finden sich an der Haut multiple Café-au-lait-Flecken als wichtiges diagnostisches Kriterium. Diese scharf begrenzten, hellbraunen Flecken können zwar gelegentlich auch bei Gesunden auftreten. Sind jedoch mehr als 6 Café-au-lait-Flecken mit einem Durchmesser von mehr als 1,5 cm vorhanden, liegt mit großer Wahrscheinlichkeit eine Neurofibromatose vor. Bei der Neurofibromatose I findet man als weiteres diagnostisches Kriterium multiple kutane Neurofibrome, die als hautfarbene oder hellbraune, weiche Papeln und Knoten imponieren. Tief gelegene, subkutane oder plexiforme Neurofibrome können sehr groß werden. Bei der seltenen segmentalen Neurofibromatose sind nur umschriebene Areale des Integuments betroffen. Dabei handelt es sich sehr wahrscheinlich um ein Mosaik, das durch eine postzygotische Mutation hervorgerufen wurde. Neben der Hautsymptomatik finden sich unter anderem auch neurologische (z.B. Epilepsie, Tumoren des Nervengewebes) und ophthalmologische Auffälligkeiten (Lisch-Knötchen der Iris) sowie Skelettfehlbildungen.

2.5 Xeroderma pigmentosum

Unter dem Sammelbegriff Xeroderma pigmentosum wird eine genetisch heterogene Gruppe von Erkrankungen zusammengefasst, die als gemeinsames Merkmal einen defekten DNS-Reparaturmechanismus haben. Man kennt zumindest 8 Varianten mit unterschiedlichen Gendefekten. In allen Fällen ist die Folge eine erhöhte UV-Empfindlichkeit. Die betroffenen Patienten neigen zu Sonnenbränden und zeigen bereits im Kindesalter Zeichen eines exzessiven UV-Schadens der Haut mit Pigmentverschiebungen (Hyper- und Hypopigmentierungen) und Gefäßerweiterungen (Teleangiektasien), wie sie normalerweise erst im höheren Erwachsenenalter anzutreffen sind. Sehr früh entwickeln sich auch maligne Neoplasien der Haut wie Plattenepithelkarzinome, Basalzellkarzinome und Melanome.

2.6 Basalzellnävus-Syndrom

Dem Basalzellnävus-Syndrom (Goltz-Gorlin-Syndrom) liegen Keimbahnmutationen im PTCH1-Gen (sprich: patch) zugrunde, einem Tumorsuppressorgen, das auf dem Chromosom 9 lokalisiert ist. Das Basalzellnävus-Syndrom wird autosomal dominant vererbt. Ein wesentliches Merkmal der Erkrankung ist das Auftreten multipler Basalzellkarzinome in einem relativ jugendlichen Alter (unter 30). Als weitere Stigmata finden sich unter anderem eine Makrozephalie, ein vergrößerter Augenabstand (Hypertelorismus), Kieferzysten, Rippenfehlbildungen und die sogenannten „palmar pits", punktförmige Grübchen im Bereich der Handflächen. Erwähnenswert ist, dass sich somatische Mutationen des PTCH1-Gens (oder des auf dem Chromosom 1 lokalisierten PTCH2-Gens) auch in erworbenen Basalzellkarzinomen von Gesunden finden.

3 Neoplasien und Hamartome

3.1 Ausgewählte Hamartome und gutartige epitheliale Neoplasien

3.1.1 Epidermale Nävi

Epidermale Nävi sind Hamartome, deren Anlage bereits bei der Geburt vorhanden ist. Nicht immer sind sie bei der Geburt sichtbar. Sie sind in der Regel streifenförmig (linear) entlang der Blaschko-Linien angeordnet. Ihre Oberfläche ist hyperkeratotisch und verrukös. Dementsprechend findet man histopathologisch eine Hyperkeratose, eine Akanthose und eine Papillomatose. Zumindest ein Teil der epidermalen Nävi kann durch postzygotische Mutationen des FGF-Rezeptor-3 Gens erklärt werden. Die Anordnung im Bereich der Blaschko-Linien entsteht durch Mosaikbildung. Epidermale Nävi sind harmlose Veränderungen, die an sich keiner Therapie bedürfen. Sind sie kosmetisch störend, so kann man auf Wunsch des Patienten eine Exzision, eine Laserablation oder eine Dermabrasion (Abschleifen) durchführen.

3.1.2 Nävus sebaceus

Der Nävus sebaceus ist ein relativ häufiges, epitheliales Hamartom, das durch tumorartige Fehlbildungen der Talgdrüsen, des Haarfollikels und der apokrinen Drüsen gekennzeichnet ist. Er wird auch als organoider Nävus bezeichnet. Der Nävus sebaceus findet sich hauptsächlich am Capillitium. Gelegentlich entwickeln sich in einem Nävus sebaceus im Erwachsenenalter gutartige Adnextumoren (Trichoepitheliome), ganz selten auch Basalzellkarzinome oder andere maligne Neoplasien.

3.1.3 Verruca seborrhoica (seborrhoische Warzen, seborrhoische Keratosen)

Seborrhoische Warzen sind erworbene, gutartige epitheliale Neoplasien. Sie gehören zu den häufigsten Neoplasien überhaupt. Sie treten vermehrt im Alter auf und es besteht ein Zusammenhang mit der UV-Exposition. Im Volksmund werden sie manchmal uncharmant als Alterswarzen bezeichnet. Sie sind häufig pigmentiert: ihre Farbe reicht von hautfarben über gelbbraun bis schwarz. Die Melanozyten sind jedoch nicht vermehrt. Je nach Entwicklungsstadium haben sie ein charakteristisches Aussehen. In der Dermatologie gibt es viele verschiedene Bezeichnungen für die unterschiedlichen klinischen und histologischen Varianten. Bei manchen Varianten wurden erworbene Mutationen des FGF-Rezeptor-3-Gens gefunden. Das erklärt die pathologische Ähnlichkeit mit epidermalen Nävi, von denen zumindest manche postzygotische Mutationen des FGF-Rezeptor-3 Gens aufweisen.

Möglicherweise sind die unterschiedlichen klinischen Varianten Ausdruck von verschiedenen Entwicklungsstadien. Eine andere Erklärung für die morphologische Vielfalt könnten unterschiedliche Mutationen und Umgebungsfaktoren sein. In einem sehr frühen Entwicklungsstadium sind seborrhoische Warzen flach. In diesem Stadium werden sie auch als Lentigo solaris bezeichnet. Histopathologisch findet sich nur eine mäßige Verlängerung der Reteleisten und eine basale Melaninhyperpigmentierung (in den Keratinozyten!!). Nach und nach werden die flachen Läsionen größer (nicht alle), erhaben (histopathologisch: Akanthose) und in weiterer Folge verrukös (histopathologisch: Akanthose, Papillomatose, Hornzysten). In der Regel erreichen sie eine Größe von rund 1–1,5 cm, in Ausnahmefällen auch darüber hinaus. Bei manchen seborrhoischen Keratosen kommt es im Laufe der Entwicklung zu einer Regression, die histopathologisch von einem entzündlichen Infiltrat begleitet ist (Lichen-planus-artige Keratose).

Erhabene, verruköse Varianten imponieren klinisch als münzgroße, pigmentierte warzenartige Plaques oder oberflächliche Knoten. Wichtig sind diese harmlosen Veränderungen vor allem wegen der Gefahr der Verwechslung mit einem Melanom (und umgekehrt). Die seborrhoische Warze hat eine fettige, matte Oberfläche, ist ganz scharf begrenzt und erscheint wie aufgeklebt. Das Melanom hat eine glatte Oberfläche, ist glänzend und erscheint „in die Haut eingearbeitet“ statt „aufgeklebt“.

Therapie ist keine notwendig. Wenn sie aus kosmetischen Gründen stören, kann man diese oberflächlichen Veränderungen mit einem scharfen Löffel oder mit einer Curette abkratzen.

3.2 Ausgewählte epitheliale Neoplasien unklarer Dignität

3.2.1 Keratoakanthom

Das Keratoakanthom ist eine erworbene, epitheliale Neoplasie, die in den meisten Fällen von den tiefen Anteilen des Haarfollikels ausgeht. Demnach findet sich diese Neoplasie fast ausschließlich in Regionen behaarter Haut. Keratoakanthome kommen selten, aber doch auch an unbehaarter Haut (subungual) oder sogar an der Mundschleimhaut vor. Sehr wahrscheinlich handelt es sich also beim Begriff Keratoakanthom um eine heterogene Gruppe epithelialer Neoplasien. Die häufigste Form, die nur im Bereich behaarter Haut auftritt, ist UV-induziert, entsteht relativ rasch und heilt oft (nicht immer) spontan ab. Klinisch handelt es sich in der Regel um solitäre, hautfarbene oder blass-rote, derbe Knoten mit einem zentralen, mit Hornmaterial gefüllten Krater. Im Zuge der Spontanheilung wird der zentrale Hornpfropf abgestoßen (möglicherweise besteht ein zeitlicher Zusammenhang mit dem Haarzyklus). Subunguale Formen und Läsionen an der Mundschleimhaut heilen nicht spontan ab. Manche Autoren betrachten das Keratoakanthom aufgrund der Tendenz zur Spontanheilung als benigne Neoplasie, andere Autoren halten jede Variante des Keratoakanthoms für ein (hochdifferenziertes) Plattenepithelkarzinom. Klinisch ist eine genaue Unterscheidung ebenfalls schwierig und deshalb werden Keratoakanthome in den meisten Fällen allein aus diagnostischen Gründen exzidiert.

3.3 Ausgewählte bösartige epitheliale Neoplasien

3.3.1 Plattenepithelkarzinom der Haut

Da sich mit der Zeit die vernünftige Auffassung durchsetzte, aktinische Keratosen als oberflächliche Varianten des Plattenepithelkarzinoms und nicht als „Präkanzerosen“ zu verstehen, kann man das Plattenepithelkarzinom der Haut (und nicht wie manchmal behauptet das Basalzellkarzinom) mit gutem Recht als das häufigste maligne Neoplasma des Menschen bezeichnen. Genaue epidemiologische Daten fehlen leider, man kann jedoch davon ausgehen, dass jeder 4. Mitteleuropäer im Laufe seines Lebens an ein oder der anderen Form des Plattenepithelkarzinoms erkranken wird. Das Plattenepithelkarzinom kommt in verschiedenen klinischen und pathologischen Varianten vor und nahezu jede Variante besitzt eine eigene Bezeichnung. Das verwirrt nicht nur Medizinstudenten.

Die Ätiologie und die Pathogenese des Plattenepithelkarzinoms werden bestimmt durch die kanzerogene Wirkung der UV-Strahlung und in manchen Fällen (insbesondere im Genitalbereich) durch die kanzerogene Wirkung mancher HPV-Typen. Andere Karzinogene (Chemikalien, ionisierende Strahlen) spielen keine so bedeutende Rolle. In jenen Fällen, bei denen HPV eine Rolle spielt, entwickelt sich das Plattenepithelkarzinom einem gängigen Modell zufolge schrittweise, von einer gutartigen Hyperplasie (durch HPV induziert) ausgehend, über ein Zwischenstadium der Dysplasie. Die reversible, gutartige, epitheliale Hyperplasie (das Virusakanthom) ist wesentlicher Teil dieses Modells. Der Zeitpunkt, ab dem es zu einer unumkehrbaren Transformation in Richtung eines autonom wachsenden Neoplasmas kommt, ist morphologisch (das heißt in diesem Fall histopathologisch) schwer oder unmöglich zu bestimmen. Der Begriff Dysplasie ist Ausdruck dieser Unsicherheit. Er schafft eine Grauzone, die möglicherweise in Wirklichkeit gar nicht existiert, in der es scheinbar noch nicht entschieden ist, in welche Richtung sich das Geschehen entwickelt. Dieses Modell wird auch auf andere Situationen, in denen HPV keine Rolle spielt, übertragen. In Analogie zum pathologischen Begriff der Dysplasie stellt der klinische Begriff der „obligaten Präkanzerose" ebenfalls eine Art Grauzone her, in der es scheinbar noch nicht entschieden ist, ob sich aus der „Präkanzerose" in Zukunft ein malignes Neoplasma entwickelt oder nicht. Der Begriff der „Präkanzerose" ist verwirrend und entbehrlich, schon allein aufgrund der Tatsache, dass alle sogenannten „obligaten Präkanzerosen" wie maligne Neoplasien behandelt werden. Die Auffassung, die hier vertreten wird, ist jene, dass alle „obligaten Präkanzerosen" bereits Frühformen des Neoplasmas sind, dem sie angeblich vorausgehen. Zu diesen Frühformen des Plattenepithelkarzinoms gehören unter anderem die aktinische Keratose, der Morbus Bowen, die bowenoide Papulose, die Erythroplasie und die aktinische Cheilitis.

Neben HPV ist die kumulative UV-Strahlung der wesentliche ätiologische Faktor bei der Entstehung von Plattenepithelkarzinomen der Haut. Dementsprechend finden sich Plattenepithelkarzinome vorwiegend an chronisch sonnenexponierten Arealen älterer Patienten. Sowohl bei der viralen Genese als auch bei der UV-Genese spielen Mutationen im p53-Gen eine entscheidende Rolle. Das p53-Gen ist ein Kontrollgen, das bei Schädigungen des Genoms die Reparatur oder (im Fall irreversibler Schäden) den programmierten Zelltod der betroffenen Zellen steuert.

Ein anderer wichtiger Faktor, der das Auftreten von UV-getriggerten epithelialen Neoplasien (Plattenepithelkarzinome und Basaliome) fördert, ist eine lang dauernde Immunsuppression. Das gilt insbesondere für organtransplantierte Patienten.

Klinische und pathologische Varianten

► *Frühe, oberflächliche Plattenepithelkarzinome*

Die *aktinische Keratose* ist die häufigste oberflächliche Form des Plattenepithelkarzinoms der Haut. Meistens treten multiple Herde in chronisch UV-exponierten Arealen auf (Capillitium, Gesicht, Handrücken). Die einzelnen Herde sind charakterisiert durch eine hyperkeratotische, raue, weißliche Oberfläche auf gerötetem Grund. Zu Beginn sind sie flach, später verrukös. Aktinische Keratosen wachsen langsam und bleiben längere Zeit oberflächlich. Theoretisch kann natürlich jede aktinische Keratose der Ausgangspunkt für ein tief infiltrierendes, invasives Plattenepithelkarzinom sein. Als Therapiemöglichkeiten kommen die Kryotherapie (man setzt mit flüssigen Stickstoff eine Erfrierung 2. Grades, die neoplastisch veränderte Epidermis löst sich blasig ab), lokale Chemotherapien mit 5-Fluoruracil, die photodynamische Therapie, lokale Immuntherapien mit Imiquimod und natürlich die Exzision in Frage.

Der *Morbus Bowen* ist ein oberflächliches Plattenepithelkarzinom, das klinisch als gerötete Plaque mit irregulärer Schuppung in Erscheinung tritt (Gefahr der Verwechslung mit Ekzem oder Psoriasisplaque). Diese Form des Plattenepithelkarzinoms ist bevorzugt, aber nicht ausschließlich in UV-exponierten Arealen zu finden. Histopathologisch ist die reguläre Schichtung der Epidermis vollständig aufgehoben. Multiple Herde kommen vor. Therapie: einzelne Herde eines M. Bowen werden in der Regel exzidiert. Sonst: siehe aktinische Keratose.

Andere, seltenere oberflächliche Formen sind die *bowenoide Papulose* (flache, schuppende Papeln, genital lokalisiert, mit HPV assoziiert), die *Erythroplasie* (Glans penis oder Labien, klinisch als roter, unregelmäßig begrenzter Fleck in Erscheinung tretend, mit HPV assoziiert), die *aktinische Cheilitis* (an der Lippe, klinisch als raue, schuppende und rissige Plaque am Lippenrot imponierend, durch UV induziert), und die *verruköse Leukoplakie* (an der Mundschleimhaut, klinisch ein verruköser, weißer, nicht abstreifbarer Herd, meist chemisch induziert). Die Therapie all dieser Formen beruht auf der Entfernung oder Zerstörung der neoplastischen Zellen durch chirurgische, physikalische oder chemische Verfahren.

► *Fortgeschrittene, hochdifferenzierte Plattenepithelkarzinome*

Der Differenzierungsgrad des Plattenepithelkarzinoms bestimmt auch die klinische Morphologie. Hochdifferenzierte Karzinome wachsen exophytisch, ihre Oberfläche ist durch die übermäßige Verhornung hyperkeratotisch und verrukös. Sie exulzerieren selten bzw. spät und werden auch als verruköse Karzinome bezeichnet. Je nach Lokalisation tragen sie eigene Bezeichnungen, z.B. Riesen-condylomata Buschke-Löwenstein bei genitaler Lokalisation (HPV-assoziiert!), floride, orale Papillomatose an der Mundschleimhaut oder einfach verruköses Karzinom an der Haut.

► *Fortgeschrittene, dedifferenzierte Plattenepithelkarzinome*

Dedifferenzierte Plattenepithelkarzinome sind flächige oder knotige, in der Regel exulzerierte Tumore, die kaum oder gar nicht verhornen.

Prognose und Therapie

Das Plattenepithelkarzinom der Haut hat eine gute Prognose. Es metastasiert spät und vorwiegend lymphogen. Dedifferenzierte Plattenepithelkarzinome der Schleimhäute sind jedoch von dieser Regel ausgenommen. Die Therapie ist in erster Linie chirurgisch. Inoperable Tumore werden strahlentherapiert. Bei Tumoren der Mundschleimhaut und bei Lymphknotenmetastasierung kommt eine Kombination aus Chirurgie und Strahlentherapie zur Anwendung.

3.3.2 Basaliom (Basalzellkarzinom)

Das Basaliom ist nach dem Plattenepithelkarzinom die häufigste bösartige epitheliale Neoplasie der Haut. Das Basaliom wächst zwar infiltrativ und lokal destruierend, metastasiert aber in der Regel nicht und wird deshalb auch als semimaligne bezeichnet. Ätiologisch besteht möglicherweise ein Zusammenhang mit der kumulativen UV-Bestrahlung. Diese Assoziation ist aber nicht so eindeutig wie beim Plattenepithelkarzinom. Trotzdem findet man das Basaliom bevorzugt (aber nicht ausschließlich) in chronisch UV-exponierten Arealen (v.a. Gesicht) älterer, meist hellhäutiger Individuen. Da das Basaliom von epithelialen Zellen ausgeht, deren Differenzierung in Richtung Haarfollikel ausgelegt ist, findet man Basaliome nur an behaarten Körperregionen. Pathogenetisch sind für die Entstehung des Basalioms Mutationen der PTCH-Gene verantwortlich. Diese Mutationen sind meist somatisch und damit erworben, nur im Falle des (seltenen) Basalzellnävus-Syndroms (eine Genodermatose, bei der die Patienten bereits in jungen Jahren Basaliome entwickeln) bestehen Keimbahnmutationen.

Die morphologische Vielfalt der Basaliome ist groß. Basaliome wachsen in der Regel langsam (über Jahre). Fast immer beginnen sie als kleine hautfarbene Papeln (Basaliomknötchen). In den meisten Fällen entwickelt sich daraus ein Knoten, der relativ bald zentral exulzeriert *(knotiges Basaliom)*. In anderen Fällen findet man mehrere dieser Basaliomknötchen in der Peripherie des Neoplasmas, während zentral eine narbige Fibrosierung zu sehen ist. *Rumpfhautbasaliome* sind plaqueartige Herde, mit zentraler Einsenkung und Rötung (Gefäße!) und kleinen, randständigen Basaliomknötchen. Alle diese Formen können pigmentiert oder unpigmentiert sein. Überwiegen die Fibrosierung und Sklerosierung, so spricht man von einem *sklerodermiformen Basaliom*, das durch sein unscheinbares klinisches Erscheinungsbild (hautfarben, nicht über dem Hautniveau erhaben) schwer zu diagnostizieren ist. Große, tiefe infiltrierende, exulzerierte Tumore *(Ulcus rodens, Ulcus terebrans)* sind heute selten.

Dermatopathologisch sieht man ein von der Epidermis ausgehendes Neoplasma, bestehend aus basaloiden Zellen (ähnlich den Basalzellen, daher der Name) in Palisadenstellung, das in unregelmäßigen Aggregaten in die Tiefe wächst und von einem fibrösen Stroma umgeben wird.

Die Therapie des Basalioms ist in der Regel chirurgisch. Oberflächliche Varianten können auch durch Kryotherapie behandelt werden. Für inoperable Tumore ist die Strahlentherapie eine Option.

3.4 Ausgewählte Hamartome und gutartige Neoplasien der Melanozyten

3.4.1 Congenitale Nävi

Zu den congenitalen Nävi (CN) zählt man in der Regel jene melanozytären Nävi, die bereits bei oder kurze Zeit nach der Geburt vorhanden sind. CN sind als Hamartome aufzufassen. Einer gängigen Klassifizierung zufolge werden sie nach der Größe in große (> 20 cm), mittelgroße (1,5–20 cm) und kleine (bis 1,5 cm) CN eingeteilt. Klinisch imponieren sie als hell- bis dunkelbraune Plaques, charakteristischerweise mit vermehrter Terminalbehaarung. Manche CN sind eher flach und wenig erhaben, andere papillomatös vorgewölbt. Histopathologisch reichen die präferentiell um die Adnexe angeordneten Melanozytenformationen mitunter bis tief in die Subkutis.

Die Einteilung nach der Größe ist deshalb angebracht, da das Melanomrisiko mit der Größe korreliert. Das Risiko der Melanomentstehung in großen CN liegt nach vorsichtigen Schätzungen im einstelligen Prozentbereich. Zu beachten ist, dass die maligne Transformation in einem großen CN bereits in der frühen Kindheit erfolgen kann. Aus diesem Grund sollten große CN so früh wie möglich (in den ersten Lebensmonaten) chirurgisch entfernt werden, da das die einzige Maßnahme ist, die das Melanomrisiko verringert. Bei ausgedehntem Befall sind Teilexzisionen (meist in mehreren Sitzungen) ein gangbarer Kompromiss. Melanome, die in einem CN entstehen, erscheinen oft als proliferative Knoten (mitunter wenig pigmentiert).

Für mittelgroße und kleine CN ist das Risiko der Melanomentstehung klein. In keiner der bisher durchgeführten prospektiven Studien konnte ein erhöhtes Risiko nachgewiesen werden. Das heißt zwar nicht, dass kein Risiko existiert, es bedeutet aber, dass eine allgemeine Empfehlung zur prophylaktischen Exzision von mittelgroßen und kleinen CN nicht ausgesprochen werden kann. Ein individuelles Vorgehen ist ratsam.

Verwirrung stiftend ist die Tatsache, dass manche melanozytären Nävi, die glaubhaft erst lange nach der Geburt entstanden sind, histopathologische Kriterien congenitaler Nävi zeigen. In diese Gruppe fallen in der Regel die sogenannten „intradermalen Nävi" (Unna-Nävus, Miescher Nävus). Dieses Dilemma lässt sich durch die Annahme lösen, dass die Anlage dieser Nävi zwar bereits bei Geburt vorhanden war, der Nävus selbst aber nicht sichtbar. Ob das wirklich zutrifft, ist nicht bekannt. Sogenannte „blaue Nävi" und kombinierte Nävi kann man aus ähnlichen Gründen auch zu den congenitalen Nävi zählen.

3.4.2 Erworbene Nävi

3.4.2.1 Clark-Nävi („dysplastische Nävi")

Clark-Nävi sind die häufigsten erworbenen melanozytären Nävi. Der synonym gebrauchte Begriff „dysplastischer Nävus" ist irreführend. Er impliziert, dass Clark-Nävi eine Zwischenstufe in der Entwicklung eines „gewöhnlichen Nävus" zu einem Melanom darstellen. (Clark-Nävi werden auch immer wieder als Melanompräkursoren bezeichnet). Diese Darstellung ist falsch. Zwar gibt es Melanome, die in einem Clark-

Nävus entstehen (wie auch in einem congenitalen Nävus), die überwiegende Mehrzahl aller Clark-Nävi geht aber niemals in ein Melanom über (nicht einmal bei Individuen mit dem sogenannten „dysplastischen Nävussyndrom"). Die Mehrzahl der Melanome entsteht „de novo" auf normaler Haut und nicht in einem präexistenten Nävus. Die Vorstellung der Melanomentstehung aus einem „gewöhnlichen Muttermal" über einen „dysplastischen Nävus" in ein Melanom ist ein antiquiertes Modell aus den 70er-Jahren des vorigen Jahrhunderts, das weder experimentell noch epidemiologisch jemals bewiesen wurde. Es gibt bis heute keine einzige prospektive Studie, die das Melanomrisiko eines einzelnen Clark-Nävus festlegen würde. Wenn der Clark-Nävus wirklich ein Melanompräkursor wäre (eine Läsion, die mit einer gewissen Wahrscheinlichkeit in ein Melanom übergeht), dann sollte das Transformationsrisiko eines einzelnen Clark-Nävus durch eine Kohortenstudie leicht bestimmbar sein. In Wirklichkeit ist das Risiko aber sehr klein, möglicherweise nur unbedeutend höher als das Risiko von normaler Haut. Aus diesem Grund sollte der Begriff „dysplastischer Nävus" nicht verwendet werden, weil die Sprache hier ein falsches Bild suggeriert. Eine prophylaktische Entfernung von Clark-Nävi ist jedenfalls nicht angezeigt.

Ein Teil der herrschenden Verwirrung erklärt sich auch aus der Tatsache, dass Clark-Nävi unter der Bezeichung „dysplastische" oder „atypische" Nävi den sogenannten „typischen" oder „gewöhnlichen" Nävi gegenübergestellt werden. Die in den meisten Lehrbüchern abgebildeten „typischen" oder „gewöhnlichen" Nävi stellen in aller Regel kleine, vorwiegend dermale, congenitale Nävi dar. Was sie so „typisch" macht, ist die Tatsache, dass sie aufgrund ihrer klinischen und pathologischen Morphologie nicht mit einem Melanom verwechselt werden können. Auf der anderen Seite reicht das klinische Spektrum der Clark-Nävi von kleinen, symmetrischen, einfärbigen Läsionen bis zu über einen Zentimeter messende, gescheckte und asymmetrische Läsionen, die von einem Melanom nicht oder nur schwer unterschieden werden können. Aus diesem Grund ist in manchen Fällen zwar keine prophylaktische Entfernung, aber eine diagnostische Entfernung angezeigt, um ein Melanom histopathologisch auszuschließen. Diese morphologische Ähnlichkeit inspirierte wahrscheinlich auch zu der Annahme, es bestünde eine biologische Ähnlichkeit. Um das Verständnis weiter zu erschweren, werden kleine, symmmetrische, einfärbige Clark-Nävi manchmal als „typisch" bezeichnet und etwas größere, scheckige und angedeutet asymmetrische als „atypisch". Hier wird also der Clark-Nävus mit sich selbst kontrastiert, obwohl man zwei Enden eines morphologischen Spektrums vor sich hat. Ein zusätzlich Verwirrung stiftendes Faktum ist die Tatsache, dass die Zahl der Clark-Nävi mit dem Melanomrisiko korreliert. Gründe für diese Beobachtung sind am ehesten gemeinsame ätiologische Faktoren (vor allem die intermittierende UV-Belastung und genetische Faktoren wie der Hauttyp), die sowohl die Entstehung von Clark-Nävi als auch die Melanomenentstehung begünstigen.

Clark-Nävi sind sehr häufig, im Schnitt hat jeder Mitteleuropäer 5–10 Clark-Nävi (schon aus dieser Tatsache lässt sich ableiten, dass ein Clark-Nävus kein Melanompräkursor sein kann, da das Melanom mit einer Inzidenz von 10–15/100.000 selten ist). Der Höhepunkt der Entstehung von Clark-Nävi liegt in der Kindheit und im jungen Erwachsenenalter und wird begünstigt durch genetische Faktoren und Umweltfaktoren (UV-Bestrahlung). Es gibt allerdings Individuen, die auch im fortgeschrittenen Erwachsenenalter neue Clark-Nävi entwickeln. Die meisten Clark-Nävi finden sich am Stamm (Rücken), gefolgt von den Extremitäten. Anatomische Regionen mit intermittierender, starker UV-Belastung, die zum Sonnenbrand führt, sind begünstigt. Ein Clark-Nävus beginnt mit der Proliferation von Melanozyten in der Epidermis, die klinisch als kleine, braune Macula wahrnehmbar ist (Lentigo simplex). Mit der Zeit formen sich epidermale Melanozytennester (junktionaler Clark-Nävus). Biopsiert man ältere Läsionen, so findet man neben diesem junktionalen Anteil auch einen oberflächlichen dermalen Anteil mit Melanozyten in der papillären Dermis (Compound-Nävus). Nävi mit ausschließlich dermalen Melanozyten, sogenannte dermale Nävi, sind in der Regel congenital und nicht erworben. Die meisten Clark-Nävi bleiben klein (< 5 mm). Unter dem Einfluss von noch nicht näher bekannten (wahrscheinlich vorwiegend genetischen) Faktoren können sie aber auch zu einer gewissen Größe (1–2 cm) heranwachsen. In der Kindheit entstehen Clark-Nävi eruptiv und wachsen relativ schnell, bei Erwachsenen ist das Wachstum langsam, bzw. kommt es überhaupt zu einem Wachstumsstillstand (Seneszenz) und im höheren Alter zur Involution (Rückbildung).

Wie schon erwähnt gibt es Individuen mit einer großen Anzahl an (großen) Clark-Nävi. Bei diesen Personen ist die Zahl der Clark-Nävi ein Indikator (kein Grund!) für ein erhöhtes Melanomrisiko. Individuen mit diesem Zustandsbild, das manchmal auch als „dysplastisches Nävussyndrom“ bezeichnet wird, bedürfen einer regelmäßigen Kontrolle der Haut, um ein neu entstandenes Melanom so früh wie möglich zu erkennen.

3.4.2.2 Andere erworbene melanozytäre Nävi

Andere erworbene melanozytäre Nävi sind Spitz-Nävi und Reed-Nävi. Sie sind im Vergleich zu Clark-Nävi eher selten.

3.5 Melanom

Das Melanom der Haut ist eine bösartige Neoplasie, die von den Melanozyten ausgeht. Von allen malignen Neoplasmen der Haut hat das Melanom die höchste Mortalität. Die Inzidenz in Österreich und Deutschland liegt bei ungefähr 15/100.000 jährlich. Das Melanom betrifft alle Altersgruppen, der Gipfel liegt um das 55. Lebensjahr. Melanome bei Kindern unter 10 Jahren kommen vor, sind aber sehr selten. Individuen mit heller Hautfarbe und multiplen melanozytären Nävi haben ein erhöhtes Risiko, ein Melanom zu bekommen. In der Entstehung spielen Umweltfaktoren und genetische Faktoren eine Rolle. Der epidemiologisch am besten untersuchte ätiologische Umweltfaktor ist UV-Bestrahlung, wobei hier in erster Linie die intermittierende, starke UV-Belastung zu nennen ist, die zum Sonnenbrand führt (in der Kindheit erlittene Sonnenbrände sollen mehr Gewicht haben). Der Zusammenhang mit genetischen Faktoren ist komplex. Monogenetische Erklärungsmodelle sind nur für wenige, familiär gehäufte Fälle zutreffend. Die überwiegende Mehrzahl der Melanome lässt sich nicht durch ein einziges „Melanomgen“ erklären. Da sowohl der Hauttyp als auch die Hautfarbe genetisch determiniert sind, spielen insgesamt gesehen (entgegen der Volksmeinung) genetische Faktoren eine wesentlich bedeutendere Rolle als Umweltfaktoren (UV-Belastung)[7]. Allerdings sind genetische Faktoren durch Verhaltensänderung nicht beeinflussbar, Umweltfaktoren hingegen schon.

In letzter Zeit wurden Melanome molekulargenetisch immer besser charakterisiert. Es stellte sich heraus, dass bei manchen Melanomen Mutationen, die das Protoonkogen B-RAF aktivieren, eine bedeutende Rolle spielen. Das B-RAF-Protein beeinflusst Signaltransduktionswege, die den Zellzyklus und die Differenzierung steuern. Obwohl diese neuen Erkenntnisse bereits in Form von B-RAF-Inhibitoren therapeutisch verwertet werden, ist die genaue Rolle von B-RAF-Mutationen bei der Melanomentstehung noch nicht eindeutig geklärt.

Diagnose

Die in allen Lehrbüchern geschilderten diagnostischen Kriterien des Melanoms, die ABCD-Regel, sind geprägt durch Beschreibungen von über einen Zentimeter großen (über Jahre gewachsenen) Tumoren, wie sie in früheren Zeiten häufig zu sehen waren. Nur wenn Melanome diese Größe erreicht haben, erfüllen sie mit einer gewissen Regelmäßigkeit die ABCD-Regel, das heißt sie sind **a**symmetrisch, unregelmäßig **b**egrenzt, vielfarbig (**c**olor) und über 6 mm groß (**D**iameter). Natürlich muss es Melanome geben, die kleiner sind als 6 mm (nämlich in der Frühphase der Entwicklung). Sie sind dann jedoch oft weder asymmetrisch, noch unregelmäßig begrenzt, noch vielfarbig. Die Größenbegrenzung von 6 mm ist also keine biologische Mindestgröße des Melanoms, sondern die Grenze der Anwendbarkeit der ABCD-Regel. Daraus ergibt sich, dass die ABCD-Regel für die Früherkennung des Melanoms ungeeignet ist. Die Ursache, dass heute immer dünnere und kleinere Melanome erkannt werden, liegt im Einsatz anderer diagnostischer Werkzeuge, in erster Linie der Auflichtmikroskopie (Dermatoskopie).

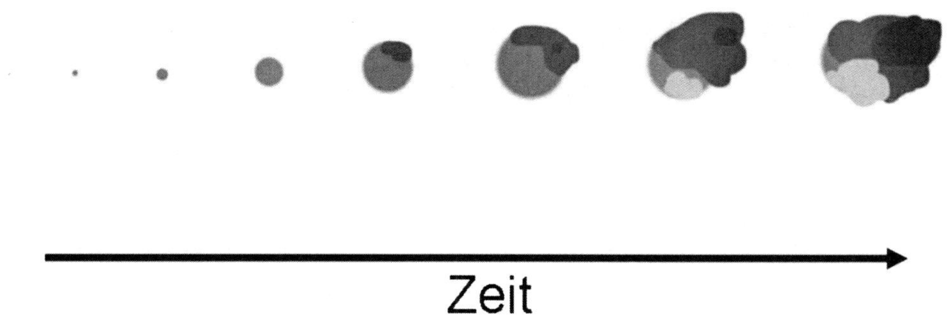

Abb. 27: Morpholgische Entwicklung eines Melanoms über die Zeit. Zu Beginn ist das Melanom ein kleiner unscheinbarer Fleck, eine Diagnose ist in diesem Stadium schwer oder sogar unmöglich (das gilt wahrscheinlich auch für die Histopathologie). Ab einer gewissen Größe erlaubt die Auflichtmikroskopie die Frühdiagnose. Später (meist nach Jahren) treffen auch die ABCD-Regeln zu und das Melanom ist mit freiem Auge erkennbar.

---

[7] In allen epidemiologischen Studien haben genetisch determinierte Faktoren mehr Einfluss auf das Melanomrisiko als die UV-Belastung (die sogenannte odds ratio als Maß für das relative Risiko ist höher).

Die auflichtmikroskopische Diagnose von pigmentierten Läsionen bedarf jedoch einer gewissen Erfahrung. Möglicherweise ist die immer bessere Diagnostik (klinisch und histopathologisch) auch für die Steigerung der Inzidenz des Melanoms in den letzten Jahrzehnten mitverantwortlich.

Evolution und Klassifikation

Das Melanom beginnt in der Regel in der Epidermis durch Proliferation von einzelnen Melanozyten, die im Laufe der Zeit zu Nestern konfluieren. Solange das Melanom auf die Epidermis beschränkt bleibt, spricht man von einem In-situ-Melanom. In dieser Phase ist eine Metastasierung ausgeschlossen. Von einem invasiven Melanom spricht man dann, wenn Melanomzellen die Basalmembran durchbrochen haben und in die Dermis eingewandert sind. Nach klinischen, histopathologischen und lokalisationsspezifischen Kriterien werden 4 Melanomtypen unterschieden: 1. das oberflächlich spreitende Melanom, 2. das Lentigo-maligna-Melanom 3. das noduläre Melanom und 4. das akral lentigenöse Melanom. Diese klassische Einteilung ist eine Idealisierung und in sich nicht konsistent, trotzdem hat sie sich durchgesetzt. Es ist allerdings zu erwarten, dass diese Einteilung in naher Zukunft durch eine modernere Klassifikation, die auch molekulargenetische Befunde integriert, ersetzt wird. Das oberflächlich spreitende Melanom ist der häufigste Typ. Es wächst langsam. Klinisch sieht man im Initialstadium einen Fleck (Melanom in situ), dann eine Plaque. Die Ausbreitungsrichtung ist vor allem horizontal, weniger vertikal. Das Lentigo-maligna-Melanom beginnt auch als In-situ-Melanom (wird dann als Lentigo maligna bezeichnet), wächst ebenfalls langsam (über Jahre und Jahrzehnte) und tritt vor allem bei älteren Menschen an chronisch UV-exponierten Arealen auf (Gesicht). Beim nodulären Melanom überwiegt die vertikale Wachstumsrichtung gegenüber der horizontalen. Es wächst schneller in die Tiefe als die anderen genannten Typen. Bei der Diagnosestellung ist ein Knoten vorhanden. Das akral lentiginöse Melanom (ALM) findet sich auf akraler Haut (Handfläche oder Fußsohlen). Den Namen trägt es aufgrund des lentiginösen histologischen Wachstumsmusters. Es beginnt als Fleck (Melanom in situ) und wächst ebenfalls eher horizontal. Der Melanomtyp selbst hat keinen Einfluss auf die Prognose.

Prognostische Kriterien und Stadieneinteilung

Die Prognose des Melanoms hängt natürlich in erster Linie vom Stadium ab. Man unterscheidet 4 Stadien. Die Stadien I und II sind für das Stadium des Primärtumors (ohne Metastasen) reserviert, das Stadium III ist das Stadium der Lymphknotenmetastasierung und das Stadium IV umfasst Fernmetastasen.

In der überwiegenden Mehrzahl der Fälle ist zum Zeitpunkt der Diagnosestellung nur der Primärtumor vorhanden (Stadium I und II). In diesem Fall ist die histopathologisch gemessene vertikale Eindringtiefe (Eindringtiefe nach Breslow[8]) des Melanoms der wichtigste prognostische Faktor. Die Messung erfolgt vom Stratum granulosum bis zur am tiefsten gelegenen Tumorzellformation und wird in Millimeter angegeben. In der Regel bedeutet eine Eindringtiefe unter 1 mm eine gute Prognose (5-Jahres-Überlebensrate um 90%). Weiters spielen im Stadium des Primärtumors

---

[8] Alexander Breslow (1928–1980), amerikanischer Pathologe

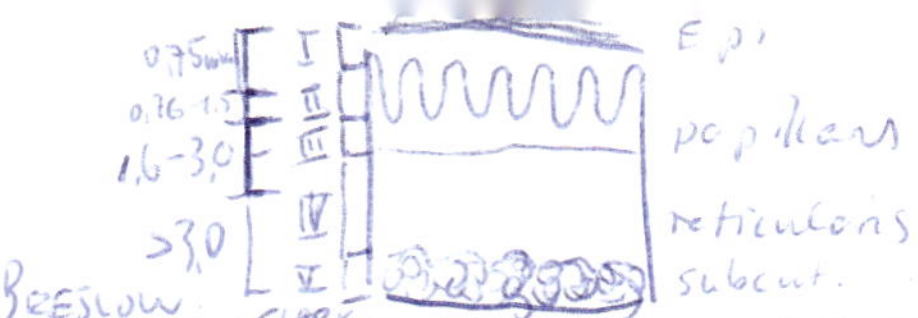

andere histopathologische Kriterien wie Ulzeration, die Mitoserate und die Eindringtiefe nach Clark[9] eine gewisse prognostische Rolle. Nach Clark unterscheidet man die folgenden fünf Eindringtiefen.

- Level I: Melanom ist auf die Epidermis beschränkt (Melanom in situ)
- Level II: Melanomzellen in der papillären Dermis, füllen diese aber nicht aus
- Level III: Melanomzellen füllen die papilläre Dermis aus und finden sich in der oberen retikulären Dermis
- Level IV: Melanomzellen in der tiefen retikulären Dermis
- Level V: Melanomzellen in der Subkutis

Das Stadium I umfasst alle Primärtumore mit einer Eindringtiefe von < 1 mm und Melanome mit einer Eindringtiefe von 1–2 mm ohne Ulzeration und einem Clark-Level unter IV. Das Stadium II beinhaltet alle anderen Primärtumore. Die Mehrzahl der Melanome wird heute im Stadium I diagnostiziert.

Besteht eine Metastasierung der regionären Lymphknoten, so entspricht das dem Stadium III. In diesem Fall hängt die Prognose davon ab, ob Mikrometastasen (durch Tastbefund und/oder Ultraschall der Lymphknoten nicht nachweisbar) oder Makrometastasen (durch Tastbefund und/oder Ultraschall nachweisbar) vorliegen. Auch die Zahl der befallenen Lymphknoten spielt eine gewisse Rolle. Bei Melanomen mit einer Eindringtiefe von > 1 mm ist das Risiko einer bereits vorhandenen Mikrometastasierung in den regionalen Lymphknoten relativ groß. Aus diesem Grund wird bei Melanomen > 1 mm im Zuge der chirurgischen Entfernung des Primärtumors auch der Lymphknoten, der dem Melanom am nächsten liegt (Sentinel- oder Wächterlymphknoten), nach vorangegangener radioaktiver Markierung intra-operativ aufgesucht und entfernt (diese Maßnahme ist zwar von prognostischer, aber nicht von therapeutischer Relevanz). Bei metastatischem Befall des Sentinel-Lymphknotens werden in einer zweiten Operation die restlichen Lymphknoten dieser Region entfernt.

Das Stadium IV entspricht dem Stadium der Fernmetastasierung. Das Melanom kann in alle Organe metastasieren, bevorzugt aber in die Lunge, die Leber, die Haut, das Gehirn und den Knochen. Die Prognose im Stadium IV der Erkrankung ist schlecht.

Stadieneinteilung (Staging), Nachsorge und Therapie

Die Therapie des Melanoms im Stadium I und II (also im Stadium des Primärtumors) ist eine chirurgische. In der Regel werden bei der chirurgischen Entfernung je nach Eindringtiefe des Melanoms Sicherheitsabstände von 1–2 cm eingehalten. Die Staginguntersuchungen bei der Erstdiagnose beinhalten eine Ultraschalluntersuchung der regionären Lymphknoten und bildgebende Untersuchungen der Lunge (Röntgen oder CT) und des Abdomens (Sonographie oder CT). Die Nachsorge im Stadium I nach Entfernung des Primärtumors beinhaltet eine regelmäßige Untersuchung der Haut (alle 6 Monate) und einen Ultraschall der regionären Lymphknoten 1x jährlich. Im Stadium II finden engmaschigere Kontrollen (alle 3 Monate) statt. Tumormarker für das Melanom existieren (S100, MIA), haben aber selbst in der Verlaufskontrolle nur einen begrenzten Wert.

---

9 Wallace H. Clark jr. (1924–1997), amerikanischer Pathologe

Auch das Stadium der Lymphknotenmetastasierung ist eine Domäne der Chirurgie, jedoch ist die Prognose nach chirurgischer Entfernung von Lymphknotenmetastasen wesentlich schlechter. Bei erhöhtem Rezidivrisiko (sei es nun nach Entfernung eines dicken Primärtumors über 1,5 mm Eindringtiefe oder nach Entfernung von Lymphknotenmetastasen) hat sich die adjuvante Gabe von Interferon-α in unterschiedlicher Dosierung zu einer Standardtherapie entwickelt (es muss aber erwähnt werden, dass Interferon zwar das rezidivfreie Intervall verlängert, aber nicht die Überlebensrate erhöht). Im Stadium IV kommen verschiedene Chemotherapeutika mit zytostatischer Wirkung, neuerdings aber auch vermehrt immunmodulatorisch wirksame Biologika (z.B der CTLA-4-blockierende Antikörper Ipilimumab) oder B-RAF-Inhibitoren zum Einsatz. Die Ansprechraten der klassischen Chemotherapie liegen unter 20%, jene der modernen Biologika und der B-RAF-Inhibitoren etwas darüber. Trotz der höheren Ansprechraten der moderneren Therapeutika ist die Therapie des Melanoms im Stadium IV in der Regel palliativ und nicht kurativ. Aus diesem Grund sei hier darauf hingewiesen, dass die wichtigste Maßnahme zur Verbesserung der Mortalität die Verbesserung der Früherkennung darstellt.

3.6 Ausgewählte, bösartige apokrine Neoplasien

3.6.1 Morbus Paget der Mamille

Der Morbus Paget der Mamille ist eigentlich ein intraduktales Mammakarzinom und somit eine bösartige apokrine Neoplasie, die entlang der Milchgänge bis in die Epidermis proliferiert und perimamillär an der Hautoberfläche sichtbar wird. Klinisch imponiert der Morbus Paget der Mamille als perimamilläre, erythematöse, schuppende, manchmal auch erosive Plaque, die initial oft mit einem „Ekzem“ verwechselt wird. Es gibt auch einen sogenannten „extramammären“ Morbus Paget, der bevorzugt im Bereich der Vulva, axillär oder perianal auftritt. Der extramammäre Morbus Paget ist eine heterogene Neoplasie. In manchen Fällen handelt es sich, wie beim mammären Paget, um eine bösartige apokrine Neoplasie, in anderen Fällen liegt ein Adenokarzinom (z.B. Rektumkarzinom) vor, das in die Haut vorwächst.

3.7 Ausgewählte Proliferationen des Bindegewebes

3.7.1 Hyperproliferationen des Bindegewebes

Die im Folgenden genannten Veränderungen sind keine Neoplasien im eigentlichen Sinn, sondern durch entzündliche und/oder traumatische Reize ausgelöste Bindegewebsreaktionen.

3.7.1.1 Dermatofibrom (Histiozytom)

Das Dermatofibrom ist eine tumorartige Bindegewebsreaktion, die aufgrund ihrer Häufigkeit wichtig ist. Es ist keine Neoplasie im eigentlichen Sinn, sondern ein proliferatives Reaktionsmuster des Bindegewebes auf entzündliche Reize (z.B. nach Insektenstichen). Das Dermatofibrom findet sich bevorzugt an den unteren

Extremitäten von Frauen mittleren Alters, kann aber auch an anderen Lokalisationen und bei Männern vorkommen. Klinisch imponiert ein derbes, hellbraunes Knötchen, das typischerweise bei seitlichem Druck mit den Fingern zentral einsinkt. Histopathologisch zeigt das Dermatofibrom eine Vermehrung von fibrohistiozytären Zellen in der Dermis und wirbelig angeordnete kollagene Faserbündel (klinische und histologische Varianten kommen vor). Das Dermatofibrom ist harmlos und bedarf keiner Therapie. Ist es (kosmetisch) störend, erfolgt die chirurgische Exzision.

3.7.1.2 Keloid

Keloide sind hypertrophe Narben, die durch eine überschießende Bindegewebsreaktion meist nach Traumen oder chirurgischen Eingriffen entstehen. Spontane Entstehung kommt vor. Klinisch finden sich hautfarbene derbe Knoten, die histopathologisch mit einer mitunter massiven Vermehrung der kollagenen Fasern einhergehen. Bevorzugte Lokalisationen sind der Rücken, die Schultern und die Sternalregion. Therapie: intraläsionale Injektion von Glukokortikoiden.

3.7.2 Ausgewählte bösartige Neoplasien des Bindegewebes

3.7.2.1 Dermatofibrosarkoma protuberans

Das Dermatofibrosarkoma protuberans ist die häufigste maligne Neoplasie des Bindegewebes. Es wächst lokal aggressiv, neigt selbst nach weiter Resektion mit großzügigem Sicherheitsabstand zu lokalen Rezidiven, metastasiert aber sehr selten. Es betrifft vorwiegend, aber nicht ausschließlich junge Männer. Klinisch imponiert das Dermatofibrosarkoma protuberans als langsam wachsender, hautfarbener, knotiger, derber Tumor mit bevorzugter Lokalisation im Brustbereich. Dermatopathologisch findet sich in der Dermis eine Vermehrung von spindeligen Fibroblasten, die in irregulären Zügen angeordnet sind und in der Regel bis in die Subkutis, manchmal auch bis zur Faszie proliferieren. Die Therapie der Wahl ist die weite Exzision. Neuerdings gibt es bei nicht operablen Fällen die Möglichkeit einer medikamentösen Behandlung mit Imatinib, dessen Wirkmechanismus in der kompetitiven und selektiven Blockade der ATP-Bindungsstelle spezifischer Tyrosinkinasen, in diesem Fall des PDGF-Rezeptors, besteht.

3.8 Ausgewählte Hämangiome, vaskuläre Fehlbildungen und bösartige vaskuläre Neoplasien

Einer derzeit gängigen Einteilung zufolge werden die gutartigen „Gefäßtumore" in Hämangiome (gutartige Neoplasien, die mit Gefäßproliferation einhergehen) und in vaskuläre Fehlbildungen (ektatische, nicht vermehrte Gefäße, die venösen, arteriellen, lymphatischen oder gemischten Ursprungs sein können).

3.8.1 Hämangiome und vaskuläre Fehlbildungen

3.8.1.1 Infantile Hämangiome

Infantile Hämangiome sind meist schon bei Geburt sichtbar oder erscheinen im Laufe der ersten Lebenswochen. Die klinische Morphologie ist vielgestaltig. Das typische infantile Hämangiom beginnt als solitärer, hellroter Fleck, der sich zu einer kirschroten, meist nur wenige Zentimeter großen Plaque umwandelt. Bevorzugte Lokalisation ist der Gesichtsbereich. Infantile Hämangiome bilden sich in der Regel spontan zurück (Fibrosierung), eine Therapie ist daher (außer in Ausnahmefällen) nicht notwendig.

3.8.1.2 Nävus flammeus

Der Nävus flammeus ist eine außerordentlich häufige teleangiektatische, vaskuläre Fehlbildung, die in der Regel bereits bei der Geburt vorhanden ist. Der Nävus flammeus kann als Hamartom aufgefasst werden. Im Gegensatz zu den infantilen Hämangiomen ist eine spontane Rückbildung nicht zu erwarten. Die feuerroten, flachen, scharf begrenzten Herde finden sich gehäuft im Kopfbereich, bevorzugt entweder median (Storchenbiss) im Nacken oder halbseitig im Bereich der Maxillarregion. Als Therapie der oft kosmetisch störenden Herde kommt eine Laserbehandlung in Frage.

3.8.1.3 Granuloma pyogenicum

Das Granuloma pyogenicum ist weder eine Neoplasie im eigentlichen Sinn noch ein Hamartom. Es ist eine tumorartige reaktive Proliferation von kapillären Gefäßen infolge eines Traumas (kleine Verletzungen, meist Stiche). Es ensteht eruptiv, wächst bis zu einer gewissen Größe heran (bis kirschgroß) und bildet sich manchmal (nicht immer) spontan zurück oder bleibt stationär. Man findet es bevorzugt akral. Wichtig ist die Differentialdiagnose zu bösartigen Neoplasien wie dem Melanom. Therapie: elektrokaustische Abtragung oder Exzision.

3.8.2 Ausgewählte bösartige vaskuläre Neoplasien

3.8.2.1 Angiosarkom

Das Angiosarkom ist selten und tritt bevorzugt am Capillitium älterer Individuen auf. Es ist gekennzeichnet durch schnell wachsende rötlich-livide Knoten. Es neigt auch bei großzügiger Exzision zu Lokalrezidiven und metastasiert früh.

3.8.2.2 Kaposi-Sarkom

Das Kaposi-Sarkom wird von manchen Autoren als reaktive Proliferation von Endothelzellen infolge einer Infektion mit HHV-8 und nicht als bösartige Neoplasie im eigentlichen Sinn aufgefasst. Man unterscheidet einerseits das seltene klassische, andererseits das endemische sowie das epidemische (mit HIV assoziierte) Kaposi-Sarkom. Alle Varianten sind mit HHV-8 assoziiert.

Die Hautherde beim klassischen Kaposi-Sarkom treten bevorzugt akral auf. Es finden sich multiple rostbraune bis livide Flecken, die mit der Zeit zu Plaques und Knoten anwachsen können. Der Befall innerer Organe (gastrointestinal, Lymphknoten, Lunge) kommt vor, ist aber meist asymptomatisch. Im Gegensatz dazu ist der Befall innerer Organe bei der epidemischen, mit HIV assoziierten Variante meistens symptomatisch. Die Frage, ob es sich bei Organbefall um Metastasen oder um ein multifokales Auftreten handelt, ist nicht geklärt (letzteres ist wahrscheinlicher). Blutungen von gastrointestinalen Herden können zu bedrohlichen Komplikationen führen. Für die Therapie der klassischen Form stehen die Röntgenbestrahlung, Interferon-α oder eine Chemotherapie zur Verfügung. Durch die moderne antiretovirale Therapie (HAART, siehe HIV) ist das Kaposi-Sarkom im Rahmen einer HIV-Infektion wieder seltener geworden.

3.9 Ausgewählte Neoplasien des Fettgewebes

3.9.1 Lipom

Typische Lipome sind häufige, gutartige Neoplasien des Fettgewebes, die klinisch als gut verschiebliche, weiche subkutane Knoten in Erscheinung treten. Sie treten meist multipel auf. Die Zahl der Herde reicht von einigen wenigen bis zu hunderten (Lipomatose). Sie sind an sich harmlos, eine chirurgische Entfernung ist nur selten angezeigt. Bei Lipomen handelt es sich um eine Vermehrung der Adipozyten (Lypozyten), es besteht aber kein Zusammenhang mit Fettstoffwechselstörungen.

Lipome sollten nicht mit Xanthomen verwechselt werden. Xanthome sind keine Neoplasien, sondern werden zu den Ablagerungs- und Speichererkrankungen gezählt (Lipidspeicherung in Makrophagen, aber nicht in Adipozyten!). Es gibt verschiedene Formen von Xanthomen. Am häufigsten sind die sogenannten planen Xanthome, zu denen man auch die Xanthelasmen (gelbliche Papeln und Plaques im Bereich der Ober-, seltener der Unterlider) zählt. Xanthome können, müssen aber nicht Ausdruck einer Hyperlipidämie sein. Im Gegensatz zu Lipomen ist daher bei Xanthomen eine Untersuchung der Serumlipide zum Ausschluss einer Dyslipidämie angezeigt.

3.10 Mastozytosen

Bei der Mastozytose handelt es sich um eine neoplastische Proliferation von Mastzellen, die auf die Haut beschränkt oder systemisch auftreten kann. Verlauf und Pathogenese der Erkrankung variieren abhängig vom Erkrankungsalter. Kinder vor dem 2. Lebensjahr sind am häufigsten betroffen, wobei hier fast ausschließlich kutane Formen, die mit 80–90% die häufigste Gruppe darstellen, vorkommen, während systemische Formen bei Erwachsenen dominieren.

Einteilung

Kutane Mastozytosen:

Lokalisiert: Mastozytom
Diffus: Urticaria pigmentosa, Teleangiectasia macularis eruptiva perstans

Systemische Mastozytosen (SM):

Indolente SM
SM mit assoziierten hämatologischen Erkrankungen
Aggressive SM
Mastzellleukämie/Mastzellsarkom

In der Folge wird lediglich auf die kutanen Mastozytosen eingegangen.

Die lokalisierte kutane Mastozytose (solitäres Mastozytom) tritt bei oder kurz nach der Geburt auf. Meist besteht an den Extremitäten ein bräunlich-rötlicher Knoten. Mastzellprodukte (Histamin, Leukotriene, Prostaglandin D2) können durch Kratzen und Reiben freigesetzt werden und zu entsprechenden Allgemeinsymptomen (Flush-Symptomatik, Diarrhoe, Pruritus, Kopfschmerzen) führen. Nach Monaten erfolgt die spontane Rückbildung der Läsion.

Die diffuse kutane Mastozytose tritt bei Kindern entweder in Form von Papeln, Knoten oder Tumoren als Urticaria pigmentosa, manchmal auch mit Blasen (bullöse Mastozytose) auf. Durch Reiben entstehen Quaddeln (Darier[10]-Zeichen). Bei Erwachsenen finden sich vor allem bräunliche Maculae und diskrete Papeln, begleitet von Teleangiektasien. Diese Form wird als Telangiectasia macularis eruptiva perstans bezeichnet. Im Gegensatz zu den Mastozytosen im Kindesalter, die sich nach Monaten spontan zurückbilden, persistiert die adulte Form.

Die Diagnose wird neben der Klinik (Darier-Zeichen) mittels Histologie mit Spezialfärbungen für Mastzellen (Giemsa-Färbung) gestellt. Bei Verdacht auf eine systemische Mastozytose müssen entsprechende Untersuchungen (Knochenscan, Knochenmarkbiopsie, Bestimmung von Histamin und Mastzelltryptase aus dem Plasma) durchgeführt werden.

Die Therapie der kutanen Mastozytosen ist symptomatisch und beinhaltet systemische Gabe von Antihistaminika und Mastzellstabilisatoren (Cromoglicinsäure), bei Erwachsenen auch PUVA-Therapie, eventuell IFN-α. Wichtig ist die Aufklärung der Patienten über Mastzellliberatoren, wie Alkohol, Acetylsalicylsäure und Muskelrelaxantien, die zu einer plötzlichen Mediatorfreisetzung führen können.

3.11 Langerhanszell-Histiozytose

Diese neoplastische Erkrankung, die durch eine klonale Proliferation von Langerhanszellen gekennzeichnet ist, wurde früher als „Histiozytosis X“ bezeichnet. Es handelt sich um eine seltene, vor allem Kleinkinder betreffende Erkrankung, die lokalisiert, disseminiert oder multisystemisch auftreten kann. Betroffen sind neben der Haut oft Knochen, Lunge, Leber, Dünndarm und das ZNS.

Häufigste Manifestation ist das *eosinophile Granulom des Knochens*, das keine Hautbeteiligung hat. Hautläsionen sind oft das erste Symptom bei Multisystembefall und finden sich daher bei der *Abt-Letterer-Siwe-Erkrankung*, einer foudroyant verlaufenden Form des Kindesalters, und bei Erwachsenen mit *Hand-Schüller-Christian-Syndrom.*

Die Hautläsionen umfassen disseminierte, zum Teil schuppende, zum Teil wegen des häufig bestehenden Pruritus erosive Papeln von gelblich-bräunlichem Farbton, die zu Plaques konfluieren können. Die Herde treten bevorzugt am Capillitium und in den Intertrigoarealen auf. Häufige Fehldiagnosen sind daher seborrhoische Dermatitis, atopische Dermatitis und die Windeldermatitis bei Kleinkindern. Die Diagnose wird letztlich histologisch (Aggregate großer Zellen mit eosinophilem Zytoplasma und nierenförmigen Kernen), immunhistochemisch (Expression von Lange-

---

[10] Jean Darier (1856–1938), französischer Dermatologe

rin, CD1a und S100) und mittels Elektronenmikroskopie (Birbeck-Granula) gestellt. Die Therapie richtet sich nach Art und Ausdehnung der Erkrankung. Lokalisierte Formen zeigen üblicherweise Spontanremissionen. Disseminierte Formen sprechen gut auf Radiotherapie (Knochen) und PUVA-Therapie (Haut) an. Die multisystemische Langerhanszell-Histiozytose ist im Gegensatz dazu eine schwere Erkrankung, die trotz Poly-Chemotherapie Mortalitätsraten bis zu 50% aufweist.

3.12 Ausgewählte Lymphome der Haut

3.12.1 Kutane T-Zell-Lymphome

T-Zell-Lymphome entstehen durch eine klonale Proliferation von T-Lymphozyten bzw. deren Vorläuferzellen. T-Zell-Lymphome, die einen besonderen Tropismus zur Haut (Epidermotropismus) aufweisen, werden als kutane T-Zell-Lymphome bezeichnet, und von solchen, die sich primär in anderen Organen manifestieren, abgegrenzt. Hier wird v.a. das häufigste kutane T-Zell-Lymphom, die Mycosis fungoides, mit ihren unterschiedlichen klinischen Varianten besprochen. Die Einteilung der Lymphome nach der WHO-EORTC-Klassifikation wird bewusst nicht verwendet, da sie als provisorisch anzusehen ist und sich bald wieder ändern wird. Außerdem stützt sich diese Einteilung vor allem auf zytologische und immunphänotypische Kriterien und erscheint für das klinische Verständnis wenig hilfreich.

3.12.1.1 Mycosis fungoides

Die Mycosis fungoides ist der häufigste Vertreter der kutanen T-Zell-Lymphome (70%). Klinisch kann man mehrere Erkrankungsstadien unterscheiden:

1. Das erythematöse Stadium beginnt mit rötlichen, fein schuppenden Maculae, die entweder kleinfleckig (Guttata-Form) oder ähnlich Fingerabdrücken (fingerprint dermatitis) als „kleinfleckige Parapsoriasis en plaques" zusammengefasst werden. Fälle, in denen sich größere Herde finden, bezeichnet man als „großfleckige Parapsoriasis en plaques". In weiterer Folge entstehen großflächige, polyzyklisch begrenzte Maculae in unterschiedlichen Farbtönen, von hellrot bist rotbraun. Bei vielen Patienten kommt die Erkrankung an diesem Punkt zum Stillstand. Nur bei einem Teil der Erkrankten ist die Erkrankung progredient mit Systembeteiligung und schlechter Prognose.
2. Im Plaquestadium finden sich neben den makulösen Läsionen nun auch braunrötliche, schuppende Plaques. Diese können atrophieren („Poikiloderma vasculare atrophicans") oder auch einen mehr gelblichen Farbton zeigen („Xanthoerythroderma perstans")
3. Das Tumorstadium ist zusätzlich durch Knoten (weiche, rötliche, oft exulzerierte Tumore) gekennzeichnet. Meist besteht ein Befall von Lymphknoten und später auch von inneren Organen (Knochenmark, Leber, Milz, Lunge).

Das histologische Bild der Mycosis fungoides zeigt in allen Phasen ein oberflächliches, perivaskuläres, lymphozytäres Infiltrat. Im Frühstadium ist die pathologische

Diagnose mitunter schwierig. Neoplastische Lymphozyten finden sich sowohl in den basalen Schichten als auch in den höheren Schichten der Epidermis. Immunhistochemisch exprimieren die Tumorzellen den Pan-T-Zellmarker CD3 und sind meist CD4+ (T-Helferzell-Typ). Molekularbiologische Untersuchungen dienen zum Nachweis der Klonalität.

Wichtige klinische Varianten der Mycosis fungoides sind unter anderem die „pagetoide Retikulose" (eine solitäre Plaque, meist im Bereich des Unterschenkels) und eine erythrodermatische Verlaufsform ohne oder mit Leukämie (Sezary-Syndrom).

► *Prognose und Therapie*

Die Mycosis fungoides hat in der Regel einen langsam progredienten Verlauf mit günstiger Prognose. Kommt es allerdings zur Progression mit Befall der Lymphknoten, ist die Prognose trotz Therapie infaust. Der Verlauf der Erkrankung wird durch die Therapie nicht beeinflusst, sie ist daher zu jedem Zeitpunkt lediglich symptomatisch. Einzelläsionen des Frühstadiums können sogar mit lokalen Kortikosteroiden behandelt werden. Therapie der Wahl für das Plaque-Stadium ist die PUVA-Therapie. Alternativ kann eine Ganzkörperbestrahlung mit schnellen Elektronen durchgeführt werden. Bei Befall innerer Organe wird eine Kombinationstherapie mit verschiedenen Zytostatika, eventuell zusätzlich mit IFN-α oder Retinoiden, durchgeführt.

3.12.1.2 Ausgewählte andere kutane T-Zell-Lymphome

Andere kutane T-Zell-Lymphome sind selten, können solitär oder multipel an jeder Körperregion auftreten und klinisch als Plaques, Knoten oder Tumore imponieren.

Die „lymphomatoide Papulose" ist durch generalisierte, erythematöse Papeln, die sich rasch zu rötlich-braunen Knoten und weiter zu nekrotischen Tumoren entwickeln, gekennzeichnet. Der Verlauf ist protrahiert und durch spontane Remissionen bei gleichzeitig neuauftretenden Läsionen gekennzeichnet. Die Prognose ist sehr gut. Therapie: PUVA-Therapie.

Das „$CD30^{+}$ anaplastische großzellige kutane T-Zell-Lymphom" tritt meist als schnell wachsender, solitärer Knoten auf, der rasch exulzeriert. Die Tumorzellen exprimieren CD30 an ihrer Zelloberfläche. Die Prognose ist bei fehlendem Lymphknotenbefall gut. Therapie: Exzision oder Radiotherapie

4 Phlebologie

Die Phlebologie ist die Lehre der Venen, ihrer Erkrankungen und deren Behandlung. Die Phlebologie ist ein Teilgebiet der Dermatologie, fließt aber gleichwohl auch in andere medizinische Fachbereiche mit ein, wie die Angiologie, einer Subdisziplin der Inneren Medizin, oder die Chirurgie.

4.1 Anatomie

4.1.1 Die venöse Anatomie der unteren Extremität

Man unterscheidet an der unteren Extremität 3 venöse Systeme:

- Das tiefe Venensystem liegt im Muskelkompartment, es befördert 90% des venösen Blutvolumens des Beins und wird durch die Muskelfaszie vom oberflächlichen Venensystem separiert.
- Das oberflächliche Venensystem liegt in der Fettgewebsschicht, wird zur Tiefe durch die Muskelfaszie, zur Oberfläche durch die Dermis begrenzt; es drainiert die Haut und Subkutis und befördert beim Gesunden 10% des Blutvolumens.
- Das System der Perforansvenen, die oberflächliches und tiefes Venensystem verbinden.

Die Einteilung in oberflächliches und tiefes Kompartment wird auch im Bereich der Fußsohle beibehalten, die Begrenzung bildet hier die Aponeurosis plantaris. Die tiefen Venen der Fußsohle formieren sich zur paarigen Vena tibialis posterior, stehen aber mit dem oberflächlichen Fußsohlenplexus in direkter Kommunikation. Dieser wiederum drainiert nicht nur zur Tiefe, sondern auch zum oberflächlichen dorsalen Plexus des Fußrückens, aus dem die beiden oberflächlichen Hauptstammvenen, Vena saphena magna und parva, hervorgehen. Die Besonderheit der Venen des Fußes besteht darin, dass hier reichlich klappenlose Perforansvenen vorkommen, die zu einer direkten Druckübertragung und Flussrichtung von der Tiefe zur Oberfläche führen, was im restlichen venösen System des Beins unüblich ist.

Das tiefe Venensystem

Im Bereich des Unterschenkels finden sich 3 paarige Unterschenkelvenen, die die gleichnamigen Arterien begleiten: Venae tibiales posteriores, V. tibiales anteriores und V. fibulares (bzw. peronaeae). Zum tiefen Kompartment zählen auch die Muskelvenen (Gastrocnemius- und Soleusvenen). Die paarigen Unterschenkelvenen vereinigen sich in der sogenannten Trifurkation, in die variabel auch die Muskelvenen münden, zur Vena poplitea. Diese setzt sich nach proximal in die Vena femoralis fort, die im Oberschenkelbereich noch die V. femoralis profunda aufnimmt und dann V. femoralis communis heißt. (Der Begriff der V. femoralis superficialis wurde aufgrund seiner Missverständlichkeit in der neuen Nomenklatur fallen gelassen. Sie findet ihre Entsprechung in dem als V. femoralis bezeichneten Gefäß.) Die V. femoralis setzt sich proximal des Leistenbandes in die V. iliaca externa fort, die sich mit der V. iliaca interna zur V. iliaca communis verbindet und in die V. cava inferior übergeht.

Das oberflächliche Venensystem

Aus den Fußvenen formieren sich zwei oberflächliche Hauptstammvenen die V. saphena magna (Vsm) und die V. saphena parva (Vsp).

Die Vsm zieht vor dem medialen Knöchel entlang der Tibiakante, vom Femurcondyl nach dorsal abgelenkt, am medialen Oberschenkel nach proximal, um im Bereich des Leistenbandes in die V. femoralis communis zu münden. Sie liegt in ihrem gesamten Verlauf innerhalb einer Faszienduplikatur. Im Mündungsbereich, der auch als Crosse bezeichnet wird, münden regelmäßig von medial, lateral und proximal sternförmig Venen ein. Die Vsm ist oft mehrfach angelegt. Die Giacominivene (V. femoropoplitea) verbindet Vsm und Vsp. Am Unterschenkel mündet in Höhe des medialen Femurcondyls von dorsal die hintere Bogenvene (Leonardo's vein) ein. Sie drainiert die Cockett'schen Perforansvenen.

Die Vsp zieht dorsal des lateralen Knöchels beginnend in der Mitte der Wade nach proximal und mündet in sehr variabler Höhe im Bereich der Kniekehle in die V. poplitea. Während sie in ihrem distalen Teil epifaszial im Fettgewebe verläuft, ist der proximale Teil immer von der Unterschenkelfaszie bedeckt. Der Fasziendurchtritt ist äußerst variabel, meist jedoch im Bereich des mittleren Unterschenkels (die rein subkutane Lage im distalen Anteil erklärt, warum die Varikose der Vsp oft erst im distalen Unterschenkelbereich sichtbar wird).

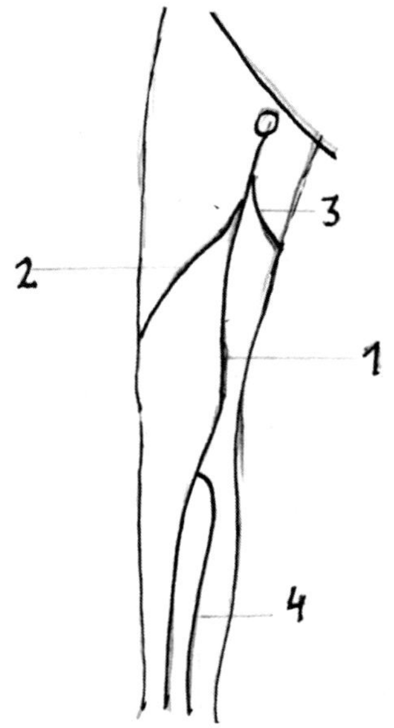

1: Vsm
2: V. circumflexa fem. ant.
3: V. circumflexa fem. post.
4: Hintere Bogenvene

Abb. 28: V. saphena magna-Stromgebiet

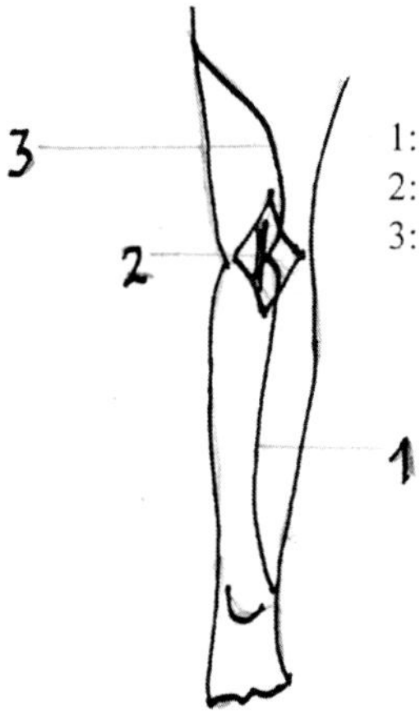

1: Vsp
2: V. poplitea
3: V. femoropoplitea

Abb. 29: V. saphena parva-Stromgebiet

Die Perforansvenen

Die Perforansvenen sind immer transfasziale Verbindungen des oberflächlichen und tiefen Venensystems. Wegen ihrer klinischen Bedeutung seien folgende hervorgehoben:

1. Posteriortibial-Perforatoren (Cockett'schen Perforansvenen I, II, III) variable Höhe ab Fußsohle am medialen Unterschenkel (Verbindung zwischen Vsm und V. tib. post.)
2. Paratibiale Perforatoren:(Boyd Perforans) proximaler medialer Unterschenkel (Vsm und V. tib. post.)
3. Perforatoren des Femoralkanals (Dodd'sche Perforans): medialer distaler Osch. (Vsm und V. fem)
4. Intergemellar-Perforatoren (May'sche Perforans): mittlere Wade (Vsp. und V. gastrocnemia)

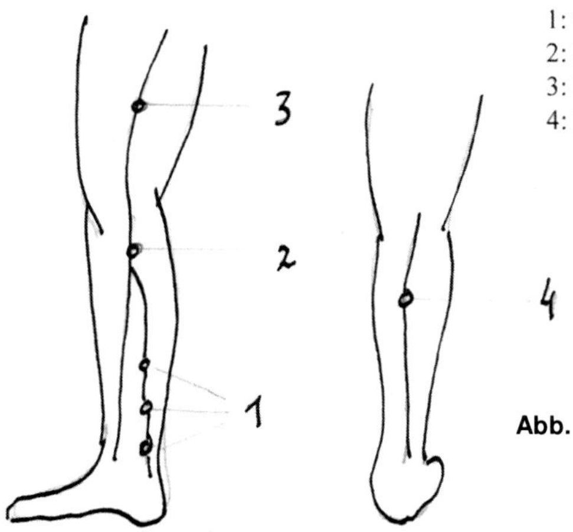

1: Cockett I, II, III
2: Boyd
3: Dodd
4: May

Abb. 30: V. perforantes

4.1.2 Die venöse Anatomie der oberen Extremität

Auch hier unterscheiden wir ein oberflächliches und tiefes System.

- Das oberflächliche System drainiert 70–80% des Blutvolumens. Die drei großen Unterarmvenen V. cephalica, V. mediana antebrachii und V. basilica vereinigen sich am Oberarm zur lateral gelegenen V. cephalica und medial gelegenen V. basilica. Die V. cephalica mündet infraclaviculär in die V. axillaris. Die V. basilica durchbricht die Faszie in Höhe des mittleren Oberarms und mündet in die V. brachialis.
- Das tiefe System umfasst paarige Venen der gleichnamigen Unterarmarterien, diese vereinigen sich zur V. brachialis, die nach Aufnahme der V. basilica als V. axillaris nach proximal zieht. Sie setzt sich fort in die V. subclavia, die nach Aufnahme der V. jugularis als V. brachiocephalica in die V. cava superior mündet.

Tiefes und oberflächliches Venensystem sind durch Perforansvenen verbunden, die im Gegensatz zur unteren Extremität klappenlos sind.

4.2 Die Venenwand

Die Venenwand hat einen dreischichtigen Aufbau:

- Intima (Gefäßendothel und subendotheliale Schicht)
- Media (glatte Muskelzellen, elastische und kollagene Fasern)
- Adventitia (lockeres Bindegewebe mit Vasa vasorum, adrenergen Nervenendigungen und Lymphgefäßen)

Im Vergleich zu arteriellen Gefäßen ist die Venenwand dünner, die Schichtung weniger distinkt und die Media schwächer ausgebildet. Mit Ausnahme der V cava inferior sind alle Becken- und Extremitätenvenen mit Klappen ausgerüstet. Ihre Zahl nimmt von zentral nach peripher zu. Sie verhindern die retrograde Strömung des Blutes.

4.3 Physiologie

4.3.1 Die Funktionen des venösen Kreislaufsystems

Die Funktionen des venösen Kreislaufsystems sind:

(1) Rücktransport des Blutes zum Herzen

(2) Blutreservoir (die Venen sind Kapazitätsgefäße; der extrathorakale Anteil umfasst 60% des gesamten Blutvolumens)

(3) Temperaturregulation.

Der venöse Rücktransport wird angetrieben durch:

- „vis a tergo“: postkapillärer arterieller Restdruck
- „vis a fronte“: thorakoabdominale Zwei-Phasen-Pumpe: Die atmungsbedingte Bewegung des Zwerchfells bedingt intrathorakale und intraabdominale Druckschwankungen, die einen Sog auf die venösen Gefäße entfalten

- kardialen Sog
- direkte Entleerung des venösen Fußsohlenplexus beim Auftreten
- Sprunggelenkspumpe: Entleerung der Gefäße durch Gelenksbewegung
- Muskelpumpe: durch die Muskelkontraktion werden die Venen zentralwärts entleert, der Reflux wird durch Klappenschluss verhindert.

4.3.2 Venöse Funktionsparameter

Venendruck: Im Liegen beträgt der venöse Knöcheldruck 12–18 mmHg, im Stehen steigt der Druck um 0.8 mmHg/cm bis auf Höhe des rechten Vorhofs. Durchschnittlich werden Druckwerte von 80–90 mmHg erreicht. Im Stehen ist der Druck in den oberflächlichen und tiefen Venen beim Venengesunden und Venenkranken gleich hoch. Während des Gehens nimmt der Druck beim Gesunden um 60% ab, während er beim Venenkranken sogar auf 200 mmHg ansteigen kann.

Venöser Fluss: Die mittlere Blutflussgeschwindigkeit steigt kontinuierlich von kleinen zu großkalibrigen Gefäßen an. Sie ist umgekehrt proportional zum venösen Gesamtquerschnitt. Daher ist sie in den Venolen geringer als in der V. cava. Der venöse Fluss ist auch lageabhängig. Nimmt man den Mittelwert im Liegen (2 cm/s) als 100%, so beträgt dieser beispielsweise im Stehen 60% und während des Gehens 120%.

4.4 Pathophysiologie

Während die eigentliche Ursache der venösen Insuffizienz immer noch unklar ist, sind zwei am Beginn einer Kausalkette stehende, ineinander greifende Schlüsselstörungen ausgemacht worden: die venöse Klappeninsuffizienz und die venöse Wanddilatation. Obwohl unklar ist, welches der beiden Ereignisse das primäre ist, und möglicherweise der Initialzünder von Fall zu Fall wechselt, wissen wir, dass in der Folge eine venöse Flussumkehr, ein venöser Reflux, auftritt. Der venöse Reflux steht am Beginn einer Vielzahl reaktiver pathophysiologischer Prozesse, die zu den typischen Veränderungen an Makro- und Mikrozirkulation führen.

- Makrozirkulation: Dilatation und torquierter Gefäßverlauf (Varikose)
- Mikrozirkulation: Ödem, als prinzipiell reversibles Frühzeichen der venösen Insuffizienz bis hin zur irreversiblen Schädigung, der chronisch venösen Insuffizienz (CVI), die schließlich im venösen Ulkus seine maximale Ausprägung erreicht.
- Kapillarwand: Zusätzlich zu erhöhter Flüssigkeitsdiffusion pathologische Extravasation von komplexen Eiweißmolekülen (z.B. Fibrinogen) und Erythrozyten. Fibrinogen wird zu Fibrin umgebaut und perivaskulär abgelagert. Eiweißkomplexe im Perivaskulärraum stimulieren sterile Entzündungsprozesse (Hypodermitis). Der Abbau der Erythrozyten führt zu einer irreversiblen Braunfärbung (Dermite ocre).
- Kapillardeformation: Die Kapillardichte pro cm^2 ist herabgesetzt, die Kapillarschlingen sind glomerulumartig deformiert. Auftreten von Mikrothrombosen.

- Leukozytentrapping: Durch Hämokonzentration Änderung der Fließeigenschaften des Blutes mit randständigem Fluss der Leukozyten. Verstärkte Adhäsion und Penetration sowie Aktivierung der Leukozyten. Sekretion von Entzündungsmediatoren, proteolytischen Enzymen, freien Radikalen. Dadurch Aufrechterhaltung chronischer Entzündungsvorgänge, die zu einem Umbau des interstitiellen Gewebes führen (Dermatoliposklerose).
- Lymphgefäße: Die erhöhte kapilläre Filtration führt zu einem Ansteigen der lymphpflichtigen interstitiellen Flüssigkeit und sekundär zu einer Überlastung des Lymphgefäßsystems (Ödem).

Die venöse Drucksteigerung wird vor allem während der aufrechten Bewegung manifest, daher auch die Bezeichnung **ambulatorische venöse Hypertension**. Während beim Gesunden der venöse Druck beim Gehen auf etwa 30 mmHg abfällt, steigt er bei Venenkranken auf Werte von über 200 mmHg. Die venöse Drucksteigerung kann ihren Ausgang im oberflächlichen oder tiefen Venensystem nehmen. Von Primärvarikose spricht man, wenn epifasziale Venen varikös degenerieren. Die Drucksteigerung wird zuerst in den epifaszialen Venen manifest. Über einen variablen Zeitraum kommt es schließlich auch zu einer Überlastung und Drucksteigerung im tiefen Venensystem (sekundäre Leitveneninsuffizienz). Tritt zuerst ein Schaden im tiefen Venensystem auf (z.B. thrombotisch), wird die Drucksteigerung zuerst in der Tiefe manifest. Die varikösen Veränderungen oberflächlicher Venen entstehen sekundär im Sinne eines Umgehungskreislaufs. In diesem Fall spricht man von Sekundärvarikose.

4.5 Epidemiologie venöser Erkrankungen

Die neuesten epidemiologischen Daten für Europa entnehmen wir der Bonner Venenstudie (Lit 1: Hautarzt. 2003 Nov; 54(11):1037–44. Epidemiology of chronic venous diseases; Pannier-Fischer F, Rabe E).

Es handelt sich um eine Querschnittsstudie der städtischen und ländlichen Bevölkerung im Raum Bonn, durchgeführt zwischen 2000 und 2002. Über 3000 Probanden nahmen teil. Im Vergleich zu den historischen epidemiologischen Studien (Basler und Tübinger Studie) zeigt sich ein Rückgang des Schweregrades der venösen Erkrankung bei gleich bleibender Prävalenz.

Venen gesund:	9,6%
Besenreiser und retikuläre Varizen:	59%
Varikose:	14,3%
Ödem:	13,4%
Ekzem, Dermatoliposklerose:	2,9%
Abgeheiltes Ulcus cruris:	0,6%
Florides Ulcus cruris:	0,1%

4.6 Risikofaktoren

Alter: Das Risiko für das Auftreten von Varizen steigt kontinuierlich mit dem Alter an. Im Alter von > 70 Jahren haben etwa 70% der Bevölkerung Varizen.

Erbfaktor: bei positiver Familienanamnese ist das Risiko an Varizen zu erkranken auf das 3- bis 5-Fache erhöht.

Geschlecht: die meisten epidemiologischen Studien zeigen eine höhere Prävalenz der Varikose für das weibliche Geschlecht, was wahrscheinlich auf das Faktum Gravidität und die damit verbundene intraabdominale Drucksteigerung zurückzuführen ist. Darüber hinaus sind auch hormonelle Einflüsse ausschlaggebend.

Adipositas

Stehender Beruf

4.7 Varikose und venöse Insuffizienz

Varizen sind elongierte, dilatierte und torquiert verlaufende Venen. Als venöse Insuffizienz (meist als chronisch venöse Insuffizienz – CVI bezeichnet) bezeichnet man die durch Varizen ausgelösten Folgeerscheinungen, die vom reversiblen Ödem bis zum venösen Ulkus reichen.

4.7.1 Klassifikation der Varikose

Stammvarikose (V. saphena magna oder parva): Die Dilatation der epifaszialen Hauptstämme entwickelt sich in 2/3 der Fälle von der Mündungsklappe (Vsm-Leistenbeuge; Vsp-Kniekehle) deszendierend. In 1/3 der Fälle ist bei schlussfähiger Mündungsklappe ein beliebiger Teil der Stammvenen dilatiert. Da die Stammvenen in ihrem proximalen Anteil von einer Faszie gedeckt werden, sind sie oft erst weiter distal als variköse Gefäße sichtbar.

Seitenastvarikose: Dilatation eines isolierten Seitenastes bei intaktem Hauptstamm

Retikuläre Varizen: Verzweigte, netzartige Venenerweiterungen ohne Zusammenhang zu einem größeren venösen Gefäß.

Besenreiservarizen: Dilatation feinster, intradermaler Kapillaren. Klinisch als rotes oder bläuliches, spinnwebartiges Netzwerk sichtbar. Funktionell unbedeutend, aber kosmetisch störend.

4.7.2 Klassifikation der chronisch venösen Insuffizienz (CVI)

Derzeit sind zwei Klassifikationen gebräuchlich.

Widmer Klassifikation: fast schon historische Klassifikation, die die CVI in drei Stadien einteilt:

- Stadium I: Corona phlebectatica, Ödem
- Stadium II: chronisch entzündliche Hautveränderung
- Stadium III: Ulcus cruris venosum

Diese Klassifikation ist rein klinisch beschreibend, ihr Aussagewert aufgrund der subjektiven Einschätzung und der mangelnden Hintergrundinformation gering.

CEAP-Klassifikation: C (Clinical Classification), E (Etiologic Classification), A (Anatomical Classification), P (Pathophysiologic Classification)

CEAP-Klassifikation

Clinical Classification	Etiologic Classification	Anatomical Classification*	Pathophysiologic Classification
C0: keine sichtbare Varikose	Ec: kongenital (venöse Malformation)	As: oberflächliche Venen	Pr: Reflux
C1: Besenreiser und retikuläre Varizen	Ep: primär	Ap: Perforansvenen	Po: Obstruktion
C2: Varizen (Stammvarizen)	Es: sekundär	Ad: tiefe Venen	Pr,o: Reflux plus Obstruktion
C3: Ödem	En: keine venöse Ursache	An: keine venöse Lokalisation	Pn: keine Pathophysiologie
C4: Pigmentation, Ekzem, Dermatoliposklerose			
C5: abgeheiltes Ulcus cruris			
C6: florides Ulcus cruris			
S: symptomatisch, A: asymptomatisch			

* Die genaue anatomische Lokalisation wird durch numerischen Zusatz von 1–18 unterklassifiziert.

Klinische Erscheinungsbilder der CVI

Corona phlebectatica paraplantaris: Erweiterung kleiner Venen im Fußgewölbe und medialen Knöchelbereich

Phlebödem: weiche, eindrückbare Ödeme am distalen Unterschenkel, Knöchelregion und Fußrücken. Sie treten vor allem nach langem Stehen und Sitzen auf und sind lange Zeit über Nacht reversibel. Die Zehen sind nicht betroffen.

Dermite ocre: irreversible Hämosiderinpigmentierung durch Abbau der Erythrozytenextravasate.

Hypodermitis: unscharf begrenztes, hellrotes Erythem bei gleichzeitiger Unterschenkelschwellung. Spiegelt sterile Entzündungsvorgänge im Interstitium wider, ausgelöst durch Filtration von Eiweißkomplexen. Differentialdiagnostisch ist das Erysipel abzugrenzen, das klinisch ähnlich imponiert, jedoch im Gegensatz zur Hypodermitis laborchemische Entzündungszeichen aufweist.

Ekzem: anfangs hyperkeratotische, scheibenförmige Ekzemherde, später meist ausgedehnte, flächige Ekzeme, oft mit Pigmentierung untermischt, aufgepfropft häufig ein Kontaktekzem auf Salbengrundlagen oder Konservierungsmittel. Streureaktionen sind möglich.

Dermatoliposklerose: sklerosierende Entzündung aller Hautschichten inklusive subkutanen Fettgewebes, oft auch Einbeziehung der Muskelfaszie, Aufhebung der natürlichen Schichtung der Haut und Ersatz durch eine fibröse, gefäßarme Gewebsschicht.

Atrophie blanche: klinisch typisches Erscheinungsbild bei fortgeschrittener CVI. Bizarr konfigurierte, narbige, atrophe, porzellanweiße Areale mit eingestreuten Riesenkapillaren (histologisch entsprechen diese Riesenkapillaren den oben erwähnten glomerulumartig veränderten Kapillaren). Bei Exulzeration entstehen extrem schmerzhafte Ulzera mit schlechter Heilungstendenz.

Ulcus cruris venosum: Maximalvariante der CVI. Gewebsdefekt in vorgeschädigter Haut. Meist an der Medialseite des distalen Unterschenkels oder der Knöchelregion. Die Ulkusränder immer durch chronische Entzündungsvorgänge verändert. Gering schmerzhaft.

Arthrogenes Stauungssyndrom: Versteifung des oberen Sprunggelenks durch chronische Entzündung des Bandapparates und Schonhaltung, die aufgrund des Ulcus cruris eingenommen wird. Dadurch weiter Verschlechterung des Ödems, da der Entstauungsmechanismus der Gelenkspumpe beeinträchtigt ist.

4.8 Untersuchungstechnik und diagnostische Verfahren

4.8.1 Anamnese

Aktuelle Beschwerden: Zeitpunkt des Auftretens, akuter oder schleichender Beginn, Schmerzqualität, Schmerzprogression, Belastungsabhängigkeit, restless legs, Therapieversuche

Frühere Krankengeschichte: Varizenerkrankung und Therapie, Erhebung von Risikofaktoren für venöse Erkrankungen, Thrombose, familiäres Thromboserisiko, Pulmonalembolie, Ulcus cruris, Knochenbrüche, Risiko für Systemerkrankungen, arterielle oder neurologische Erkrankungen: Stoffwechselerkrankungen, Claudicatio, Nikotin, rheumatische Erkrankungen, Spondylopathien, Osteoarthropathien

4.8.2 Klinische Untersuchung

Inspektion der Extremitäten in stehender Position hinsichtlich: Varizen, Ödeme, Asymmetrie, trophische Hautveränderungen, Farbunterschiede ...

Palpation: Hauttemperatur, Fußpulse, Ödemqualität (weich, induriert ...), Gelenksmobilität

4.8.3 Apparative Diagnostik

► *Ultraschalltechniken*

CW-Doppler (continuous wave): Prinzip: In einen Schallkopf ist ein piezoelektrischer Kristall eingebracht, der kontinuierlich Ultraschallwellen aussendet. Diese werden von den zellulären Bestandteilen des Blutes reflektiert. Die Frequenz der reflektierten Wellen ist abhängig von der Bewegungsrichtung der Zellen (ob zur Sonde oder von ihr weg). Die reflektierten Wellen werden registriert und in ein hörbares oder sichtbares Signal umgewandelt. Eine Tiefenzuordnung des Signals ist nicht möglich. Einsatzmöglichkeit: Refluxdiagnostik, Knöchelarteriendruckmessung. Untersuchungsgang bei systolischer Knöchelarteriendruckmessung: Am liegenden Patienten wird supramalleolär eine Blutdruckmanschette angelegt, die Dopplersonde wird über der A. tib. post. und A. dors. ped. auf die Haut aufgelegt. Anschließend wird die Manschette übersystolisch aufgeblasen und langsam abgelassen. Das erste wahrnehmbare arterielle Geräusch entspricht dem systolischen Knöchelarteriendruck. Neben dem gemessenen Druckwert wird auch der Quotient aus Knöchelarteriendruck und A.-brachialis-Druck angegeben, der sogenannte Knöchel/Arm-Index. Ein Knöchel/Arm-Index < 0,9 ist beweisend für das Vorliegen einer arteriellen Verschlusskrankheit, ist der Index > 1,5, besteht eine Mediasklerose.

Farbduplexsonographie: Goldstandard in der Venen- und Thrombose-Diagnostik. Duplex-mode bedeutet das Vorhandensein zweier Betriebsarten: eines Ultraschallschnittbildes (B-Bild) und eines PW-Dopplers (pulsed wave), zusätzlich wird dem B-Bild eine Farbinformation überlagert. Beim Pulsed-wave-Doppler werden Signale von einem Kristall gepulsed emittiert und nach Reflexion in einer bestimmten Tiefe vom gleichen Kristall wieder empfangen. Die Größe und Tiefe des Messtors können vom Untersucher unter Sichtkontrolle im B-Bild eingestellt werden. Einsatzmöglichkeit: Refluxdiagnostik bei Varikose erfolgt am stehenden oder sitzenden Patienten. Oberflächliches und tiefes Venensystem werden mit dem Schallkopf kontinuierlich verfolgt, wobei regelmäßig Valsalvamanöver oder Kompressions-Dekompressions-Manöver distal des Schallkopfes durchgeführt werden. Pathologische Refluxe machen sich als Farbumschlag oder inverse Strömung von > 0,5 sek. bemerkbar. Die wichtigsten Sondierungspunkte sind: V.s. magna, V. s. parva, V. femoralis, V. poplitea, Perforansvenen. Die Thrombosediagnostik erfolgt am liegenden bzw. sitzenden Patienten. Im B-Bild wird das Gefäß im Querschnitt dargestellt. Beim Gesunden ist das Lumen mit dem Schallkopf komplett komprimierbar, ist es durch einen Thrombus verschlossen, kann es nicht komprimiert werden. Die Treffsicherheit der Kompressionssonographie im Oberschenkel und Kniebereich ist > 90%.

► *Funktionelle Untersuchungstechniken*

d-PPG: (digitale Photoplethysmographie): nicht-invasives, lichtoptisches Verfahren, mit dem die Änderung der Blutfülle des kutanen Venenplexus bei Ausführung einer standardisierten Bewegung gemessen wird. Mangelnde Entleerung und rasche Wiederauffüllung des kutanen Plexus (< 25 sek.) sprechen für das Vorliegen einer venösen Funktionseinschränkung.

Phlebodynamometrie: blutige Venendruckmessung in einer Fußrückenvene

► *Spezielle radiologische Untersuchungstechniken*

Phlebographie: Kontrastmittelverfahren zur Darstellung der oberflächlichen und tiefen Venen. Aufgrund seiner Nachteile (invasiv, Strahlenbelastung, Anaphylaxierisiko) heute in der Routinediagnostik weitgehend verlassen. Das Verfahren ist komplexen Gefäßmalformationen vorbehalten.

4.9 Tiefe Thrombose, Thrombophlebitis, Postthrombotisches Syndrom

4.9.1 Tiefe Thrombose

Als tiefeThrombose bezeichnet man den Verschluss einer tiefen Vene mit einem Blutgerinnsel. Die jährliche Inzidenz beträgt 1–2/1000 Personen. Entsprechend der Virchow'schen Trias sind für das Entstehen Gefäßwandfaktoren, venöse Stase und Blutzusammensetzung entscheidend. Jede Thrombose birgt in sich das Risiko der Pulmonalembolie (PE) und des postthrombotischen Syndroms (PTS). 96% der Thrombosen treten an der unteren Extremität inklusive Becken auf, 4% an der oberen Extremität. Als proximale Thrombose bezeichnet man einen Verschluss von der Popliteaetage aufwärts. Das PE-Risiko beträgt 50% (Ein Drittel aller PE verlaufen klinisch stumm). Als distale Thrombosen bezeichnet man alle Unterschenkel-Thrombosen exklusive der Popliteaetage. Thrombogene Risikosituationen sind: Immobilisation, postoperativer Status, Schwangerschaft, Trauma, PTS, Hormoneinnahme, Malignom, Hyperkoagulabilität. Eine Hyperkoagulabilität besteht bei: Lupus koagulans, Antiphospholipid AK, Antithrombin-III-Mangel, Protein C, S-Mangel, APC-Resistenz, Prothrombinmutation, Hyperhomocysteinämie.

Klinik: Einseitige Beinschwellung, Wadendruck- und Spontanschmerz, Fersenschmerz, verstärkte Venenzeichnung, blaurötliche Verfärbung. Als Phlegmasia coerulea dolens bezeichnet man die (seltene) Maximalvariante einer Beinvenenthrombose (thrombotische Obstruktion aller Beinvenen führt zu Cyanose und Beinschwellung mit Gefahr der venösen Gangrän. Amputationsrate 50%).

Diagnose: Da die klinische Symptomatik sehr diskret sein kann, wurde ein Score zur Steigerung der klinischen Vortestwahrscheinlichkeit etabliert.

Clinical probability score (nach Wells 1997)

Klinisches Zeichen	Score
Aktives Malignom (Behandlung in den letzten 6 Monaten)	1
Parese, Gipsimmobilisation	1
Rezente Immobilisation für mehr als 3 Tage, OP innerhalb 4 Wo	1
Druckschmerz entlang einer tiefen Vene	1
Beinschwellung	1
Umfangdifferenz an der Wade > 3cm	1
Eindrückbare Ödeme	1
Venöser Kollateralkreislauf	1
Andere Diagnose wahrscheinlicher oder ebenso wahrscheinlich wie DVT	-2
High Probability (Thrombose-Prävalenz: 75%)	>3
Intermediate Probability (Thrombose-Prävalenz: 17%)	1–2
Low Probability (Thrombose-Prävalenz: 3%)	-2–0

Neben der Vortestwahrscheinlichkeit hilft die Bestimmung des D-Dimers bei der Sicherung der Diagnose. D-Dimer entsteht bei der endogenen Degradierung von Fibrinogen und ist somit ein Hinweis für die einsetzende Thrombolyse. Quantitative

Latex-Agglutinationstests haben bei proximalen Thrombosen eine Sensitivität von 98%. Die Spezifizität beträgt 50%, daher schließt nur ein negativer D-Dimer-Test eine Thrombose aus, während der positive Test nicht beweisend ist. Nach einer Thrombose normalisieren sich die Werte innerhalb von 15–20 Tagen. Der D-Dimer-Spiegel kann bei folgenden Zuständen und Erkrankungen unspezifisch erhöht sein: fortgeschrittenes Alter, Infektionen, Malignom, Insult, Schwangerschaft, Herz- und Niereninsuffizienz.

Die Kompressionssonographie ist die Standarduntersuchung zum Nachweis einer Thrombose. Die einzelnen Gefäßabschnitte werden im Querschnitt im B-Bild-Modus untersucht, wobei sie intermittierend mit dem Schallkopf komprimiert werden. Kann das Lumen nicht komplett komprimiert werden, ist die Thrombose gesichert. Das Verfahren hat eine Treffsicherheit von > 90% von der Trifurkation der Unterschenkelvenen nach proximal. Im Unterschenkelbereich bedarf es eines geübten Untersuchers. Im Gegensatz zur Phlebographie können Muskelvenenthrombosen im Unterschenkelbereich sehr gut festgestellt werden. Ist die Sonographie nicht eindeutig, wird sie nach einigen Tagen wiederholt.

Differentialdiagnosen: Thrombophlebitis, PTS, Bakerzyste (Kniegelenkszyste), Muskelriss, Hämatom, Erysipel

Therapie: Antikoagulation mit niedermolekularen Heparinen in therapeutischer Dosierung überlappend mit oralen Antikoagulantien für 3–6 Monate. Bei Rezidivthrombose lebenslange Antikoagulation. Ist die Ersthrombose eine proximale Thrombose kann nach den neuen ACCP-Richtlinien bereits eine lebenslange Antikoagulation erwogen werden. (Lit: ACCP guidelines 2008: Chest 2008;133: 454–545). Die ambulante Therapie, auch einer frischen Thrombose, ist prinzipiell möglich und bei mobilen Patienten empfehlenswert. Stationäre Behandlung bei frischer PE und Komorbidität. **Wichtig**: Kompression

4.9.2 Thrombophlebitis

Thrombotischer Verschluss und Entzündung eines oberflächlichen (extrafascialen) Venenabschnitts, meist eines varikösen Gefäßes (Varikophlebitis). Risikofaktoren: siehe Thrombose. Klinik: druckdolenter subkutaner Strang, flächenhafte Rötung, Temperaturerhöhung. Therapie: Niedermolekulares Heparin, oder Fondaparinux in prophylaktischer oder intermediärer Dosierung für 4–7 Wochen, nichtsteroidale Antiphlogistika, Kompression.

Cave! Die klinische Ausdehnung der Hautrötung unterschätzt meist die tatsächliche Thrombusausdehnung, weshalb bei Phlebitiden im Oberschenkel- und proximalen Wadenbereich eine Duplexuntersuchung nötig ist, um ein Einwachsen des Thrombus ins tiefe Venensystem nicht zu übersehen.

4.9.3 Postthrombotisches Syndrom (PTS)

Der Begriff des postthrombotischen Syndroms (PTS) umfasst alle Veränderungen, die mittel- oder langfristig nach einer Thrombose auftreten können und durch den irreversiblen Gefäßschaden am tiefen Venensystem bedingt sind. Meist dominiert der tiefe Reflux, der durch eine Zerstörung der Klappen bedingt ist, es können aber auch persistierende Obstruktionen von Gefäßabschnitten bestehen. Im günstigsten Fall ist die komplette Rekanalisation des thrombosierten Gefäßabschnittes nach Monaten abgeschlossen. Die mildeste Form des PTS, das Ödem, manifestiert sich bei 30–60%, ein postthrombotisches Ulkus entwickelt sich in 3–15%. Durch konsequente Langzeitkompression kann das PTS in etwa 50% der Fälle verhindert werden.

4.10 Ulcus cruris

Als Ulcus cruris bezeichnet man einen chronischen Gewebsdefekt im Bereich des Unterschenkels. Die Ursachen sind vielfältig: Trauma, venöse, arterielle oder lymphatische Zirkulationsstörung, infektiöse Hauterkrankungen (Ektymata), Vaskulitiden, Kollagenosen, Neuropathien, hämatologische Erkrankungen, Tumore.

Ätiologie: Venös: >70%, arterielle Mitbeteiligung bei 40%; rein arteriell: 7%, sonstige (Vaskulitis, neurotroph): 6%

4.10.1 Venöse Ulcera

Bei weitem die häufigsten Ulcera. Prävalenz von < 1% der Bevölkerung mit starker Zunahme ab dem 70. Lj. Zu gleichen Teilen durch ein unbehandeltes Varizenleiden oder ein postthrombotisches Syndrom bedingt. Auslöser ist oft ein Bagatelltrauma, aber auch spontane Exulzeration bei ausgeprägter, unbehandelter CVI möglich.

Differentialdiagnose Ulcus cruris

	Venös	Arteriell
Lokalisation	Medialer, lateraler Usch, Knöchelregion	Akral, druckbelastete Regionen
Umgebung	Zeichen der CVI, Varikose	Normale Haut
Wundgrund	Seicht bis mäßig tief, nekrotisch, fibrinbelegt	Tiefe Strukturen (Sehnen, Knochen) freiliegend
Schmerzen	Meist schmerzarm	Immer schmerzhaft
Temperatur	Extremität warm	Kalt
Fußpulse	Palpabel	Nicht palpabel
Anamnese	Varikose, Postthrombotisches Syndrom	PAVK, Nikotin, Diabetes mellitus und andere Stoffwechselerkrankungen, Hypertonie

Das diagnostische Vorgehen umfasst neben der Anamnese und der klinischen Untersuchung einen kompletten arteriellen und venösen Gefäßstatus (siehe Kap. Diagnostische Verfahren). Bei unklaren Ulcera sind ein neurologisches Konsil und Laboruntersuchungen angezeigt (Blutbild, Blutchemie, Gerinnungsstatus, Rheumaserologie). Weitere Maßnahmen umfassen eine Fotodokumentation, eine Flächenbestimmung, mikrobiologische Abstriche (chronische Wundflächen sind prinzipiell mikrobiell besiedelt, die häufigsten isolierten Keime sind Staph. aureus, Pseudomonas, Proteus und Streptokokken; es besteht nur Therapiebedarf bei klinischen Zeichen der Weichteilinfektion), histologische Untersuchung (bei therapieresistenten und lang bestehenden Ulcera zum Ausschluss eines Malignoms).

Die kausale Therapie venöser Ulcera ist die operative Sanierung der Varikose. Das gilt vor allem für eine Primärvarikose, aber auch bei PTS kann eine Operation der Varizen und der insuffizienten Perforansvenen sinnvoll sein (die Rekanalisation der tiefen Venen vorausgesetzt). Wenn eine OP nicht möglich ist, bleibt die Kompression die kausale Therapie der Wahl.

Neben der kausalen Therapie steht natürlich die Wundpflege im Vordergrund. Das beinhaltet ein Debridement (mechanisch mit Curette und scharfem Löffel oder enzymatisch). Weiters verfolgt man heute das Prinzip der feuchten Wundheilung mittels synthetischer Wundauflagen. Das durch die Wundauflage geschaffene feuchte Milieu fördert nicht nur die Autolyse nekrotischer Gewebsbezirke, sondern begünstigt auch Granulation und Epithelisation. In Abhängigkeit vom Zustand der Wunde kommen Schaumverbände, Alginate, Hydrogele oder Hydrokoloide zur Anwendung. Einige Wundauflagen enthalten als Zusatzstoff Silber, für das eine antibakterielle Wirkung dokumentiert wurde. Die lokale Anwendung von antibiotikahaltigen Externa ist wegen der Gefahr der Resistenzentwicklung und Kontaktsensibilisierung obsolet. Bei klinischen Zeichen der Infektion muss eine systemische Antibiose erfolgen. Natürlich werden neben den synthetischen Wundauflagen auch heute noch Fettgaze und blande Wundauflagen verwendet, oftmals auch mit zufrieden stellendem Erfolg. Bei mangelndem Heilungsfortschritt unter optimierter Therapie (Lokal und Kompression) erfolgt eine operative Abtragung des Ulkus und Deckung mit Spalthaut.

4.11 Varizentherapie

4.11.1 Stammvarikose

Die besten therapeutischen Ergebnisse erzielen die varizenausschaltenden Verfahren (konventionelles Stripping, Laserstripping, Radiowellenobliteration und die Schaumsklerosierung).

- Konventionelles Stripping: Bündige Ligatur der V. s. magna oder parva an der Einmündung in das tiefe Gefäß plus Unterbindung sämtlicher in der Leiste oder Poplitea einmündender Nebenäste (Crossektomie), anschließend Stripping der refluxierenden Gefäßabschnitte.
- Laserstripping: Ultraschallkontrollierte, endoluminale Zerstörung der Venenwand durch Laserapplikation; die Crossektomie entfällt. Über einen thrombotischen Prozess kommt es zur Vernarbung des Gefäßes.
- Radiowellenobliteration: Ultraschallkontrollierte thermische Zerstörung der Gefäßwand mittels Radiowellen, die im Kontaktverfahren auf die Gefäßwand appliziert werden. Die Crossektomie entfällt. Es kommt zu einer sofortigen Schrumpfung des Gefäßes mit anschließender Vernarbung.

Nebenwirkungen und Komplikationen operativer Verfahren: Hämatome, Verletzung sensibler Hautnerven, Wundinfektionen, Verletzung tiefer Gefäße und Nerven, Serome, Lymphödem.

Schaumverödung: Einspritzen von Aethoxysklerolschaum (Polidocanol). Das Präparat wird im Verhältnis 1:4 mit Luft aufgeschäumt und unter Ultraschallkontrolle in das Gefäßlumen eingespritzt. Vorteil des Schaums gegenüber flüssigen Verödungsmitteln ist eine größere Effektivität aufgrund einer besseren Blutverdrängung und längeren Kontaktzeit mit der Gefäßwand. Nebenwirkungen: wie bei Flüssigverödung. Migräne und reversible Gesichsfeldausfälle sind eher für Schaumverödungen beschrieben. (Lit: Vasa. 2008 Feb; 37 Suppl 71:1–29. 2nd European Consensus Meeting on Foam Sclerotherapy 2006, Tegernsee, Germany. Breu FX, Guggenbichler S, Wollmann JC.)

4.11.2 Perforansvenen

Eine Behandlung insuffizienter Perforansvenen ist vor allem bei fortgeschrittenen CVI sinnvoll. Es erfolgt eine Unterbindung der Perforanten bei intakter Haut via transkutanem Zugang. Bestehen Hautveränderungen ist ein endoskopisches Verfahren sinnvoll (SEPS – subfasziale endoskopische Perforansdiszision). Diese Methode ist ideal geeignet für die Perforanten des medialen Unterschenkels. Vorteile sind die hohe Treffsicherheit und die geringe Traumatisierung.

4.11.3 Seitenast- und Besenreiservarizen

Die Therapie von Seitenast- und Besenreiservarizen ist eine Domäne der Verödungstherapie. Einziges in Österreich zugelassenes Verödungsmittel ist Aethoxysklerol (Polidocanol), das in Konzentrationen von 0,5; 1; 2 und 3% angeboten wird. Es ist eine oberflächenaktive Verbindung, die an der Gefäßwand zu einer Endothelschädigung mit nachfolgender Thrombusbildung und Vernarbung führt. Polidocanol wird entweder flüssig als Reinsubstanz angewandt oder nach tubulenter Mischung mit Luft als Schaum appliziert. Nachteil der Verödung mit der Flüssigsubstanz ist die teilweise Inaktivierung durch die Blutdurchmischung. Dieses Problem wird durch die Aufschäumung behoben. Nebenwirkungen und Komplikationen: Braunpigmentierung, Verhärtungen im Gefäßverlauf, Auftreten neuer Besenreiser aufgrund der Druckverschiebung, Gewebsnekrosen, Nervenläsionen, versehentliche intraarterielle Injektion, Kollaps, Thrombose, anaphylaktische Reaktion, reversible Gesichtsfeldausfälle, Migräne.

4.11.4 Kompressionstherapie

Die Kompressionstherapie ist die Basistherapie der CVI und des Lymphödems. Weiters findet sie Anwendung postoperativ nach Stripping und nach Verödungsbehandlungen. Grundvoraussetzung für eine Kompressionstherapie ist eine arterielle Basisdurchblutung, die nicht unter 60 mmHg liegen darf.

Nachgewiesene Effekte sind: Veneneinengung, Reduktion des Blutvolumens, Anstieg der Strömungsgeschwindigkeit, Verbesserung der venösen Pumpfunktion, Steigerung des Lymphtransports, Anstieg des Gewebedrucks, Ödemreduktion, Förderung der fibrinolytischen Aktivität.

Man unterscheidet bei einem Verband einen Ruhedruck und einen Arbeitsdruck. Ruhe- und Arbeitsdruck sind wesentlich von der Elastizität des verwendeten Bindenmaterials abhängig.

► *Unelastische Fixverbände*

Zinkleimbinden und textilelastische Klebebinden können bis zu einer Woche Tag und Nacht belassen werden, ohne vom Patienten als unangenehm empfunden zu werden. Das Anlegen ist schwierig. Vorteile: der Verband ist unabhängig vom Können und Wollen des Patienten, Kompressionswirkung Tag und Nacht, hoher Arbeitsdruck und niedriger Ruhedruck, gute Tiefenwirkung. Nachteile: Hygiene, Kosten, gut geschultes Personal ist notwendig.

► *Wechselverbände mit elastischen Binden*

Verwendet werden Kurzzugbinden (Dehnungskapazität < 70% der Ausgangslänge) oder Langzugbinden (Dehnungskapazität > 140% der Ausgangslänge). Langzugbinden sind leicht anzulegen, entfalten aber aufgrund ihres geringen Arbeitsdruckes eine geringe Tiefenwirkung und werden aufgrund des relativ hohen Ruhedrucks in Ruhe schlecht toleriert. Kurzzugbinden sind in der Handhabung schwieriger und haben einen geringen Ruhedruck bei hohem Arbeitsdruck. Alle elastischen Binden werden während der Nacht abgenommen.

Prinzipien des Anlegens von elastischen Binden: Von den Zehengrundgelenken beginnen, die Ferse einschließen, rechter Winkel im Sprunggelenk, Bindentouren halb überlappend, der Druck von distal nach proximal abnehmend, Polsterung, arterielle Druckwerte > 60 mmHg sind Voraussetzung.

► *Kompressionsstrümpfe*

Kompressionsstrümpfe der Klasse II werden zur Erhaltung der mit Fixverbänden erzielten Entstauung, in der Ulkustherapie und Ulkusrezidivprophylaxe, postoperativ nach Venenoperationen und nach Verödung sowie in der Thromboseprophylaxe eingesetzt. Ihre Wirkung wird in Kompressionsklassen (KKL) eingeteilt:

KKL I: Knöchelandruck 20 mmHg: Thromboseprophylaxe
KKL II: Knöchelandruck 30 mmHg: sämtliche phlebologische Indikationen
KKL III: Knöchelandruck 40 mmHg: Lymphödem, PTS
KKL IV: Knöchelandruck 60 mmHg: Lymphödem

Für die meisten phlebologischen Indikationen reicht die Versorgung mit Verband oder Strumpf im Unterschenkelbereich. Je kürzer der Verband, desto höher die

Compliance. Eine therapeutische Kompression der tiefen Oberschenkelvenen kann nur mit unelastischen Verbänden erzielt werden, weshalb die Initialtherapie der Oberschenkelthrombose mit unelastischen Fixverbänden erfolgt. Hingegen ist die Anwendung des schenkellangen Kompressionsstrumpfes für postoperative Hämatome und Verödungsreaktionen sinnvoll.

4.12 Lymphödem

Ein Lymphödem entsteht, wenn die Menge an lymphpflichtiger Last zu groß wird (z.B. venöse Insuffizienz) oder die Transportkapazität zu gering ist. Die Transportkapazität kann primär oder sekundär geschädigt sein (primäres/sekundäres Lymphödem). Von primärem Lymphödem spricht man bei erblichem Schaden, der entweder schon bei der Geburt manifest ist (Typ Nonne-Milroy) oder erst in der Pubertät auftritt (Typ Meige). Liegt ein nicht erbliches Lymphödem vor, wird es als Lymphoedema praecox bezeichnet, wenn es vor dem 35. Lebensjahr manifest wird, danach spricht man von Lymphoedema tardum. Die wichtigste Differentialdiagnose des Lymphoedema tardum ist das sekundäre Lymphödem. Dieses tritt bei Neoplasmen, Entzündungen, Verletzungen und parasitären Erkrankungen auf. Das primäre Lymphödem breitet sich von distal nach proximal, das sekundäre von proximal nach distal aus.

Das Lymphödem entwickelt sich langsam stadienhaft. Anfangs sind die Ödeme weich und über Nacht reversibel, im irreversiblen Stadium werden die Ödeme zunehmend härter, sie umfassen die gesamte Extremität inklusive Zehen. Das wichtigste klinische Zeichen ist die Nichtaufhebbarkeit einer Hautfalte an der Grundphalanx der 2. Zehe (= Stemmer'sches Zeichen). Die Schwellung führt zu einer säulenförmigen Deformität mit papillomatösen Wucherungen an der Haut (Elephantiasis). Häufigste Komplikation ist das Erysipel, selten ein Lymphangiosarkom. Die Diagnose des Lymphödems erfolgt klinisch, mittels quantitativer Isotopenlymphographie oder MRI. Therapie: Kompression (KKL III), komplexe physikalische Entstauungstherapie.

Neben dem Lymphödem gibt es natürlich noch andere Ursachen für eine symptomlose Beinschwellung. In diesem Zusammenhang erwähnenswert ist das Myxödem, das im Rahmen von Schilddrüsenerkrankungen auftreten kann.

5 Venerologie

5.1 Allgemeines

Sexuell übertragbare Erkrankungen oder kurz STD (aus dem angloamerikanischen Raum „sexually transmitted diseases“) werden durch direkten Intim- und/oder Sexualkontakt übertragen. Experten und Gesundheitsbehörden in ganz Europa stellen eine drastische Zunahme der Geschlechtskrankheiten fest, auch in den USA kommt es nach Angaben der CDC (Center for disease control and prevention) zu 19 Millionen Neuinfektionen jährlich, wobei etwa die Hälfte der Neuinfektionen bei jungen Menschen zwischen 15 und 24 Jahren auftreten.

Nicht alle STD führen zu Erkrankungen des Genitals, außerdem sind nicht alle ausschließlich sexuell übertragbar. Schützende Immunität gibt es keine, mit Ausnahme der Hepatitis B, was zu möglichen „Ping-Pong“-Infektionen bei fehlender Partnerbehandlung führen kann. Ein erhöhtes Risiko an einer STD zu erkranken besteht bei hoher Promiskuität. Das Kondom stellt die wichtigste Maßnahme zur Vorbeugung einer STD dar. Im Unterschied zu anderen sexuell übertragbaren Erkrankungen werden die klassischen Geschlechtskrankheiten (früher: „Venerea“, von lat. Venus, -eris; Göttin der Liebe) heute noch nach dem Geschlechtskrankheitengesetz von 1945 geregelt (StGBl. Nr. 152/1945). Darin heißt es unter anderem: „Es besteht allgemeine Behandlungspflicht und beschränkte Meldepflicht, wenn eine Weiterverbreitung der Erkrankung zu befürchten ist, oder sich der Kranke der ärztlichen Behandlung bzw. Beobachtung entzieht.“

5.2 Die klassischen Geschlechtskrankheiten

5.2.1 Syphilis (lat. Lues venerea, „die Lustseuche“)

Die Syphilis oder auch Lues ist eine durch Treponema pallidum verursachte Geschlechtskrankheit. Der Verlauf ist ähnlich wie bei anderen Spirochäteninfektionen chronisch-stadienhaft und unbehandelt wenig vorhersehbar. Die Syphilis hat als klassisches Symptom das genitale Ulkus. Sie trat 1495 erstmals bei Belagerung Neapels durch König Karl VIII auf und wurde daher die „französische Krankheit“ genannt. Innerhalb von 5 Jahren kam es zu Epidemien in ganz Europa. Erst 1905 gelang der erste mikroskopische Nachweis an der Berliner Charité (durch Hoffmann und Schaudinn) und 1911 die Reinzüchtung des Erregers durch Noguchi Hideyo. Bis Anfang des 20. Jahrhunderts wurden die Körper der Erkrankten zur Therapie großflächig mit hochgiftigem Quecksilber bestrichen. Die südamerikanischen Indianer kochten die Rinde des Guajakbaumes/Sarsaparillewurzel mit anschließendem Schwitzbad und einer Fastenkur. Zu diesem Zeitpunkt dürfte den Indianern die Hitzeempfindlichkeit der Erreger bereits bewusst gewesen sein. Das äußere Genitale wurde mit diesem heißen Dampf bedampft (1519 publiziert). Um 1900 erfolgte die Wiederentdeckung, dass Treponemen hitzeempfindlich sind, somit kam es zur umstrittenen Infektion der Erkrankten mit Malaria („Fiebertherapie“). Im Jahr 1909 entdeckte P. Ehrlich das Salvarsan zur Behandlung der Syphilis und schließlich gelang

A. Fleming 1929 die Entdeckung des Penicillins, welches seit dem II. Weltkrieg als Medikament eingesetzt wurde.

Erreger

Treponema pallidum ist ein ca. 7–15 µm langer, schraubenförmiger, beweglicher Keim mit engen, regelmäßigen Windungen, ähnlich einem Korkenzieher. 3 Bewegungen sind möglich: Knickbewegung („Klappmesser"), schraubenförmiges Drehen (Rotation um die eigene Achse) und eine Schrumpfbewegung in der Längsachse „Ziehharmonika-Bewegung". Treponema pallidum hat eine lange Generationszeit und benötigt viel freien Sauerstoff, aber eine zu hohe Sauerstoffspannung ist toxisch. Das erklärt die optimalen Verhältnisse in der Dermis, wo eine Sauerstoffkonzentration von 1–3% vorhanden ist. Der Keim ist sehr empfindlich gegenüber Hitze, Kälte und Austrocknung.

Bis heute gibt es weder einen kulturellen Nachweis von Treponema pallidum noch eine routinemäßig anwendbare PCR (hohe Kosten, Speziallabors). Der direkte Erregernachweis erfolgt durch Entnahme von Sekret aus einem Ulkus und Betrachtung im Dunkelfeldmikroskop. Das Vorgehen ist folgendes: Quetschen des Ulkus mit 2 Fingern, Sekretgewinnung mittels Glaskapillare und anschließendem Ausblasen auf einem Objektträger, ein Tropfen physiologischer Kochsalzlösung, Deckglas und Begutachtung im Dunkelfeldmikroskop (Cave: Treponemen bewegen sich zügig durch das Gesichtsfeld).

Auch ein direkter Immunfluoreszenznachweis ist möglich, wird aber in der täglichen Praxis wenig gebraucht. Besteht keine Möglichkeit eines direkten Nachweises von Treponemen aus einer Läsion, so ist man diagnostisch auf die Anamnese und die Serologie angewiesen. Die Diagnose sollte dann aber – auf Basis der Serologie – immer in Zusammenschau mit der Klinik und der Anamnese erfolgen.

Verlauf

Über den klinischen Verlauf der unbehandelten Syphilis gibt es erstaunlicherweise gut dokumentierte Daten. Einer der größten Medizinskandale der USA war die Tuskegee Syphilis Study (US-Staat Alabama, von 1932–1972): etwa 400 Afroamerikaner, meist arme Analphabeten mit bekannter Syphilis, wurden bewusst nicht behandelt, um den natürlichen Verlauf der Syphilis zu beobachten. Es gab einen ethischen Skandal, allerdings erst nach 40 Jahren, da die „Teilnehmer" der Studie nicht informiert wurden, dass ein Medikament (Penicillin) zur Behandlung der Syphilis vorhanden war.

Eine zweite Studie, die Oslo Syphilis Study (Norwegen 1891–1910), wurde an 2181 Patienten mit Früh-Syphilis durchgeführt, welche unbehandelt blieben. Die damals verfügbare Therapie war jedoch hochgiftiges Quecksilber. Eine Datenanalyse von insgesamt 953 Patienten war möglich und folgende Resultate wurden gewonnen:

- Dauer der Syphilis (Primärstadium + Sekundärstadium): ~ 3–4,5 Monate
- Ein unbehandelter Patient ist ~ 6 Monate nach seiner Ansteckung nicht mehr infektiös
- Die latente Syphilis folgt dem Sekundärstadium mit lebenslanger Persistenz (asymptomatisch) in ~ 2/3 der unbehandelten Patienten

- Der Rest (nur ~ 1/3, also 30%) entwickelt eine tertiäre Syphilis: Gumma (16%), Kardiovaskuläre Syphilis (9,6%), Neurosyphilis (6,5%)

Heute unterscheidet man 2 Stadien der Syphilis:

Die *Frühsyphilis* (nach WHO die ersten 2 Krankheitsjahre nach Infektion bzw. < 1 Jahr nach CDC = Center of Disease Control):

- Primärstadium (Lues I)
- Sekundärstadium (Lues II)
- Frühlatenz (klinisch frei, nur positive Serologie!)

Die *Spätsyphilis* (ab Ende des 2. Krankheitsjahres nach WHO bzw. > 1 Jahr nach CDC):

- Spätlatenz (klinisch frei, nur positive Serologie!)
- Tertiärstadium (Lues III): Benigne Spätsyphilis, Neurosyphilis, Kardiovaskuläre Syphilis

Frühsyphilis

Primärstadium (Lues I): Der Infektionsmodus erfolgt grundsätzlich durch Kontaktinfektion. Voraussetzung für eine Kontaktinfektion ist das Vorhandensein treponemenhaltiger Haut- oder Schleimhautläsionen. Bereits Stunden nach ihrem Eindringen sind Treponemen in Lymphknoten nachweisbar (die Infektion ist schon systemisch). An der Eintrittspforte entsteht erst nach ca. 2–3 Wochen eine derbe Papel, welche sich in ein derbes Ulkus umwandelt (Ulcus durum oder primäres Ulcus). Bei Frauen kann diese Umwandlung gelegentlich ausbleiben, v.a. bei einer Lokalisation des Primäraffektes an den Labien („Ödema indurativum"). Die Schmerzhaftigkeit ist gering. Es besteht auch die Möglichkeit mehrerer Ulzera (multiple Primäraffekte). Häufig bestehen auch bakterielle Superinfektionen, was zu schmierigen Belägen bzw. erhöhter Schmerzhaftigkeit führt und diagnostisch irreführend sein kann. Der Primäraffekt wird in der Regel von einer regionären Lymphknotenschwellung (meist einseitige, derbe, nicht schmerzhafte Schwellung der Lymphknoten, „Skleradenitis") begleitet. Ungefähr 90% aller Primäraffekte betreffen die Genitalien, nur gelegentlich findet man oropharyngeale oder anale Primäraffekte. Der Primäraffekt ist nur in ca. 40–60% klinisch und/oder anamnestisch nachweisbar. Nur in 30–40% der Fälle wird die Syphilis im Primärstadium diagnostiziert.

Das *Sekundärstadium (Lues II)* ist durch das Einsetzen von Systemzeichen gekennzeichnet und tritt ca. ab der 7. Woche bis zu 12 Wochen post infectionem auf. Das Sekundärstadium endet, nach der heute verwendeten Einteilung, nach 2 Jahren. In diesen 2 Jahren ergibt sich oft ein Wechsel von erscheinungsfreien Intervallen und „Aktivitätsschüben". Die klassischen „Aktivitätsschübe" der sekundären Syphilis umfassen: Generalisierte Lymphknotenschwellung (> 50%), generalisierte Exantheme, lokalisierte Papeln (entsprechen lokalen Anreicherungen von Treponemen, daher ist direkter Nachweis möglich!), Mundschleimhautläsionen, Haarverlust (diffuses Effluvium oder kleinfleckiger disseminierter Haarausfall). Etwa 75% der Patienten mit Lues II entwickeln Hauterscheinungen. Die lokalisierten Papeln sind vor allem genito-anal („Condylomata lata"), palmo-plantar („Clavi syphilitici"), im Gesicht an der Stirn bzw. Augenbrauen („Seborrhoische Papeln"), in der Mundschleimhaut

(„Plaques muqueuses"), an den Mundwinkeln („syphilitische Perlèche") und im Pharynx („Angina specifica"). Diese Papeln können auch erosiv sein und sind dann sehr erregerreich.

Spätsyphilis

Sie umfasst das Stadium der Spätlatenz und die Lues III.

Das *Tertiärstadium (Lues III)* ist gekennzeichnet durch eine zelluläre Abwehrreaktion und gleichzeitige Erregerarmut. Nach den Ergebnissen der Oslo Syphilis Study entwickelt nur ~ 1/3 (also ca. 30%) der Patienten unbehandelt eine klinisch aktive Syphilis, in den Zeiten der koinzidentiellen Antibiotikatherapie sind es noch viel weniger. Die Mehrzahl der Patienten hat im Spätstadium eine latente Syphilis.

Klinisch äußert sich die tertiäre Syphilis als:

- benigne Spätsyphilis
- Neurosyphilis
- Kardiovaskuläre Syphilis

Zwischen diesen 3 klinischen Formen gibt es einige Übergangsformen. Die benigne Spätsyphilis äußert sich meist in Form von Syphiliden und/oder Gummen an der Haut. Syphilide sind flache, braunrote, „plattenartige" Läsionen an der Haut. Gummen sind Knoten mit „gummiartiger" Konsistenz, die prinzipiell in jedem Organ auftreten können, aber meist an der Haut bzw. Schleimhaut auftreten. Die Läsionen sind weitgehend schmerzlos und entsprechen einer granulomatösen, proliferativen Gewebsreaktion. Auch im Knochen kann es zur Bildung von Gummen kommen, dies kann zu schalenförmigen Knochenauflagerungen führen.

Die Neurosyphilis ist die Folge von 3 pathophysiologischen Vorgängen: einer spezifischen Meningitis, einer obliterierenden Endangitis der meningealen bzw. zerebralen Gefäße und einer Parenchymdegeneration. Klinisch zeigen sich die Patienten häufig asymptomatisch, die Neurosyphilis ist oftmals ein Zufallsbefund. Überwiegt die meningitische Komponente, zeigen sich basale Hirnnervenausfälle oder auch ischämische Insulte. Spinale Manifestationen treten in 10–30% der Fälle auf und können als Tabes dorsalis (Entmarkung der Hinterstränge; heftige, krisenartige Schmerzen) oder mit Reflex-, Sensibiltätsverlusten, neurotrophischen Störungen und Blasenstörungen einhergehen. Ein organisches Psychosyndrom und chronischer Kopfschmerz treten häufig in Erscheinung. Die progressive Paralyse bezeichnet eine spezifische, luetische, primär chronische Enzephalitis mit frontalhirnbetonter Degeneration.

Die Diagnostik der Neurosyphilis umfasst eine klinische Untersuchung (Hör-, Sehstörungen, Hirnnervenlähmungen) und eine Liquoruntersuchung.

Die kardiovaskuläre Syphilis ist die Manifestationsform mit der höchsten Mortalität (70–90%). Pathophysiologisches Substrat stellt eine obliterierende Endarteritis dar, mit multiplen epitheloidzelligen Granulomen in der Gefäßwand. Dies führt weiters zur Ausbildung von Aneurysmen bzw. zur Stenosierung der Koronararterien. Klinische Beschwerden sind dementsprechend: pektanginöse Beschwerden, Aneurysmen und Klappeninsuffizienz(en).

Die serologische Syphilisdiagnostik

Nicht-treponemenspezifische Tests

Das Standardverfahren für einen nicht-treponemenspezifischen Antikörpertest in Österreich ist der VDRL (Venereal Disease Research Laboratory Test). Als Antigene fungieren hier Lezithin und Cardiolipin. Beide sind in der Zellwand von T. pallidum und auch Bestandteil der Mitochondrienmembran menschlicher Zellen. Der VDRL-Test weist Lipoid-Antikörper nach. Ein positiver Befund ist daher nicht beweisend für eine Treponemeninfektion, sondern ein Hinweis auf einen gewebedestruierenden Prozess, gilt aber bei der Syphilisdiagnostik als wichtiger und bewährter Marker der Entzündungsaktivität. Lipoid-Antikörper finden sich etwa 4–6 Wochen nach der Infektion im Serum, erreichen ihr Maximum im Sekundärstadium und sinken dann im Latenzstadium wieder ab.

Der VDRL-Titer korreliert mit der Krankheitsaktivität und ist nach erfolgreicher Therapie (4-facher Titerabfall 6 Monate nach Therapie) in der Regel negativ. Ein fehlender Titerabfall (2 Titerstufen) und/oder ein neuerlicher Titeranstieg nach Behandlung sprechen für Reaktivierung oder Reinfektion. Falsch-positive Reaktionen sind assoziiert mit Schwangerschaft, Erkrankungen des rheumatischen Formenkreises, Autoimmunerkrankungen, i.v. Drogenabusus, nach Impfungen, rezentem Myokardinfarkt sowie Viruserkrankungen (z.B. Mononukleose).

Treponema pallidum-spezifische Antikörpertests

TPPA (oder TPHA): Treponema-pallidum-Partikel-Agglutinationstest (Treponema-pallidum-Hämagglutinationstest bzw. auch Mikrohämagglutinations Assay für Treponema pallidum): Treponemen-Antigene werden an Gelatinepartikel gebunden. Der TPPA wird als positiv gewertet, wenn nach Inkubation mit Patientenserum in einer 1:80-Verdünnung eine Agglutination auftritt. Er ist meist 2–3 Wochen nach der Infektion positiv und bleibt es meist lebenslang (Seronarbe).

FTA-ABS (19S-IgM-FTA-ABS): Fluoreszenz-Treponema-Antikörper-Absorptionstest: der FTA-ABS ist ein indirekter Immunfluoreszenztest (IgG und IgM AK) und ab der 3. Woche positiv. Gilt als Goldstandard für die Bestätigung einer Infektion. Durch seine hohe Spezifität ist der Test fast nie negativ, wenn die nicht-spezifischen Tests positiv sind. Falsch positive Reaktionen sind selten, aber möglich, und sind assoziiert mit: Leberzirrhose, Diabetes, Kollagenosen, Patienten mit hochtitrigen Borrelienantikörpern und HIV-Infektion. Praktisch wichtig ist der Test in der serologischen Frühdiagnostik (Lues I) und der Diagnostik der Lues connata. Der 19S-IgM-FTA-ABS weist nur die IgM-Antikörperfraktion nach und wird bei speziellen Fragestellungen eingesetzt, da er die höchste Spezifität besitzt.

IgM-SPHA (IgM Solid-Phase-Häm-Adsorptionstest): War bis Ende 2005 ein verlässlicher Test zum Nachweis von spezifischen IgM-Antikörpern und damit einer behandlungsbedürftigen Infektion. Vor allem zum Nachweis einer Neurosyphilis sowie zur Beurteilung einer Reinfektion war der Test unentbehrlich. Seit 2006 wird der IgM ELISA eingesetzt.

IgM und IgG ELISA: Hier ist die getrennte Bestimmung von IgG und IgM (quantitativ) möglich und auch eine simultane Bestimmung (IgG und IgM). Die Spezifität liegt bei 95% (qualitativ). Sehr wichtig zur Bestätigung eines positiven TPPA Screening-Tests.

Serologische Befundkonstellationen bei Syphilis:

1. Patient im Primärstadium (z.B. Ulkus an der Glans penis mit einseitiger Lymphknotenschwellung)

VDRL qualitativ	VDRL quantitativ	TPPA	FTA-ABS	IgM ELISA
Nicht oder zweifelhaft reaktiv	–	Reaktiv	Reaktiv	Reaktiv

2. Patient mit der Diagnose Frühsyphilis (typ. Exanthem „Roseola syphilitica")

VDRL qualitativ	VDRL quantitativ	TPPA	FTA-ABS	IgM ELISA
Reaktiv	Hoher Titer (z.B. 1:1024)	Reaktiv	Reaktiv	Reaktiv

3. Patient mit Diagnose Lues latens seropositiva (klinisch bland)

VDRL qualitativ	VDRL quantitativ	TPPA	FTA-ABS	IgM ELISA
Reaktiv, zweifelhaft reaktiv oder nicht reaktiv	Wenn reaktiv, dann niedriger Titer (z.B. 1:8)	Reaktiv	Nicht reaktiv	Nicht reaktiv

4. Biologisch falsch positiv

VDRL qualitativ	VDRL quantitativ	TPPA	FTA-ABS	IgM ELISA
Reaktiv	Niedriger Titer (z.B. 1:8)	Nicht reaktiv	Nicht reaktiv	Nicht reaktiv

Liquordiagnostik

Die Diagnostik der Neurosyphilis basiert auf klinischen Befunden, serologischen Testergebnissen und der Liquoranalyse:

Liquoranalyse (Zellzahl, Protein, VDRL, FTA-ABS, TPPA-Test): Zellzahl meist > 10 Lymphozyten/mm^3, positiver VDRL im Liquor (negativer VDRL schließt aber eine Neurosyphilis nicht aus), positiver FTA-ABS und/oder TPPA im Liquor (negativer FTA-ABS spricht gegen Neurosyphilis).

Diagnose Neurosyphilis, wenn (1, 2, 3 und/oder 4):

1. TPPA und/oder FTA-ABS +
2. > 10 Lymphozyten/mm^3
3. VDRL im Liquor +
4. Erhöhter IgG und/oder IgM Index (= Parameter für intrathekale Synthese)

Therapie

Frühsyphilis: Benzathin-Penicillin G (Retarpen®) 2,4 Mio IE i.m. als Einzeldosis, (Alternativ: Doxycyclin 2x tgl. 100 mg p.o. für 14 Tage; bzw. Erythromycin 4x tgl. 500 mg p.o. für 14 Tage)

Spätsyphilis (Ausnahme Neurosyphilis): Benzathin-Penicillin G (Retarpen®) 2,4 Mio IE i.m 3x in wöchentlichem Abstand (gesamt: 7,2 Mio IE)
(Alternativ: Doxycyclin 2x tgl. 100 mg p.o. für 30 Tage; bzw. Erythromycin 4x tgl. 500 mg p.o. für 30 Tage)

Neurosyphilis: Wässriges Penicillin G 24 Mio IE i.v. tgl. über 14 Tage, anschließend Benzathin-Penicillin G (Retarpen®) 2,4 Mio IE i.m. 3x in wöchentlichem Abstand (Alternativ: Doxycyclin 2x tgl. 100 mg i.v. für 30 Tage)

Nebenwirkung der Penicillintherapie bei Syphilis: Durch eine rapide Bakteriolyse kann es bis maximal 12 Stunden nach der i.m. Applikation zu einer vehementen Reaktion kommen mit hohem Fieber, Grippesymptomatik und Gelenks-Muskelschmerzen (sog. Jarisch-Herxheimer-Reaktion). Die Intensität der Symptome hängt von der Menge der Erreger ab. Aus diesem Grund wird vielen Patienten 30–60 Minuten vor der i.m. Applikation ein systemischer Cortisonstoß verabreicht.

Hinweise auf Therapieversager sind die Persistenz eines hochtitrigen VDRL bzw. fehlender Abfall über 2 Titerstufen, oder das Bestehenbleiben der Reaktivität von SPHA und FTA-ABS-IgM über mehr als 3 Monate. Hinweise auf Reinfektion sind ein plötzliches Ansteigen des VDRL um mehr als 3 Titerstufen und eine neuerliche Reaktivität von SPHA und FTA-ABS-IgM.

Syphilis und Schwangerschaft

Bei der unbehandelten Syphilis ist die diaplazentare Übertragung ab der 12. SSW möglich. Diese resultiert in Spätaborten oder einer Syphilis connata. In Regionen mit hoher Syphilisprävalenz sind bis zu 50% der Spätaborte durch die Syphilis bedingt. Das Transmissionsrisiko sinkt typischerweise mit der Zeit der unbehandelten Infektion (fast 100% im ersten Jahr nach unbehandelter Infektion der Mutter, nach 4 Jahren < 5%). Die Therapie sollte je nach Stadium erfolgen. Tetracycline sind in der Schwangerschaft kontraindiziert. Bei Penicillinallergie: Erythromycin 4x tgl. 500 mg p.o. für 30 Tage, allerdings besteht das Risiko einer insuffizienten Behandlung des Fetus.

Syphilis connata

Die Syphilis connata läuft ebenfalls in Stadien ab, wobei die Symptome der Lues I fehlen.

Die Frühmanifestationen (Lues connata praecox) umfassen das Säuglingsalter bis zum 2. Lebensjahr: Meist Frühgeburten mit braun-roten Infiltraten vorwiegend an/um Körperöffnungen (Condylomata lata), generalisierter Lymphadenitis, Läsionen an den Mundwinkeln, welche einreißen und tiefe radiäre Narben bilden (Parrot-Furchen), z.T. Blasen an Handflächen und Fußsohlen, blutige Rhinitis durch Papeln der Nasenschleimhaut (Coryza syphilitica neonatorum), bis hin zur Osteodestruktion der Nasenwurzel (Spätfolge: Sattelnase). Weitere Symptome sind Hepatosplenomegalie, interstitielle Pneumonie, Iritis, Anämie, Thrombopenie. Die Lues connata praecox kann bis zu einem Jahr aktiv sein, dann kommt es zu wechselnden Phasen von Latenz, Defektheilung oder Rezidiven.

Die Lues connata tarda betrifft das Schul- und Jugendalter. Die charakteristische Klinik umfasst: luetische interstitielle Keratitis (Keratitis parenchymatosa), luetische Neurolabyrinthitis (Taubheit), typische Zahnanomalien der Schneidezähne, welche sich distalwärts zuspitzen. Diese 3 Symptome werden als Hutchinson-Trias bezeichnet.

Die Therapie besteht aus wässrigem Penicillin G 150.000 I.E./kg tgl. i.v. für 14 Tage.

5.2.2 Gonorrhoe („Tripper“)

Die Gonorrhoe stellt heute eine der häufigsten STD dar. Sie wird durch Neisseria gonorrhoe (Gonokokken) hervorgerufen. Die Gonorrhoe hat als klassisches Symptom den eitrigen Ausfluss. Die Übertragung erfolgt fast ausschließlich durch Geschlechtsverkehr. Intra partum kann die Übertragung auf das Neugeborene erfolgen und zur Gonoblenorrhoe führen. Seit Einführung der Credé-Prophylaxe (1% Silbernitratlösung in den Konjunktivalsack) ist diese Komplikation praktisch verschwunden. Gonokokken haben eine deutliche Prädilektion für Zylinderepithel, kaum für Plattenepithel. Dementsprechend sind die Prädilektionsstellen beim Mann die Urethra und ihre Anhangsgebilde sowie Prostata und Nebenhoden, die Prädilektionsstellen bei der Frau die Urethra, Zervix und Tuben. Rektum und Pharynx können bei beiden Geschlechtern betroffen sein, wobei die Symptomatik hier meist sehr mild ist. Rektal zeigt sich geringer schleimig-eitriger Ausfluss, und oro-pharyngeal meist nur eine milde Pharyngitis. Wichtig sind hier die Anamnese und die Kultur.

Der Nachweis von Neisseria gonorrhoe ist einfach: Direkter Erregernachweis durch die Gram- (oder Methylenblau-)Färbung aus einem Urethralabstrich (bzw. Zervikalabstrich) und spezifischer kultureller Nachweis auf Selektionsnährböden. Die Kultur hat v.a. aus forensischen Gründen große Bedeutung. Neben der hohen Sensitivität (Ausschluss nicht-pathogener Neisserien) ermöglicht sie auch eine Resistenzprüfung auf Antibiotika.

Die Diagnose der Urethritis basiert abgesehen vom klinischen Befund auf einer Objektivierung der Entzündung durch den Nachweis polymorphkerniger Leukozyten (> 5/Gesichtsfeld). Die Gonorrhoe ist eine Infektion des Urogenitalepithels ohne klinisch relevante Immunität, daher sind Reinfektionen sofort nach Abheilung möglich.

► *Klinischer Verlauf*

Nach einer Inkubationszeit von ca. 4–6 Tagen (bis 10 Tagen max.) kommt es zur Dysurie und einem eitrigen, gelb-grünen Ausfluss. Die Infektion ist bei ca. 90% der Männer symptomatisch, aber nur bei knapp 50% der Frauen, wo sie oft unbemerkt bleibt, was die Wichtigkeit der Partner(Innen)untersuchung dieser meldepflichtigen Geschlechtskrankheit unterstreicht. Erfolgt keine Behandlung der Gonorrhoe, kann es zu aszendierenden Infektionen mit entsprechenden Komplikationen oder zu einer disseminierten Infektion kommen. Die disseminierte Infektion tritt als Folge einer gonorrhoischen Bakteriämie bei bis zu 3% der Patienten mit unbehandelter Gonorrhoe auf. Typisch sind hohes Fieber mit Arthritiden (gerötete, überwärmte, geschwollene Gelenke) und Exantheme (kleine papulo-pustulöse und hämorrhagische Läsionen, vorwiegend an den distalen Extremitäten, entsprechend dem Bild einer septischen Vaskulitis). Koinfektionen mit anderen STD sind sehr häufig (knapp 45%), v.a. mit Chlamydieninfektionen. Diese zeigen sich oft als sogenannte „postgonorrhoische Urethritis“ (längere Inkubationszeit der Chlamydien und differente Empfindlichkeit gegenüber antibiotischer Therapie) und können aufgrund ihrer Symptomatik ein Rezidiv vortäuschen. Das unterstreicht die Wichtigkeit der bakteriellen Kulturen.

► *Therapie*

Cefixim (Tricef®) 400 mg p.o. als Einzeldosis oder
Ceftriaxon (Rocephin®) 250 mg i.m. als Einzeldosis (erste Wahl bei komplizierten Verläufen)

5.2.3 Lymphogranuloma venereum (inguinale, anorectale, genitale)

Das Lymphogranuloma venereum wird durch Chlamydia-trachomatis-Serotypen L1–L3 verursacht. In Europa sind diese Serotypen extrem selten, in den letzten Jahren kam es jedoch zu einer Zunahme der gemeldeten Fälle im homosexuellen Milieu in Deutschland und Österreich (Lymphogranuloma anorektale), in Österreich zuletzt 2007. Klinisch zeigen sich nach einer Inkubationszeit von 7–10 Tagen ein primäres Ulkus oder eine Urethritis, beide heilen nach ca. 2 Wochen ab und es tritt eine markante, meist einseitige, druckdolente Lymphknotenschwellung („Bubo“) auf, begleitet von Fieber und Krankheitsgefühl. Diese Bubonen können einschmelzen und eiternde, fistulierende, granulomatöse Gewebsreaktionen verursachen. Bei Nichtbehandlung können destruierende Abszesshöhlen und konsekutive Lymphabflussstörungen im kleinen Becken entstehen. Therapie: Doxycyclin 2x 100 mg über 21 Tage.

5.2.4 Das Ulcus molle („Weicher Schanker“)

Primäres Symptom des Ulcus molle sind meist multiple genitale Ulzera („Ulcera mollia“). In Europa ist diese Erkrankung extrem selten. Der Erreger, Hämophilus ducreyi, ist ein gramnegativer, schlanker Kokkobazillus, der schwer kultivierbar ist. In der Gram-Färbung sind die Bakterien in einer sogenannten „Fischzugformation“ (kettenförmig) angeordnet. Die Inkubationszeit ist kurz (3–7 Tage), die Ulzera weich und sehr schmerzhaft, oft linear angeordnet. Eine ausgeprägte, regionäre Lymphadenitis ist in etwa 50% der Fälle vorhanden. Therapie: Ceftriaxon (Rocephin®) 250 mg i.m. als Einzeldosis (Cave: Kreuzallergie mit Penicillin möglich) oder Azithromycin (Zithromax®) 1 g p.o. als Einzeldosis.

5.3 STD mit Ausfluss als Leitsymptom

5.3.1 Die NGU (nicht gonorrhoische Urethritis)

Die nicht-gonorrhoische Urethritis (NGU) wird in der Mehrzahl der Fälle durch Chlamydien bedingt, seltener durch Mykoplasmen, Ureaplasmen, Trichomonaden und andere Keime. Die Patienten zeigen als Symptom mukoiden oder purulenten Ausfluss. Die Diagnose lässt sich bei symptomatischen und asymptomatischen Patienten (wiederum ca. 50% der Frauen) durch die Gram- (oder Methylenblau-) Färbung aus einem Urethralabstrich (bzw. Zervikalabstrich) stellen. Die Diagnose NGU wird gestellt, wenn sich > 5 polymorphkernige Leukozyten pro Gesichtsfeld nachweisen lassen, aber keine gramnegativen intrazellulären Diplokokken (Gonokokken).

► *Genitale Chlamydieninfektion*

Chlamydien sind kleine, gramnegative und obligat intrazelluläre Bakterien. Chlamydia trachomatis verursacht 2 unterschiedliche genitale Kontaktinfektionen. Die Serotypen D-K verursachen eine der Gonorrhoe im klinischen Verlauf ähnliche, wenn auch mildere Infektion. Während die Serotypen L1–L3 das Lymphogranuloma venereum verursachen (siehe oben).

Chlamydia trachomatis Serotyp D-K ist ein Epithelparasit des Urogenitaltraktes und (selten) des Konjunktivalepithels. Im europäischen Raum ist die urogenitale Infektion mit Chlamydia trachomatis Serotyp D-K die häufigste bakterielle sexuell übertragene Infektion. Sie verläuft in bis zu 80% der Frauen asymptomatisch und wird daher häufig nicht erkannt.

Die Inkubationszeit liegt zwischen 1–3 Wochen. Klinisch bemerkt der symptomatische Patient eine Dysurie (ein „Fremdkörpergefühl" in der Urethra) und wässrig-schleimigen Ausfluss. Die Gonorrhoe wird in bis zu 40% der Fälle von einer Chlamydienurethritis begleitet, wobei die primären klinischen Symptome sowie der Direktnachweis der Gonorrhoe die gleichzeitige Chlamydienurethritis primär überdecken.

Aszendierende Infektionen beim Mann können als Komplikationen zu einer Epididymitis und zu einer Orchtitis führen, bei der Frau zur Endometritis und Adnexitis („pelvic inflammatory disease") und den gefürchteten Spätfolgen wie Tubensterilität und Extrauteringravidität.

Der Nachweis der Chlamydien erfolgt durch die PCR (Abstrich von urethral bzw. zervikal) und weist eine Sensitivität von > 90% sowie eine Spezifität von > 99% auf. Ein Kontrollabstrich ist 4 Wochen nach erfolgter Therapie ratsam. Wichtig ist auch die Partner(Innen)untersuchung, um Reinfektionen zu vermeiden.

Therapie: Doxycyclin 100 mg p.o. 2 x tgl. für 7 Tage oder Azithromycin 1 g p.o. als Einzeldosis.

► *Trichomonadeninfektion*

Die Trichomonadeninfektion ist eine relativ häufige Urogenitalinfektion, die vor allem bei Frauen zu harmlosen, aber subjektiv unangenehmen Symptomen führt. Die Übertragung erfolgt sowohl durch Geschlechtsverkehr als auch indirekt (z.B. Badewasser). Das Hauptsymptom ist hier ein dünner, gelblich-schaumiger, übel riechender Fluor. Die Infektion kann aber auch oligosymptomatisch verlaufen. Trichomonas vaginalis ist ein birnenförmiger Flagellat, der im Nativpräparat gut darstellbar ist (Vaginalsekret auf einem Objektträger mit einem Tropfen physiologischer Kochsalzlösung und Dunkelfeldmikroskop). Kulturen sind zur Bestätigung notwendig. Die Trichomoniasis des Mannes verläuft meist asymptomatisch und auch der Nachweis ist generell schwieriger.

Therapie: Metronidazol 2 g p.o. als Einzeldosis oder Metronidazol 500 mg p.o. 2 x tgl. über 7 Tage.

5.3.2 Bakterielle Vaginose (syn. Aminkolpitis, unspezifische Vaginitis, anaerobe Vaginose)

Die bakterielle Vaginose ist ein nicht so seltenes, aber häufig nicht diagnostiziertes Syndrom, das klinisch durch einen dünnen, grau-weißlichen, an der Vaginalwand anhaftenden Fluor mit fischigem Geruch gekennzeichnet ist. Die bakterielle Vaginose entsteht durch ein Missverhältnis der normalen Vaginalflora und Überwiegen von Anaerobiern, wie Gardnerella vaginalis, Mobiluncus- oder Bacteroides-Spezies.

Die Diagnose einer bakteriellen Vaginose wird gestellt, wenn 3 der 4 folgenden Kriterien zutreffen:

- Erhöhter vaginaler pH Wert > 4.7 (pH-Messstreifen)
- Positiver Amintest (1 Tropfen Vaginalsekret + 10% Kalilauge = fischiger Geruch)
- Vorkommen von sog. „Clue cells" (Epithelzellen des Vaginalepithels mit dicht besetzten kurzen gram-variablen Stäbchen)
- Vermehrtes und verändertes Vaginalsekret (dünnflüssig, grau)

Das Auftreten der bakteriellen Vaginose ist nicht mit einem einzelnen Erreger assoziiert, sondern ist durch die Zunahme der anaeroben Vaginalflora bei gleichzeitiger Abnahme der Laktobazillen eine Folge der Verschiebung des Vaginalmilieus in den anaeroben Bereich. Eine Partnerbehandlung ist unnötig.

Therapie: Metronidazol 500 mg p.o. 2 x tgl. über 7 Tage oder 1 x2 g als Einzeldosis.

5.3.3 Die vulvovaginale Candidose (syn. Soorkolpitis)

Die vulvovaginale Candidose ist die häufigste Ursache für genitalen Ausfluss bei Frauen. In den meisten Fällen handelt es sich nicht um eine exogene Infektion, sondern um das Kippen einer asymptomatischen Besiedelung in eine (endogene) Infektion. Begünstigt wird dieses Kippen z.B. durch hormonelle Faktoren oder durch Antibiotikaeinnahme. Als Symptome treten Rötung und Juckreiz der Vulva und ein topfiger Fluor vaginalis auf. In der Gram-Färbung des Vaginalabstriches sieht man grampositive Pseudohyphen und Blastosporen. Die Kultur dient als Bestätigung.

Therapie: lokal Azolderivate und/oder systemisch Fluconazol 150 mg p.o. als Einmaldosis.

5.4 Genitale Virusinfektionen

5.4.1 Humane Papilloma-Viren (HPV)

HPV sind kleine DNA Tumorviren, wobei es ~100 Subtypen gibt. HPV werden genotypisch durch molekularbiologische Methoden aus Gewebematerial bestimmt, in der Routinediagnostik werden auch Hybridisierungsverfahren verwendet. HPV zeichnen sich durch reinen Epitheliotropismus aus, es kommt zu keiner Virämie. Die Übertragung von HPV erfolgt meist beim Geschlechtsverkehr. Die Infektiosität von HPV wird mit 60% angenommen. Das Kondom vermindert zwar das Risiko der Übertragung, bietet aber keinen absolut sicheren Schutz.

Schleimhaut-HPV-Viren lassen sich grob in „high risk“ und „low risk“ Subtypen einteilen. Ungefähre 40 HPV-Typen befallen die Genitalschleimhaut, davon sind ~ 16 kanzerogen. High-risk-Subtypen umfassen die Typen 16, 18, 30, 31, 33 und sind Hauptursache des Zervixkarzinoms und der Zervixdysplasien (Zervikale Intraepitheliale Dysplasie, CIN I–III). Low-risk-Subtypen (v.a. HPV 6, 11) kommen in den Schleimhautwarzen, den „Condylomata acuminata“ (Feigwarzen) und Condylomata plana vor.

Condylomata acuminata sind weiche, warzige Papeln mit verruköser Oberfläche und Neigung zur Konfluenz. Sie kommen meist multipel vor. In seltenen Fällen können sie zu großen, blumenkohlartigen Knoten anwachsen. Im Gegensatz dazu sind *Condylomata plana* eher flach und weniger auffällig.

Bei der Therapie der genitalen Warzen ist das Ziel die Destruktion unter Vermeidung von Narben und Strikturen. Zur Anwendung kommen physikalische Methoden (Cryotherapie, Kaustik, Chirurgie, Laser), chemische Methoden (Trichloressigsäure, Podophyllotoxin) und Immuntherapien (Imiquimod).

Prophylaktische Impfung: EU-weit seit Herbst 2006 zugelassen. Der Impfstoff Gardasil® schützt gegen die HPV-Typen 6, 11, 16, 18, der Impfstoff Cervarix® gegen die HPV-Typen 16, 18. Der Impfstoff wirkt vorbeugend, eine bestehende HPV-Infektion kann weder beseitigt noch behandelt werden.

5.4.2 Herpes genitalis

Siehe Virusinfektionen der Haut.

5.5 HIV und AIDS

Das Human Immunodeficiency Virus (HIV) wurde 1983 als die Ursache von AIDS (Acquired Immune Deficiency Syndrome) entdeckt. Weltweit sind etwa 40 Mio. Menschen mit HIV (HIV 1 und 2) infiziert, in Österreich sind es derzeit ca. 6600 Personen. Die aktuelle Verteilung des Transmissionsrisikos ist 35% MSM (Men who have sex with men), 40% heterosexuelle Kontakte und 15% IDU (Injection Drug Users). Der vertikale Übertragungsweg von der Mutter auf das Kind fällt mit knapp 1% dagegen kaum ins Gewicht. Entsprechend der aktuellen Zahlen der österreichischen Kohortenstudie (2010) beträgt der Frauenanteil 30%.

Der Übertragungsmodus von HI-Viren entspricht im Wesentlichen dem der Hepatitis B, wobei die Infektiosität des HIV deutlich geringer ist. Die statistische Wahrscheinlichkeit einer HIV-Übertragung liegt (abhängig von Viruslast, Expositionszeit und Übertragungsweg) in der Größenordnung zwischen 0,1–1%.

HIV ist ein Retrovirus (RNA-Virus), das seine genetische Information über ein spezifisches Enzym, die reverse Transkriptase, in DNA umschreibt. Es verbleibt lebenslang im Wirtsgenom und zeichnet sich durch einen außerordentlichen Polymorphismus aus (prophylaktisches und therapeutisches Problem). Über das virale Hüllglykoprotein gp120 erfolgt die Bindung von HIV1 an das CD4-Molekül der

Wirtszelle. CD4 wird an der Zelloberfläche von T-Lymphozyten und deren Vorläuferzellen, Monozyten, Makrophagen, dendritischen Zellen, eosinophilen Granulozyten sowie Mikrogliazellen des ZNS exprimiert. Als Ko-Rezeptoren dienen Chemokinrezeptoren der Wirtszelle. Nach der Fusion von Virus und Zellmembran der Wirtszelle kommt es zur Aufnahme des Virusgenoms in die Wirtszelle mit anschließender Transkription und Virusreplikation. Die qualitative und quantitative Dysfunktion der CD4+ T-Lymphozyten ist hauptverantwortlich für die resultierende Immunsuppression und damit einhergehenden opportunistischen Infektionen.

Nachweisverfahren

Screeningtests: Serologischer Nachweis virusspezifischer Antikörper gegen HIV1/2 und des p24-Antigens mittels ELISA. Dieser Test zeichnet sich durch eine nahezu 100%ige Sensitivität (kaum falsch negative Tests) aus. Da die Spezifität (falsch positive Ergebnisse) dadurch abnimmt, ist bei einem „reaktiven" (positiven) ELISA ein Bestätigungstest durch ein anderes Verfahren (Western-Blot) notwendig. Durch die Screeningtests kann die HIV Infektion in 80% der Fälle 6 Wochen nach erfolgter Infektion nachgewiesen werden, nach 12 Wochen sind fast 100% der Infizierten serokonvertiert.

Direkter Nachweis von HIV: Der qualitative Virusnachweis mittels Polymerase-Kettenreaktion (PCR) dient als Infektionsmarker bei speziellen Fragestellungen. Der quantitative Virusnachweis (Viruslast) dient als wichtiger Marker für das Therapiemonitoring. Es stehen verschiedene Methoden, basierend auf PCR, branched-DNA (b-DNA)-Methode, Nukleinsäure-Sequenz-basierter Amplifikation (NASBA), Ligase-Kettenreaktion (LCR) oder dem quantitativen Nachweis der Reversen Transkriptase-Aktivität zur Verfügung.

CDC-Einteilung der Erkrankungsstadien

Da sich nach erfolgter Infektion mit HIV der weitere Verlauf der Erkrankung sehr unterschiedlich entwickeln kann, wurde 1993 vom amerikanischen Center of Disease Control (CDC) eine Klassifikation zur Orientierung über das vorliegende Erkrankungsstadium erstellt. Diese Klassifikation setzt sich aus 2 Kriterien mit je 3 Kategorien zusammen.

1. Kriterium

Klinisches Stadium A (bestehend aus Kategorie A, B, C)

Erstinfektion mit HIV, asymptomatischer Verlauf oder Lymphknotenschwellung (persistierende generalisierte Lymphadenopathie), akutes retrovirales Syndrom; Latenzzeit: 7–10 Jahre, aber es gibt eine große Variationsbreite *(„rapid progressors" sind manchmal schon nach einem Jahr symptomatisch)*

Klinisches Stadium B: Symptome oder Erkrankungen, die auf eine gestörte Immunabwehr zurückzuführen sind, aber nicht unter Kategorie C fallen; hierzu zählen:

- oropharyngeale und/oder chronische vulvovaginale Candidainfektion
- Herpes zoster (Befall mehrerer Dermatome)
- orale Haarleukoplakie (durch EBV hervorgerufen)
- konstitutionelle Symptome wie Fieber über 38° oder Diarrhoe (je > 1 Monat)
- zervikale Dysplasien oder Carcinoma in situ

Klinisches Stadium C: Ausbruch der Erkrankung = AIDS (Acquired Immunodeficiency Syndrome) beinhaltet:

- Candidainfektion (Lunge, Trachea, Ösophagus)
- TBC
- intestinale Kryptosporidiose
- disseminierte Kokzidoidomykose
- CMV-Erkrankung
- HSV-Ulkus (wenn > 1 Monat persistierend)
- Lymphome (Burkitt, ZNS, immunoblastisch)
- Kaposi-Sarkom
- Invasives Zervix-Ca
- Toxoplasmose
- Pneumocystis-carinii-Pneumonie (PCP)
- jede disseminierte Mykobakteriose (nicht durch M. tuberculosis verursacht)
- Progressive multifokale Leukenzephalopathie (PML)
- HIV-Enzephalopathie
- HIV-Wasting-Syndrom

2. Kriterium = Anzahl der CD4+-T-Zellen (CD4-Zellen) (zuzuordnen den Kategorien A, B, C)

Kategorie 1: > 500 CD4-Zellen pro Mikroliter Blut

Kategorie 2: 200–499 CD4-Zellen pro Mikroliter Blut

Kategorie 3: < 200 CD4-Zellen pro Mikroliter Blut

Kategorien A3, B3, C1–3 werden nach dieser Klassifikation als AIDS bezeichnet.

Die akute HIV-Infektion

Die akute HIV-Infektion verläuft bei ca. 40–60% der Patienten symptomatisch mit Krankheitsgefühl, Arthralgien, generalisierter Lymphadenopathie, Fieber und makulopapulösem Exanthem. In diesem Stadium bestehen die höchsten Virusreplikationsraten mit entsprechender Virämie. Die Diagnostik beruht auf dem direkten Nachweis von HIV (HIV-RNA-PCR und/oder p24-Antigen-Nachweis), der alleinige Antikörper-Nachweis ist in diesem frühen Stadium unverlässlich.

AIDS

Der klinische Verlauf ist durch eine mehr oder weniger rasch voranschreitende zunehmende Immunschwäche mit Zeichen der Kachexie (Wasting-Syndrom) und daraus resultierenden opportunistischen Infekten (PCP, Toxoplasmose, CMV-Retinitis, Candidosen), schweren Verläufen von Infekten (virale und bakterielle Pneumonien), Reaktivierung bestehender Infekte (Tuberkulose, VZV, HSV) und Auftreten von Neoplasien (Lymphome, Kaposi-Sarkom) gekennzeichnet.

Die HAART – Highly Active Antiretroviral Therapy

Die Einführung der HAART („Triple-Therapie“) 1996 hat die Therapie der HIV-Erkrankten revolutioniert. Die Inzidenz opportunistischer Infektionen wurde drastisch gesenkt und die Verläufe deutlich gebessert. In der Prä-HAART-Ära betrug die Überlebenszeit der Patienten im AIDS-Stadium (Kategorie C) kaum mehr als ein Jahr, heute beträgt sie weit mehr als 10 Jahre. Die HAART ist eine Triple-Therapie, zumeist bestehend aus Protease-Inhibitoren (PI), Nukleosidische-Reverse-Transkriptase-Inhibitoren (NRTI) und Nicht-Nukleosidische-Reverse-Transkriptase-Inhibitoren (NNRTI), wobei neuerdings auch Kombinationen mit Integrase-Inhibitoren verwendet werden. Durch diese Kombination wird die virale Replikation so effizient gehemmt, dass die Viruslast unter die Nachweisbarkeitsgrenze von 20 Kopien/ml (Detektionslimit) fällt. Im Idealfall sind die CD4-Zellen nicht vermindert. Derzeit stehen 5 Klassen antiretroviraler Susbstanzen zur Verfügung:

1. Nukleosidische und Nukleotidische Reverse-Transkriptase-Inhibitoren (NRTIs), syn. Nukleosidanaloga
   Die Nukleosidanaloga wirken durch Hemmung der HIV-spezifischen reversen Transkriptase, an die sie, nach Phosphorilierung, kompetitiv binden und anstelle physiologischer Nukleoside in die DNS eingebaut werden. Der erste/älteste Vertreter dieser Gruppe ist Zidovudin (Retrovir®).
2. Non-Nukleosidische Reverse-Transkriptase-Inhibitoren (NNRTIs)
   Zielenzym ist auch hier die reverse Transkriptase. Die Hemmung erfolgt durch direkte nicht-kompetitive Bindung und nachfolgende Komplexbildung mit Blockierung einer katalytisch aktiven Bindungsstelle des Enzyms. Drei Substanzen sind derzeit am Markt: Nevirapin, Efavirenz und Etravirine.
3. Protease-Inhibitoren (PI)
   Die Wirkung dieser Substanzklasse beruht auf der Hemmung einer HIV-Protease, was dazu führt, dass nicht-infektiöse Viruspartikel produziert werden.
4. Fusionsinhibitoren (Entry-Inhibitoren)
   Entry-Inhibitoren blockieren Schlüsselstellen beim Eindringen des Virus in die Wirtszelle. Attachment-Inhibitoren hemmen die Bindung von HIV an den CD4-Rezeptor, Corezeptor-Antagonisten blockieren die Bindung an Chemokinrezeptoren, Fusionsinhibitoren schließlich verhindern die Fusion des Virus mit der Zellmembran. Momentan stehen mit T20 (Fuzeon®, blockiert gp41) und Maraviroc (CCR5-Antagonist) 2 Substanzen zur Behandlung bestimmter, vorbehandelter Patienten zur Verfügung.
5. Integrase-Inhibitoren
   Die Integrase ist neben der Reversen Transkriptase und Protease eines der 3 Schlüsselenzyme im HIV-1-Replikationszyklus. Aus dieser neuesten Gruppe von antiretroviralen Substanzen ist ein Medikament, Raltegravir, zur Behandlung vorbehandelter und auch therapienaiver Patienten zugelassen. Es weist eine sehr hohe antiretrovirale Potenz bei einem guten Nebenwirkungsprofil auf.

Ziele und Herausforderungen der antiretroviralen Therapie (ART):

- Suppression der HIV-Replikation unter das Detektionslimit (20 Kopien/ml)
- Immunologische Rekonstitution und Vermeidung opportunistischer Erkrankungen
- Exakte Einnahme der antiretroviralen Therapie ist erforderlich
- Die ART muss regelmäßig auf Wirkung und unerwünschte Nebenwirkungen überprüft werden

- ART muss dem Leben des/der Betroffenen angepasst werden, um nicht zu suboptimalen Wirkspiegeln zu führen
- Vor Therapiebeginn sollte virales Resistenzprofil vorliegen
- Cave: Interaktionen mit anderen Medikamenten (Cytochrom P450 Enzymsystem)

Die „PEP“ – Postexpositionelle Prophylaxe

Die Gefahr einer HIV-Transmission ist gegeben, wenn eine bis dahin HIV-negative Person mit Blut, Samenflüssigkeit oder Vaginalsekret einer HIV-positiven „Indexperson“ in Kontakt kommt. Sinnvoll ist es mit der PEP so früh als möglich, jedenfalls aber innerhalb der ersten 48 Stunden, zu beginnen. Bei einer gesicherten Infektion der Indexperson sind die aktuelle HI-Viruslast, das Stadium der Erkrankung sowie die zurückliegende und aktuelle HAART zu berücksichtigen. Empfohlen wird derzeit eine vierwöchige Prophylaxe bestehend aus zwei NRTIs und einem PI. Obwohl durch diese Maßnahme die Infektionswahrscheinlichkeit nach Exposition deutlich abnimmt, sind auch Transmissionen trotz PEP bekannt geworden, allerdings nicht mehr unter den jetzt verwendeten PEP-Regimen.

6 Zehn ausgewählte klinische Situationen

1. Eine 40-jährige Patientin kommt in die Notfallaufnahme mit einer einseitigen, schmerzhaften Rötung und Schwellung des Unterschenkels.

- An welche Erkrankungen denken Sie?
- Wie unterscheiden Sie zwischen Erysipel und tiefer Beinvenenthrombose? Welche Untersuchungen sind hilfreich?
- Was ist der Hauptrisikofaktor für ein Erysipel?
- Wie behandeln Sie ein Erysipel?
- Was sind die Hauptrisikofaktoren für eine tiefe Beinvenenthrombose?
- Wie behandeln Sie eine tiefe Beinvenenthrombose?

2. Ein 8-jähriges Kind wird von seiner Mutter in die Notfallaufnahme gebracht. Das Kind hat seit 3 Tagen Halsschmerzen und Fieber und seit heute einen Ausschlag.

- An welche Erkrankungen denken Sie?
- Was fragen Sie die Mutter?
- Welche Körperregionen untersuchen Sie?
- Was ist ein Enanthem?
- Welche viralen exanthematischen Erkrankungen kennen Sie?
- Bei der Inspektion des Rachenraums finden Sie eine eitrige Tonsillitis. An welche Erkrankungen denken Sie jetzt?
- Sie haben einen bakteriellen Rachenabstrich durchgeführt. Welchen Befund erwarten Sie?
- Wie behandeln Sie die Erkrankung?

3. Ein Patient kommt mit unerträglichem Juckreiz, der ihn nachts nicht schlafen lässt, in Ihre Ordination.

- An welche Erkrankungen denken Sie?
- Bei welchen Erkrankungen steht extremer Juckreiz im Vordergrund?
- Wie entsteht ein Prurigoknoten?
- Welche Hautveränderungen erwarten Sie bei Skabies?
- Wie sichern Sie die Diagnose bei Verdacht auf Skabies?
- Wie behandeln Sie eine gesicherte Skabies?
- Was müssen Sie bei der Therapie der Skabies beachten?

4. Bei der physikalischen Krankenuntersuchung finden Sie am Rücken eines 70-jährigen Patienten eine 1 cm große pigmentierte Läsion.

- Woran denken Sie? Was sind die Differentialdiagnosen?
- Wie unterscheiden Sie eine pigmentierte seborrhoische Keratose von einem Melanom?
- Welche nicht invasive, weiterführende Untersuchung können Sie noch durchführen?
- Sie stellen die Verdachtsdiagnose eines Melanoms. Welche Maßnahmen veranlassen Sie?
- Der histopathologische Befund ergibt ein oberflächlich spreitendes Melanom mit einer Eindringtiefe von 0,3 mm, keine Ulzeration, Clark-Level II. Was sagen Sie dem Patienten in Bezug auf seine Prognose?
- In welchem Stadium der Erkrankung ist der Patient?
- Wie wird die Tumoreindringtiefe gemessen?

→ Clark < IV
B < 1mm
∅ Ulcel ⇒ St. I

- Welche Staginguntersuchungen führen Sie durch?
- Welche Nachsorgeuntersuchungen sind sinnvoll? Wie oft?

5. Bei einer 70-jährigen Patientin finden sich am Rücken prall gefüllte Blasen auf erythematösem Grund.

- Welche blasenbildenden Autoimmundermatosen kennen Sie?
- Das Vorliegen welcher blasenbildenden Autoimmundermatose ist hier am wahrscheinlichsten?
- Nennen Sie blasenbildende Autoimmundermatosen mit junktionaler Spaltbildung!
- Welche Erkrankungen, die nicht zu den blasenbildenden Autoimmundermatosen gehören, können Blasen verursachen?
- Wie sichern Sie die Diagnose eines bullösen Pemphigoids?
- Wie therapieren Sie die Patientin?

6. Ein 30-jähriger Patient mit Dysurie und eitrigem genitalen Fluor kommt in die Notfallaufnahme.

- Was sind die Differentialdiagnosen?
- Welche Untersuchungen führen Sie durch?
- Was sehen Sie im Falle einer Gonorrhoe in der Gramfärbung?
- Wie (außer nach Gram) können Sie den Genitalabstrich noch färben?
- Wie behandeln Sie eine Gonorrhoe?
- Sie finden in der Gramfärbung keine Diplokokken. Was ist die wahrscheinlichste Diagnose und wie würden Sie therapieren?

7. Eine 24-jährige Patientin wird wegen rezedivierendem genitalen Ausfluss zum Ausschluss einer STD vom Gynäkologen an die Klinik überwiesen.

- Was sind die Differentialdiagnosen?
- Was ist die wahrscheinlichste Diagnose?
- Welche Untersuchungen führen Sie durch?
- Was sind die diagnostischen Kriterien der bakteriellen Vaginose?
- Wie weisen Sie eine vulvovaginale Candidose nach?
- Wie therapieren Sie eine vulvovaginale Candidose?

8. Eine 25-jährige werdende Mutter im 1. Trimenon kommt in Ihre Ordination und sucht Ihren Rat. Sie berichtet, dass sie seit gestern ihre Mutter pflegt, die eine Gürtelrose hat. Nach Meinung einer befreundeten Medizinstudentin wäre das nicht unbedenklich.

- Hat die Medizinstudentin prinzipiell Recht?
- Ist ein Herpes zoster ansteckend?
- Wie wahrscheinlich ist in diesem Fall eine Gefährdung der Schwangeren und des Kindes?
- Was fragen Sie die werdende Mutter?
- Welche Untersuchungen können Sie durchführen?
- Welche Probleme sind bei Varicellen in der Frühschwangerschaft zu erwarten?

9. Ein 65-jähriger Patient hat seit Monaten ein schmerzhaftes Ulkus am rechten Außenknöchel.

- Was ist die wahrscheinlichste Diagnose?
- Welche Differentialdiagnosen haben Sie?
- Welche Untersuchungen führen Sie durch?
- Wie therapieren sie ein venöses Ulcus cruris?
- Welche Formen der Kompressionstherapie kennen Sie?
- Was müssen Sie bei der Kompressionstherapie beachten?

10. Eine 37-jährige Patientin hat im Bereich der rechten Handfläche und am Handrücken chronische, schuppende, zum Teil aber auch exsudative und mit Krusten bedeckte, juckende Veränderungen, die trotz der vom Hausarzt verschriebenen Pilzsalbe nicht abheilen.

- An welche Erkrankungen denken Sie?
- Welche Fragen stellen Sie?
- Wie unterscheidet sich klinisch ein allergisches von einem degenerativ-toxischen Ekzem?
- Was ist die Pathogenese der allergischen Kontaktdermatitis?
- Nennen Sie häufige Kontaktallergene.
- Welche Untersuchungen führen Sie bei Verdacht auf ein allergisches Kontaktekzem durch?

Anhang

Dermatologie im Internet

Es gibt viele Internetseiten, auf denen dermatologische Fälle präsentiert werden. Die Qualität der Bilder und der Darstellung ist dabei sehr unterschiedlich. Die meisten angebotenen Seiten sind in englischer Sprache. Der Besuch dieser Seiten lohnt sich auf jeden Fall, da man innerhalb kurzer Zeit einen visuellen Eindruck von den wichtigsten Hauterkrankungen gewinnen kann. Der Vorteil gegenüber einem konventionellen Lehrbuch ist, dass nicht nur einige wenige, exemplarische Bilder gezeigt werden können, sondern das ganze morphologische Spektrum einer Erkrankung. Der Zugang zu den unten angegebenen Internetseiten ist in vielen Fällen kostenlos. Manchmal ist die Eingabe von persönlichen Daten erforderlich und der Nachweis, dass Sie Medizinstudent(in) oder Arzt (Ärztin) sind. Die beste Internetseite zur Betrachtung von Krankheitsbildern ist DERM101 von A. Bernhard Ackerman. Auf dieser Seite gibt es neben einer Unzahl klinischer und dermatopathologischer Bilder auch Videovorlesungen, Quizfälle und ganze Bücher online.

Empfehlenswerte Internetseiten sind:

http://www.dermis.net
Sehr umfangreiches Angebot. Empfehlenswert sind die Bilddatenbanken DOIA and PeDOIA.

http://dermatlas.med.jhmi.edu/derm/
Bilddatenbank der John Hopkins University

http://hardinmd.lib.uiowa.edu/ui/tray/
Bilddatenbank der Univ. Iowa. Manche Bilder sind von schlechter Qualität.

http://matrix.ucdavis.edu/tumors.html
Brauchbare Einstiegshilfe für Studenten mit Online-Vorträgen

http://www.meddean.luc.edu/lumen/MedEd/medicine/dermatology/melton/atlas.htm
Bilddatenbank der Loyola University

http://www.archrheumatol.net/atlas/
Hautmanifestationen rheumatischer Erkrankungen, insbesondere Lupus erythematodes, Dermatomyositis und systemische Sklerodermie

http://www.derm101.com
Umfangreiche, kostenpflichtige Internetseite. Besonders empfehlenswert: A clinical atlas of 101 common skin diseases. Ein Testzugang für einen Monat ist kostenlos. Ein längerer Zugang für ein Jahr ist für interessierte Medizinstudenten zu günstigen Bedingungen möglich (bei Interesse bitte E-mail an harald.kittler@meduniwien.ac.at)

Index